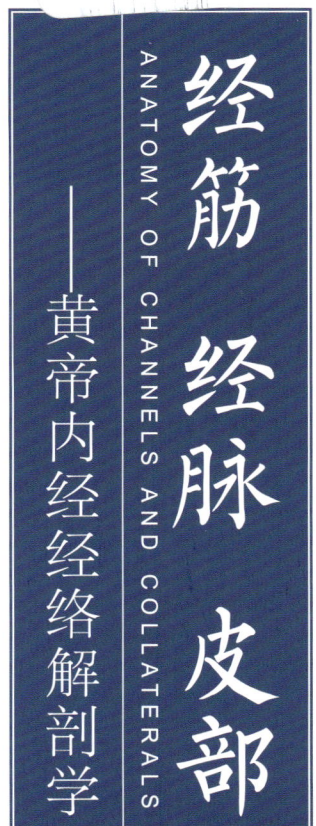

经筋 经脉 皮部

ANATOMY OF CHANNELS AND COLLATERALS

——黄帝内经经络解剖学

[美] 马宁 著

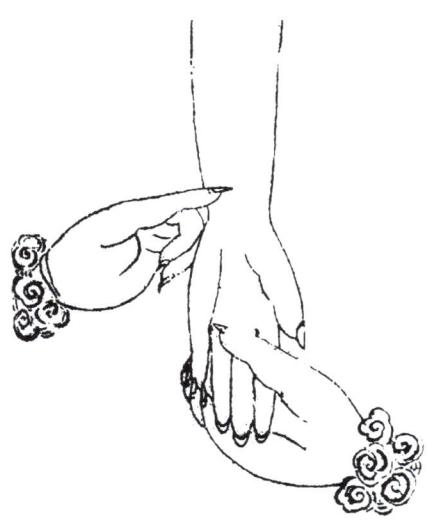

山东科学技术出版社

·济南·

图书在版编目（CIP）数据

经筋 经脉 皮部 : 黄帝内经经络解剖学 /（美）马宁著 . -- 济南 : 山东科学技术出版社，2023.5（2025.3 重印）

ISBN 978-7-5723-1471-1

Ⅰ.① 经… Ⅱ.① 马… Ⅲ.①《内经》– 经络 – 研究 Ⅳ.① R221 ② R224.1

中国版本图书馆 CIP 数据核字 (2022) 第 222538 号

经筋 经脉 皮部——黄帝内经经络解剖学

JINGJIN JINGMAI PIBU—HUANGDI NEIJING JINGLUO JIEPOUXUE

责任编辑：冯 悦

装帧设计：孙小杰

主管单位：山东出版传媒股份有限公司
出 版 者：山东科学技术出版社
　　　　　地址：济南市市中区舜耕路 517 号
　　　　　邮编：250003　电话：（0531）82098088
　　　　　网址：www.lkj.com.cn
　　　　　电子邮件：sdkj@sdcbcm.com
发 行 者：山东科学技术出版社
　　　　　地址：济南市市中区舜耕路 517 号
　　　　　邮编：250003　电话：（0531）82098067
印 刷 者：北京兰星球彩色印刷有限公司
　　　　　地址：北京市海淀区亮甲店 1 号
　　　　　邮编：100020　电话：（0531）58411596

规格：16 开（170 mm×240 mm）
印张：23.25　彩页：4　字数：362 千
版次：2023 年 5 月第 1 版　印次：2025 年 3 月第 2 次印刷
定价：88.00 元

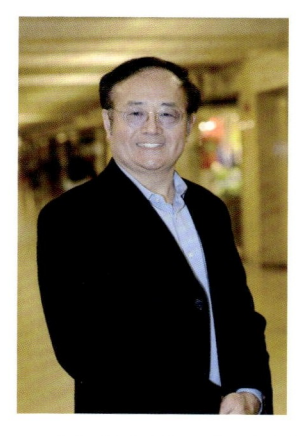

作者**马宁**，毕业于山东中医学院（现山东中医药大学），并在母校获得学士、硕士和博士学位。在济南市中医医院工作 14 年之后，于 1999 年移民美国，现居纽约。

作者坚信针灸是一个从理论到实践的完整医疗体系，与西医一样，研究的对象都是同样的人体、同样的功能和同样的疾病，不同的是认识问题的角度，使用不同的术语和给予不同的治疗。作者坚信经络的物质属性，体内在包含各种组织和结构的同时，存在着大量的间隙和空间，针灸的作用是通过刺激人体的组织结构和组织间隙实现的。作者坚持以《黄帝内经》为根基，以科学和医学的成果解读针灸，推动针灸的临床、教学和科研。

作者在美国太平洋中医学院纽约校区任教并担任临床系主任期间，积极倡导中医的本源教育，推动以医学诊断和疗愈标准为基础的临床教学；在向美国社会推广中医的努力中，作者认识到让西医同道了解中医比向患者介绍中医具有更好的效果，作者为不同专业的医生和医学生提供了大量的讲座和示范，以共同的医学语言传递中医理论、展示针灸的临床效果。其倡导的 "many paths，one medicine" 被美国同行广泛接受。

作者在美国创建中医科学基金会（The Chinese Medical Science Foundation），致力于以科学和医学的标准推广中医，并于 2006 年在纽约圣云仙医院（St. Vincent Hospital，Manhattan）建立了美国第一个为住院患者服务的针灸专业，为中风和术后患者提供针灸康复治疗，并进行了针刺治疗中风吞咽困难的临床预实验。

作者在纽约行医 20 余年，以针灸基石（Cornerstone Acupuncture）纽约中心为基地，为患者提供有保证的中医服务，而且将中医带入中东皇室的医疗保健，成为当代御医。

作者潜心于《黄帝内经》的理论研究，从胚胎和解剖的角度论证脏腑、经络，独立发表学术论文近 20 万字，本书是从结构的角度论证经络的专著。作者现任世界中医药学会联合会黄帝内经专业委员会副主任委员，世界中医药学会联合会高血压病专业委员会副主任委员。

鸣　谢

我在写作过程中得到了专家、学者、朋友和家人的支持和帮助，一并表达衷心感谢。

杨传华　山东中医药大学附属医院主任医师／教授

王克来　山东大学齐鲁医院主任医师／教授

周永坤　山东中医药大学附属医院主任医师／教授

孙在典　浙江中医药大学第一附属医院主任医师

戴晓乔　天津中医药大学第一附属医院主任医师

丁志伟　潍坊市人民医院副主任医师

张　红　中国中医药科技发展中心研究员

布瑞兰　山东中医药大学教授

李晓丽　山东中医药大学编审

李　岩　北京中医药大学研究员／主任医师

Rodrigo Kong, MD

Kathy Dooley, MSc, DC

Stephanie Lou, MD

Strider Clark, L.Ac.

Jiayi Ma, MD

特别感谢山东中医药大学附属医院的杨雪松主治医师参与了皮部的写作。

特别感谢山东中医药大学附属医院的岳佳琦副主任馆员提供的学术资料。

作者的学术论文曾被《中医杂志》《针灸杂志》《山东中医药大学学报》《北京中医药大学学报》等多家学术期刊发表，一并表示感谢。

序

　　在同一个球场里抢球，在同一个饭盒里抢饭，我和马宁结识40多年，相惜相携、亦师亦友，我们共同在职业发展的道路上前行。马宁读博士的时候，恰好我有一个国家课题，需要一个具有临床经验，并且能够坐下来研究文献的人去完成，一拍即合，他就成了我的博士生。

　　当时我们医院被国家发展和改革委员会、国家中医药管理局确立为"高血压国家中医临床研究基地"，需要对"血脉"理论进行全面梳理，他的毕业论文《灵枢经血脉关键名词考证》《灵枢经血脉考》等成为我们医院血脉基础理论研究的奠基作品；值得敬佩的是，他没有在研究课题上停顿，而是以解剖为基础深入经络研究的领域，历经10年，为经络的结构研究奉献了一本全面而且扎实的专著。

　　这是我见到的第一本从解剖角度系统研究经络的著作，我的体会是作者从以下三个方面对经络进行了突破性研究：第一，作者对经络及其附属结构进行了明确的定义，将经络划分为经筋、经脉和皮部等三个系统；第二，作者建立了双膜套管结构的经脉解剖模型，还原了经脉中"营在脉中，卫在脉外"的生理状态；第三，作者破译了"结"在经筋结构中的作用，打破了在孤立的肌肉、血管、神经等系统中寻找经筋结构的局限和误区。

　　作者在其博士论文中已经提出了经脉具有双腔结构的假设，认为"营血运行于经络内腔的血管中，卫气运行于被膜之内、血管之外的夹层中"。显然，当时作者还没有对经络和经脉进行严谨的定义和区别，但是他已经明确地认识到在血管之外有一个运行卫气到空间。在这本书中，作者不仅明确地将双膜套管结构作为经脉的解剖模型，而且将经脉分为闭合式和开放式两种结构形式，认为典型的经脉结构是一个被筋膜包裹的结构总成，其中包括了血管、神经、肌肉和脂肪等各种组织结构；经脉的外膜是筋膜，内膜是血管壁；血管是经脉的中心管道，血管外、筋膜内的组织间隙是经脉的套管；经脉中的血管运行营血，经脉中的套管运行卫气。在明确的解剖结构的基础上，作者对经脉、血脉和经水进行了完整的定义。

在对经筋结构的还原过程中，作者明确地指出，筋膜是经筋的主体，肌肉、血管和神经是经筋的载体，筋膜在覆盖和包裹肌肉、神经和血管的过程中形成筋膜链。在经筋链中出现肌肉、血管和神经等不同组织结构，不仅打破了解剖学对人体组织结构的分类方法，而且揭示了经筋和经脉之间的从属关系。经筋的首要功能是在体内间隔形成经脉的解剖空间，筋膜按照经脉的通道选择不同的组织结构进行连接，经筋通过结实现在肌肉、血管和神经等不同载体之间的转移。

作者还将胚胎发育过程中出现的结构引入经络的解剖还原当中，如闭锁的胸腹膜管、静脉导管等结构，这一突破将对经络结构的认知从人体的解剖系统延伸到胚胎发育的领域，解决了单纯依靠解剖结构不能完整还原经脉段落的不足，说明退化的胚胎结构可能在经脉的气血运行中仍然具有生理功能。

目前的经络研究似乎进入了两个截然不同的方向，一方面许多学者坚信经络具有非结构属性，认为经络是目前的科学水平所不能认知的能量和空间；一方面许多学者从解剖、生理等各个层面的实验中得到了许多针刺效应的可靠数据。在严格遵守《黄帝内经》原著的基础上，作者对经络结构进行的系统还原，不仅为经络研究拓展了思路，而且为经络的解剖实验研究提供了蓝图。

杨传华

2022 年 11 月于济南

前 言

中医人都有"内经情怀"，都希望能够掌握《黄帝内经》的真谛。自从学中医的那天起，我无数次地拿起《素问》和《灵枢》，但是每次都翻不过几页；跳跃式地阅读，发现看懂的还是大学时学过的《内经选读》，直到读博士时导师杨传华教授布置的一个课题，才让我找到了研究内经的钥匙。当时杨传华院长正在领导山东中医药大学附属医院进行"高血压国家中医临床研究基地"的建设，指定我搞清楚中医经典对血脉的定义、对循环系统的认识，通过这个课题让我掌握了以关键词为指导的《黄帝内经》的研究方法。

我个人理解，《黄帝内经》的学术内容可以分成2个体系：一个是以道与至数为基础的哲学体系，一个是以经筋和经脉为代表的结构体系。在周易和堪舆的领域小试一把之后，发现自己欠缺数术哲学的天赋，却对经络结构有强烈兴趣；于是从《灵枢·经筋》开始，启动了经络结构解剖还原的历程。我认为，两千年的历史沿革，人体的解剖结构没有太大的进化，但是语言文字却变化了许多，语言障碍在《黄帝内经》的研究中比结构确认要困难许多。

对经筋结构的解剖还原从一开始就碰到困难，仅有的系统解剖学知识完全不具备还原经筋结构的能力，为此我每次回国都把能见到的解剖书籍搬回纽约，直到读过王怀经教授主编的《局部解剖学》之后才摸到头绪。尤其是当我能够以肱桡肌解释手太阴之筋中的"行寸口外侧，上循臂，结肘中"，以肱二头肌进入胸大肌和三角肌的深面解释手太阴之筋"上臑内廉，入腋下"的时候，更加坚定了我以解剖还原经筋结构的信心。

经脉以及奇经中的一些段落无法在人体解剖中找到对应的结构，使我的研究一度陷入困境，历经 3 年，才在机缘巧合之下开始从胚胎发育的角度寻找答案。当我完全理解了内胚层细胞向前翻卷形成原始消化管，外胚层细胞向后翻卷形成中枢神经系统，中胚层的上胚节细胞发育形成背部的伸肌，中胚层的下胚节细胞发育形成四肢和体壁的肌肉的时候，我便找到了任脉和督脉的结构起源。任脉和督脉结构的确立为我全方位还原《黄帝内经》所定义的脏腑、奇恒之府、经络和奇经等组织结构打开了视野。让我惊喜的是，每当被一个想象不到的经络结构困扰时，我都能惊奇地发现对应的人体解剖结构，比如在找到了"左肾静脉与左侧腰升静脉相连，经腰静脉与椎内静脉丛、颅内静脉窦相通"的结构后，确定了足太阳之正"直者，从膂上出于项，复属于太阳"的路径。

有人会质疑，这种将《黄帝内经》原文与解剖结构的对接是否具有科学的严谨性。首先，以《黄帝内经》为代表的中医学是一个完整的医学体系，不能因为我们自身的认知缺陷而否认其科学性；其次，解剖学是一个成熟的基础科学，以解剖学的实体证据还原经络结构是以现代科学技术解读《黄帝内经》对人体结构认识的捷径，如果《黄帝内经》原文的每一个结构都能被如实地解剖还原，就能直接证实经络结构的物质性和系统性。经络是一个独立的人体结构体系，只是没有按照现代解剖的方法进行系统分类；尤其是《黄帝内经》命名的经脉是贯通体内的组织间隙，人体的体腔和组织间隙是在解剖学中没有被单独分类的结构系统。

医学不是数理科学，不能通过公式进行缜密地验算，但是不管中医还是西医，都遵循相同的程序验证医学理论：假设—模型—临床验证。《黄帝内经》在成书时已经完成了经络理论的假设—模型—临床验证的过程，《黄帝内经》原文对经筋和经脉结构有着清晰和明确的描述，经络结构的作用已经被针灸的临床实践广泛验证，只是后人无从而知先哲建立的经络结构模型从何而来，更不能在解剖或者活体上对《黄帝内经》所记载的经络结构进行模型重建，从而使经络理论变得神秘，甚至被有些人称为"玄学"。

我认为，站在 21 世纪的研究平台上，只需 2 个实验步骤就能完成经络模型的解剖重建：第一，以解剖事实证明组织间隙的连贯性，以确定经脉通道；第二，以解剖事实证明经筋中结的连接形式，以确定经筋路径；通过解剖实验证实经筋结构与经脉通道之间的关系，就能实体还原《黄帝内经》的经络结构。但是这些简单的解剖实验不是一个独立学者所能解决的。希望本书能够为经络结构的解剖实验提供思路和蓝图，尽早地在实体解剖中得以验证。

自愧没有解剖学和胚胎学专业的背景，没有外科手术的训练，即使饱含对中医事业的热爱，即使参阅了大量解剖学和胚胎学的教材和资料，也掩盖不了个人视野和知识的局限。书中错误之处在所难免，恳请各位同仁给予批评和指正，让我们一起为揭示经络的实质努力。

马　宁

2022 年 10 月 17 日寅时于曼哈顿

目 录

中篇　经脉　经隧

下篇　经　络

上篇

经筋　经别　正别

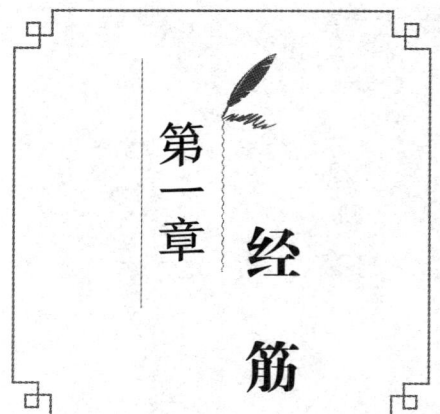

第一章 经筋

足太阳之筋，起于足小指上，结于踝，邪上结于膝，其下循足外踝，结于踵，上循跟，结于腘；其别者，结于踹外，上腘中内廉，与腘中并上结于臀，上挟脊上项；其支者，别入结于舌本；其直者，结于枕骨，上头下颜，结于鼻；其支者，为目上纲，下结于頄；其支者，从腋后外廉，结于肩髃；其支者，入腋下，上出缺盆，上结于完骨；其支者，出缺盆，邪上出于頄。其病小指支，跟肿痛，腘挛，脊反折，项筋急，肩不举，腋支，缺盆中纽痛，不可左右摇。治在燔针劫刺，以知为数，以痛为输，名曰仲春痹也。

足少阳之筋，起于小指次指，上结外踝，上循胫外廉，结于膝外廉；其支者，别起外辅骨，上走髀，前者结于伏兔之上，后者结于尻；其直者，上乘䏚季胁，上走腋前廉，系于膺乳，结于缺盆；直者，上出腋，贯缺盆，出太阳之前，循耳后，上额角，交巅上，下走颔，上结于頄；支者，结于目眦为外维。其病小指次指支转筋，引膝外转筋，膝不可屈伸，腘筋急，前引髀，后引尻，即上乘䏚季胁痛，上引缺盆膺乳颈，维筋急，从左之右，右目不开，上过右角，并跷脉而行，左络于右，故伤左角，右足不用，命曰维筋相交。治在燔针劫刺，以知为数，以痛为输，名曰孟春痹也。

足阳明之筋，起于中三指，结于跗上，邪外上加于辅骨，上结于膝外廉，直上结于髀枢，上循胁，属脊；其直者，上循骭，结于膝；其支者，结于外辅骨，合少阳；其直者，上循伏兔，上结于髀，聚于阴器，上腹而布，至缺盆而结，上颈，上挟口，合于頄，下结于鼻，上合于太阳，太阳为目上网，阳明为目下网；其支者，从颊结于耳前。其病足中指支，胫转筋，脚跳坚，伏兔转筋，髀前肿，㿉疝，腹筋急，引缺盆及颊，卒口僻，急者目不合，热则筋纵，目不开。颊筋有寒，则急引颊移口；有热则筋弛纵缓，不胜收故僻。治之以马膏，膏其急者，以白酒和桂，以涂其缓者，以桑钩钩之，即以生桑灰置之坎中，高下以坐等，以膏熨急颊，且饮美酒，啖美炙肉，不饮酒者，自强也，为之三拊而已。治在燔针劫刺，以知为数，以痛为输，名曰季春痹也。

足太阴之筋，起于大指之端内侧，上结于内踝；其直者，络于膝内辅骨，上循阴股，结于髀，聚于阴器，上腹，结于脐，循腹里，结于肋，散于胸中；其内者，著于脊。其病足大指支，内踝痛，转筋痛，膝内辅骨痛，阴股引髀而痛，阴器纽痛，下引脐两胁痛，引膺中脊内痛：治在燔针劫刺，以知为数，以痛为输，命曰孟秋痹也。

足少阴之筋，起于小指之下，并足太阴之筋邪走内踝之下，结于踵，与太阳之筋合而上结于内辅之下，并太阴之筋而上循阴股，结于阴器，循脊内挟膂，上至项，结于枕骨，与足太阳之筋合。其病足下转筋，及所过而结者皆痛及转筋。病在此者主痫瘛及痉，在外者不能俯，在内者不能仰。故阳病者腰反折不能俯，阴病者不能仰。治在燔针劫刺，以知为数，以痛为输，在内者熨引饮药。此筋折纽，纽发数甚者，死不治，名曰仲秋痹也。

足厥阴之筋，起于大指之上，上结于内踝之前，上循胫，上结内辅之下，上循阴股，结于阴器，络诸筋。其病足大指支，内踝之前痛，内辅痛，阴股痛转筋，阴器不用，伤于内则不起，伤于寒则阴缩入，伤于热则纵挺不收。治在行水清阴气。其病转筋者，治在燔针劫刺，以知为数，以痛为输，命曰季秋痹也。

手太阳之筋，起于小指之上，结于腕，上循臂内廉，结于肘内锐骨之后，弹之应小指之上，入结于腋下；其支者，后走腋后廉，上绕肩胛，循颈出走太阳之前，结于耳后完骨；其支者，入耳中；直者，出耳上，下结于颔，上属目外眦。其病小指支，肘内锐骨后廉痛，循臂阴入腋下，腋下痛，腋后廉痛，绕肩胛引颈而痛，应耳中鸣痛，引颔目瞑，良久乃得视，颈筋急则为筋瘘颈肿。寒热在颈者，治在燔针劫刺之，以知为数，以痛为输，其为肿者，复而锐之。本支者，上曲牙，循耳前，属目外眦，上颔，结于角。其痛当所过者支转筋。治在燔针劫刺，以知为数，以痛为输，名曰仲夏痹也。

手少阳之筋，起于小指次指之端，结于腕，中循臂结于肘，上绕臑外廉，上肩走颈，合手太阳；其支者，当曲颊入系舌本；其支者，上曲牙，循耳前，属目外眦，上乘颔，结于角。其病当所过者即支转筋，舌卷。治在燔针劫刺，以知为数，以痛为输，名曰季夏痹也。

手阳明之筋，起于大指次指之端，结于腕，上循臂。上结于肘外，上臑，结于髃；其支者，绕肩胛，挟脊；直者，从肩髃上颈；其支者，上颊，结于頄；直者，上出手太阳之前，上左角，络头，下右颔。其病当所过者支痛及转筋，肩不举，颈不可左右视。治在燔针劫刺，以知为数，以痛为输，名曰孟夏痹也。

手太阴之筋，起于大指之上，循指上行，结于鱼后，行寸口外侧，上循臂，结肘中，上臑内廉，入腋下，出缺盆，结肩前髃，上结缺盆，下结胸里，散贯贲，合贲下，抵季胁。其病当所过者支转筋痛，甚成息贲，胁急吐血。治在燔针劫刺，以知为数，以痛为输，名曰仲冬痹。

手心主之筋，起于中指，与太阴之筋并行，结于肘内廉，上臂阴，结腋下，下散前后挟胁；其支者，入腋，散胸中，结于臂。其病当所过者支转筋，前及胸痛息贲。治在燔针劫刺，以知为数，以痛为输，名曰孟冬痹也。

手少阴之筋，起于小指之内侧，结于锐骨，上结肘内廉，上入腋，交太阴，挟乳里，结于胸中，循臂，下系于脐：其病内急，心承伏梁，下为肘网。其病当所过者支转筋，筋痛。治在燔针劫刺，以知为数，以痛为输。其成伏梁唾血脓者，死不治。经筋之病，寒则反折筋急，热则筋弛纵不收，阴痿不用。阳急则反折；阴急则俯不伸。焠刺者，刺寒急也，热则筋纵不收，无用燔针。名曰季冬痹也。

《灵枢·经筋第十三》

第一节

手太阴之筋的解剖还原

"手太阴之筋，起于大指之上，循指上行，结于鱼后，行寸口外侧，上循臂，结肘中，上臑内廉，入腋下，出缺盆，结肩前髃，上结缺盆，下结胸里，散贯贲，合贲下，抵季胁。"

一、"手太阴之筋，起于大指之上，循指上行，结于鱼后"是手太阴之筋在手部循行的路径。手太阴之筋起于拇指指端，沿拇指的掌侧进入大鱼际，拇长屈肌腱是贯穿拇指掌侧的唯一软组织结构。拇长屈肌腱附着于拇指末节指骨的指骨底，符合手太阴之筋起始段的结构要求，但是拇长屈肌腱在掌腕部没有附着，手太阴之筋必须从拇长屈肌腱向大鱼际肌上转移。

大鱼际肌包括拇短展肌、拇短屈肌、拇收肌和拇对掌肌等4块肌肉，其中拇短展肌和拇短屈肌是大鱼际肌群的浅层和纵行肌肉，拇短展肌附着于拇指近节指骨底外侧缘，行止于腕横韧带和舟骨结节；拇短屈肌附着于拇指近节指骨底，行止于腕横韧带和小多角骨。拇短展肌和拇短屈肌在掌指关节的附着处与拇长屈肌腱连接，手太阴之筋从拇长屈肌腱转移到拇短展肌和拇短屈肌上，并行止于腕关节。因此，拇短展肌和拇短屈肌是手太阴之筋在手掌部的主体结构，手太阴之筋从拇指指端掌侧起始后，在掌指关节周围转移到拇短展肌、拇短屈肌及筋膜上，并在腕关节周围向肱桡肌的筋膜上转移。

二、"行寸口外侧，上循臂，结肘中"是手太阴之筋在前臂的循行路径，手太阴之筋在腕掌部向前臂的3个结构延伸：第一，手太阴之筋通过桡腕关节囊从拇短展肌筋膜过渡到肱桡肌的筋膜上，肱桡肌附着于桡骨茎突，行止于肱骨外上髁和肱骨的近肘关节处；第二，手太阴之筋从拇短屈肌筋膜直接转移到桡侧腕屈肌的筋膜上，桡侧腕屈肌附着于第2掌骨底的前面，并行至肱骨内上髁；第三，手太阴之筋继续沿拇长屈肌穿行于肱桡肌的深层，并行止于前臂中1/3的桡骨和前臂骨间膜的前面。因此，手太阴之筋在前臂循行于肱桡肌、桡侧腕屈肌和拇长屈肌等结构，但是只有肱桡肌符合"行寸口外侧"的特点，肱桡肌是手太阴之筋在前臂的主体结构。

三、"上臑内廉，入腋下"是指手太阴之筋在上臂的循行路径，手太阴之筋在肘关节周围向肱二头肌延续。肱桡肌在跨越肘关节的过程中并行于肱二头肌的桡侧，并形成肘窝的外侧隆起，手太阴之筋直接从肱桡肌筋膜转移到肱二头肌的筋膜上；桡侧腕屈肌在向肱骨内上髁附着的同时转移到肱二头肌腱膜上。肱二头肌在肘部附着在桡骨粗隆，但是肱二头肌腱膜横跨肘窝，并在前臂的尺侧移行为深筋膜，《黄帝内经》以"结肘中"表述了手太阴之筋通过肱二头肌腱膜穿过肘窝的特点。

肱二头肌在上行的过程中逐渐向前臂的内侧偏移，其长腱止于肩胛骨的盂上结节，短腱止于肩胛骨的喙突。在肱二头肌到达肩峰之前被胸大肌覆盖，手太阴之筋从肱二头肌筋膜转移到胸大肌筋膜上，肱二头肌成为手太阴之筋在上臂的主体结构，《黄帝内经》将肱二头肌穿行在胸大肌深面的过程描述为"入腋下"。

四、"结肩前髃，上结缺盆，下结胸里，散贯贲，合贲下，抵季胁"是手太阴之筋在胸部的循行路径。手太阴之筋从肱二头肌筋膜转移到胸大肌筋膜后，沿胸部深筋膜对胸大肌和胸小肌进行覆盖，并在胸部形成了两条终支。

"胸前、外侧区的深筋膜分为浅、深2层。浅层较薄、覆盖于胸大肌表面，向上附着于锁骨，向内侧与胸骨骨膜相连，向下、向后分别与腹部和胸背部深筋膜相延续；深层位于胸大肌深面，上方附于锁骨，包裹锁骨下肌和胸小肌，并覆盖在前锯肌的表面[1]。"

1. "上结缺盆，下结胸里……抵季胁"是手太阴之筋沿胸部深筋膜深层分布的路径。由于锁骨下肌、胸小肌和肱二头肌短腱同时附着在肩胛喙突上，手太阴之筋在喙突上从肱二头肌短腱直接转移到锁胸筋膜上，锁胸筋膜向上包裹锁骨下肌，向下包裹胸小肌。手太阴之筋沿锁骨下肌行止于胸锁关节以实现"上结缺盆"；向下包裹胸小肌后继续向腋下分布，延续为前锯肌筋膜，实现手太阴之筋"抵季胁"。前锯肌起始于胸廓侧壁的第

[1] 王怀经,张绍祥.局部解剖学[M].北京:人民卫生出版社.2011,80.

1~8 肋骨上，向后止于肩胛骨内侧缘及下角。

  2. "结肩前髃，……散贯贲，合贲下"是手太阴之筋沿胸部深筋膜浅层分布的路径。胸大肌在向肱骨大结节嵴附着的同时，覆盖在肱二头肌的表面，手太阴之筋从肱二头肌筋膜上转移到胸大肌筋膜上，在完成对胸大肌表面的覆盖后，胸部深筋膜的深层和浅层融合为一体，向下移行为腹直肌和腹外斜肌的腱膜，实现了手太阴之筋的"散贯贲，合贲下"。胸大肌、胸小肌、锁骨下肌和锁胸筋膜是手太阴之筋在胸部的主体结构，手太阴之筋的终点在胸锁关节和前锯肌之前。

第二节

手少阴之筋的解剖还原

"手少阴之筋，起于小指之内侧，结于锐骨，上结肘内廉，上入腋，交太阴，挟乳里，结于胸中，循臂，下系于脐。"

一、"手少阴之筋，起于小指之内侧，结于锐骨"是手少阴之筋在手部的循行路径。手少阴之筋分布于小指的掌侧，小指屈肌腱是贯穿小指掌侧的唯一软组织结构，参与小指屈肌腱形成的结构包括：前臂肌群的指深屈肌腱、指浅屈肌腱和手部肌群的小指展肌、小指短屈肌，以及小指骨间掌侧肌和蚓状肌等。

指深屈肌和指浅屈肌都有 4 条肌腱，分别附着在 2~5 指上，指深屈肌腱附着在小指末节指骨的指骨底，指浅屈肌腱附着于小指中节指骨的指骨底。手少阴之筋起始于小指末节指骨指骨底，沿指屈肌腱上行，无论是指深屈肌，还是指浅屈肌在腕部都没有附着，手少阴之筋必须向小鱼际肌群的结构上转移。

小指短屈肌和小指展肌附着于手掌的尺侧，第 3 骨间掌侧肌和蚓状肌附着于手掌的桡侧，因此小指短屈肌和小指展肌更符合手少阴之筋"起于小指之内侧"的特点，《黄帝内经》对上肢体位的描述以掌心向前，拇指在外，小指在内为标准。小指短屈肌起始于小指近节指骨底，行止于钩骨和屈肌支持带上，手厥阴之筋在小指近节指关节周围从分布在小指的指屈肌腱转移到小指短屈肌的筋膜上，并附着于钩骨上，手少阴之筋循行路径上的锐骨应该是现代解剖的钩骨和豌豆骨。

第 3 骨间掌侧肌与蚓状肌都与指伸肌腱融合，而且都属于手掌骨筋膜鞘中间鞘的肌肉，不仅起止点，而且循行空间都不符合手少阴之筋的特点，不能作为手少阴之筋的结构；同时小指展肌被手太阳之筋占用，也不被列为手少阴之筋的载体。因此，手少阴之筋起始分布在小指的指屈肌腱，在手掌部延续为包裹小指短屈肌的筋膜，小指短屈肌是手少阴之筋在手掌部的主体结构。

二、"上结肘内廉"是手少阴之筋在前臂的循行路径。尺侧腕屈肌附着在豌豆骨上，上行止于肱骨内上髁，手少阴之筋在钩骨和豌豆骨的表面从小指短屈肌筋膜转移到尺侧腕屈肌的筋膜上，并沿尺侧腕屈肌上行；手少阴之筋同时沿分布于小指上的指浅屈肌腱和指深屈肌腱向前臂延伸，但是尺侧腕屈肌是手少阴之筋在前臂的主体结构。

三、"上入腋"是手少阴之筋在上臂的循行路径。在到达肱骨内上髁之前，手少阴之筋从包裹尺侧腕屈肌和指浅屈肌的筋膜过渡到尺动脉的管壁上，尺动脉在前臂下 2/3 段位于尺侧腕屈肌和指浅屈肌之间，在前臂上 1/3 段位于指浅屈肌的深面，在旋前圆肌下进入肘窝，并延续为肱动脉。手少阴之筋在上臂沿肱动脉的管壁上行，移行为腋动脉后直接进入腋鞘，肱动脉的管壁是手少阴之筋在上臂的主体结构。《黄帝内经》将手少阴之筋进入腋鞘的过程描述为"上入腋"，而将沿包裹肱动脉的血管神经束循行的手厥阴之筋描述为"结腋下"。

四、"交太阴，挟乳里，结于胸中，循臂，下系于脐"是手少阴之筋在胸部的循行路径。"腋动脉的前方被胸小肌覆盖，故以胸小肌为界分为 3 段。第 1 段自第 1 肋外缘至胸小肌上缘；第 2 段被胸小肌覆盖；第 3 段自胸小肌下缘至大圆肌腱和背阔肌的下缘[1]。"手少阴之筋在进入腋鞘前，从腋动脉壁转移到沿胸小肌发出的筋膜上。胸小肌位于乳房和胸大肌的深面，被称为"挟乳里"；而且胸小肌和锁骨下肌被锁胸筋膜连接，是胸部深筋膜的深层结构，手少阴之筋经通过胸小肌筋膜、锁胸筋膜和锁骨下肌筋膜到达肩胛喙突，实现了手少阴之筋的"结于胸中，循臂"；包裹胸小肌的筋膜向下与包裹胸大肌的筋膜融合为胸部深筋膜，继续沿腹部深筋膜延伸而"下系于脐"。因此胸小肌是手少阴之筋进入胸部的主要结构，在肩胛喙突形成终点。

历代医家一直对"结胸中，循臂，下系于脐"中出现的"循臂"存有质疑，普遍接受张介宾"臂字亦当作贲。盖心主少阴之筋，皆与太阴合于贲而下

---

[1] 王怀经，张绍祥. 局部解剖学 [M]. 北京：人民卫生出版社. 2011, 284.

行也[1]"的解释，认为"循臂"应该是循贲，这种解释是缺乏对锁胸筋膜的解剖特点完整认识的结果。手少阴之筋从胸小肌进入胸中，沿锁胸筋膜、锁骨下肌的解剖顺序回到肩胛喙突，因此"循臂"出现在"结于胸中"之后完全具有结构的合理性。

---

[1]张登本, 孙理军. 全注全译黄帝内经（下）[M]. 北京：新世界出版社. 2006, 397.

第三节

手厥阴之筋的解剖还原

"手心主之筋，起于中指，与太阴之筋并行，结于肘内廉，上臂阴，结腋下，下散前后挟胁；其支者，入腋，散胸中，结于臂。"

手厥阴之筋在《黄帝内经》当中命名为"手心主之筋"，"心主"说明手厥阴之筋是一个与手少阴之筋相关的结构，遵从现代针灸学的命名规律，本文将"手心主之筋"称为手厥阴之筋。

一、"手心主之筋，起于中指，与太阴之筋并行，结于肘内廉"是手厥阴之筋在手部和前臂的循行路径。首先，手厥阴之筋起于中指指端，直接"结于肘内廉"，说明手厥阴之筋没有与手部肌群发生连接，没有在腕掌部发生附着并形成结。

手厥阴之筋的起始结构是循行在中指的屈肌腱，中指的屈肌腱由指深屈肌腱、指浅屈肌腱和掌腱膜构成，其中指深屈肌和指浅屈肌有 4 条腱，分布在 2~5 指上，指深屈肌腱附着在中指远节指骨底，指浅屈肌腱附着在中指中节指骨底；同时掌腱膜由掌长肌的腱纤维和手掌深筋膜浅层融合而成，掌腱膜的 4 个纵性纤维束与 2~5 指的指纤维鞘和掌指关节的侧副韧带连接，并附着于近节指骨底两侧。

手厥阴之筋选择指深屈肌腱在中指远节指骨底的附着点作为起点，沿中指的屈肌腱上行，起始于中节和近节指骨底的指浅屈肌腱和掌筋膜都参与了手厥阴之筋的形成。掌长肌和指浅屈肌是前臂的浅层和中层肌肉，都附着于肱骨内上髁；而指深屈肌是前臂的深层肌肉，行止于尺骨及骨间膜的前面。手厥阴之筋起始于指深屈肌在中指的指端，是指屈肌腱在指端的最远附着点，在指间关节周围转移到指浅屈肌和掌长肌上，并以掌长肌、指浅屈肌作为手厥阴之筋在前臂部的主体结构，手厥阴之筋同时沿深层的指深屈肌向上肢延续。

《黄帝内经》以"与手太阴之筋并行"说明手厥阴之筋在前臂的循行

特点。在腕管部，包裹指浅屈肌腱和指深屈肌腱的屈肌总腱鞘与拇长屈肌腱鞘相邻，拇长屈肌腱鞘位于屈肌总腱鞘的桡侧；在前臂的中段，拇长屈肌位于指浅屈肌和指深屈肌之间，手厥阴之筋一直与"手太阴之筋并行"。

二、"上臂阴，结腋下"是手厥阴之筋在上臂的循行路径。手厥阴之筋在向肱骨内上髁附着之前，同样转移到尺动脉的管壁上，在旋前圆肌下沿肱动脉通过肘窝后，手厥阴之筋沿包裹肱动脉的血管神经束上行至腋筋膜，《黄帝内经》将手厥阴之筋在腋下连接腋筋膜的结构特点描述为"上臂阴，结腋下"。

在上臂的前骨筋膜鞘中共有三组软组织结构，浅层的肱二头肌、深层的肱肌和喙肱肌，以及包裹肱动脉的血管神经束。在手太阴之筋占据了肱二头肌、手阳明之筋占据了肱肌和喙肱肌之后，肱动脉的血管神经束及其内容物成为手少阴之筋和手厥阴之筋的唯一结构。手少阴之筋"上入腋"，而手厥阴之筋"结腋下"，说明手少阴之筋循行在肱动脉的管壁上进入腋鞘，而手厥阴之筋通过包裹肱动脉的血管神经束连接腋筋膜。

三、"结腋下，下散前后挟胁；其支者，入腋，散胸中，结于臂"是手厥阴之筋通过腋筋膜向腋下和胸部分布的结构。腋窝壁分为顶、底和四壁：顶为腋窝的上口，是通向颈根部的腋鞘；内侧壁由前锯肌，上位4个肋骨及肋间肌构成，外侧壁由肱骨的结节间沟、肱二头肌长短头和喙肱肌组成；前壁由胸大肌、胸小肌、锁骨下肌和锁胸筋膜构成，后壁由肩胛下肌、大圆肌、背阔肌和肩胛骨构成；底为腋筋膜。"腋筋膜是腋窝底的深筋膜，与胸肌表面和臂部的深筋膜相连续[1]。"

1. "结腋下，下散前后挟胁"是沿腋筋膜浅层分布的手厥阴之筋。腋筋膜浅层向前移行为胸大肌筋膜，向后移行为冈上肌、冈下肌、小圆肌、大圆肌和背阔肌的筋膜。

2. "其支者，入腋，散胸中，结于臂"是腋筋膜深层分布的手厥阴之筋。腋筋膜深层向前移行为胸小肌筋膜、锁胸筋膜和锁骨下肌筋膜，在腋窝的内侧覆盖前锯肌和肋间肌，向后连接肩胛下肌筋膜；而且手厥阴之筋能够通过腋悬韧带从腋筋膜连接到胸小肌的下方，"胸小肌下缘以下的深筋膜

---

[1] 王怀经, 张绍祥. 局部解剖学 [M]. 北京：人民卫生出版社. 2011, 283.

与腋筋膜相连，称为腋悬韧带[1]"。手厥阴之筋通过腋悬韧带延续为胸小肌筋膜，向上沿锁胸筋膜和锁骨下肌筋膜行止于肩胛喙突，而"结于臂"成为手厥阴之筋的终点。因此，腋悬韧带和锁胸筋膜是手厥阴之筋在胸部的主体结构。

---

[1] 王怀经, 张绍祥. 局部解剖学 [M]. 北京 : 人民卫生出版社 . 2011, 284.

第四节

手阳明之筋的解剖还原

"手阳明之筋，起于大指次指之端，结于腕，上循臂，上结于肘外，上臑，结于髃；其支者，绕肩胛，挟脊；直者，从肩髃上颈；其支者，上颊，结于頄；直者，上出手太阳之前，上左角，络头，下右颔。"

一、"手阳明之筋，起于大指次指之端，结于腕"是手阳明之筋在手部的循行路径。手阳明之筋起始于食指末节指骨底附着的指伸肌终腱，沿分布在食指上的指背腱膜上行，在食指中节指骨关节周围转移到示指伸肌上，在掌骨间关节周围转移到第一骨间背侧肌上。

手阳明之筋的起始结构是指背腱膜，分布在食指上的指背腱膜由指伸肌腱、示指伸肌腱、第一骨间背侧肌、骨间掌侧肌和蚓状肌等构成，其中示指伸肌决定了手阳明之筋的属性，第一骨间背侧肌是手阳明之筋在手部的主体结构，手阳明之筋同时沿指伸肌进入前臂后骨筋膜鞘当中。

二、"上循臂，上结于肘外"是手阳明之筋在前臂的循行路径。在第二掌骨间关节的背面、手阳明之筋从第一骨间背侧肌的筋膜过渡到包裹桡侧腕长伸肌的筋膜上，桡侧腕长伸肌和指伸肌作为前臂后群的浅层肌肉附着于肱骨外上髁，示指伸肌作为前臂后群的深层肌肉行止于桡、尺骨和骨间膜的背面。桡侧腕长伸肌是手阳明之筋在前臂的主体结构，而且桡侧腕长伸肌与肱桡肌相伴，其附着点跨越肱骨外上髁，附着在肱骨下端桡侧的肱骨外上髁上嵴周围。

三、"上臑，结于髃"是手阳明之筋在上臂的循行路径。肱肌起于尺骨粗隆，穿行于肱二头肌深面，移行中偏向上臂的桡侧，行止于肱骨中段的前面；桡侧腕伸肌在跨越肘关节的过程中与肱肌并行，手阳明之筋从桡侧腕伸肌的筋膜转移到肱肌的筋膜上。在三角肌粗隆周围，手阳明之筋从肱肌筋膜转移到三角肌的筋膜上，并沿三角肌的附着点到达锁骨外侧 1/3 段、肩峰和肩胛冈等部位。肱肌和三角肌是手阳明之筋在上臂的主体结构。

四、"其支者，绕肩胛，挟脊；直者，从肩髃上颈；其支者，上颊，结于頄"是手阳明之筋在颈肩部的循行路径，手阳明之筋在肩部分为3个终支，分别向斜方肌和颈阔肌上延续，斜方肌和颈阔肌都是颈肩部的浅层肌肉。

1."直者，从肩髃上颈"是沿斜方肌的上部肌束分布的手阳明之筋的分支。在锁骨的外侧端，手阳明之筋从三角肌筋膜转移到斜方肌上部肌束的筋膜上，沿斜方肌的上部肌束上行并附着在枕外隆起和项韧带上，沿斜方肌上部肌束分布的是手阳明之筋在颈肩部的主干，被称为"直者"。

2."其支者，绕肩胛，挟脊"是沿斜方肌中、下肌束分布的手阳明之筋的分支。在肩峰和肩胛冈上，手阳明之筋从三角肌过渡到斜方肌中、下部肌束的筋膜上，斜方肌的中、下部肌束覆盖在肩胛骨的表面并附着在第7颈椎以下的棘突上，因此，斜方肌在手阳明之筋中被视为2个肌肉结构。

3."其支者，上颊，结于頄"是沿颈阔肌和表浅肌肉腱膜系统上行的手阳明之筋。首先，"颈阔肌是一菲薄的皮肌，位于颈前外侧部脂肪层的深部，起自胸大肌和三角肌筋膜，越过锁骨斜向上内方；其前部纤维附于下颌骨下缘，后部纤维附着于腮腺咬肌筋膜[1]"，手阳明之筋从三角肌筋膜转移到颈阔肌筋膜上，并到达下颌角。

"表浅肌肉腱膜系统（SMAS）是指颅顶和面颈部皮下组织深面的一层连续性肌肉腱膜结构，它的浅面有脂肪组织与皮肤间隔，深面有疏松结缔组织与深筋膜相隔，表浅肌肉腱膜系统向上为枕额肌和帽状腱膜；向下为颈阔肌；向前为眼、鼻、口周肌，向后为耳上肌、耳前肌、颞浅筋膜和颈浅筋膜[2]"，手阳明之筋在下颌角处从颈阔肌筋膜转移到表浅肌肉腱膜系统上，在腮腺和咬肌的表面上行；"颊：面两旁称颊[3]"，"上颊"正是表浅肌肉腱膜系统表现在面部的主要部位。

"结于頄"："頄：音求，即颧骨[4]。"表浅肌肉腱膜系统在向颞浅

---

[1] 王怀经，张绍祥. 局部解剖学 [M]. 北京：人民卫生出版社. 2011, 43.

[2] 柏树令. 系统解剖学 [M]. 北京：人民卫生出版社. 2006, 68.

[3] 南京中医学院. 针灸学 [M]. 上海：上海科学技术出版社. 1979, 275.

[4] 南京中医学院中医系. 黄帝内经灵枢译释 [M]. 上海：上海科学技术出版社. 1995, 136.

筋膜延续的过程中与颧弓发生连接，学界对表浅肌肉腱膜系统与颧弓之间的附着方式有不同的认识，一种观点是表浅肌肉腱膜系统直接与颧弓骨膜愈着，另一种观点[1]是表浅肌肉腱膜系统在颧弓的愈着可以被锐、钝方法分离，同时表浅肌肉腱膜系统在颧部连接到颧肌底外缘。

五、"直者，上出手太阳之前，上左角，络头，下右颔。"手阳明之筋向同侧的头角和对侧的下颌发出2条终支，颧弓是手阳明之筋的面部枢纽。

1. "上左角，络头"是沿颞浅筋膜分布的手阳明之筋。以头部左侧为例，手阳明之筋在下颌下缘从颈阔肌筋膜转移到面部表浅肌肉腱膜上，面部表浅肌肉腱膜跨过颧弓后移行为颞浅筋膜，并在上颞线处与枕额肌和帽状腱膜相连。左角是指左侧上颞线的头角部起点，颞筋膜前缘与帽状腱膜的交界处。

"上出手太阳之前"是指手阳明之筋与手太阳之筋在颞部的解剖关系。手太阳之筋分布于颞深筋膜的深层，颞深筋膜完全被颞浅筋膜覆盖，颞深筋膜的前缘边际位于颞浅筋膜前缘边际的内侧和深面。

2. "下右颔"是指从颧肌向面部表情肌分布的手阳明之筋。表情肌属于皮肌，薄而纤细，起自面颅诸骨或筋膜，止于皮肤，分布在口周的表情肌分为浅、中、深3层，浅层包括颧肌、提上唇肌、笑肌、降口角肌和口轮匝肌等，中层包括提口角肌和降下唇肌，深层包括颊肌和颏肌等，手阳明之筋从颞浅筋膜向浅层面部表情肌转移。颧肌起源于颞浅筋膜，附着于口轮匝肌，手阳明之筋通过颧肌从颞浅筋膜转移到口轮匝肌后，到达对侧的口角，并转移到对侧笑肌和降口角肌的筋膜上。

颈阔肌的前部纤维"进入降口角肌深面，多数也进入笑肌深面[2]"，手阳明之筋沿口轮匝肌转移到对侧的笑肌和降口角肌之后，与沿对侧颈阔肌上行的手阳明之筋融为一体，实现左侧"下右颔"分支与右侧"上颊，结于顺"分支之间的连接。因此，面部表浅肌肉腱膜系统和面部浅层表情

[1] 王志军，高景恒，李吉．面部表浅肌肉腱膜系统的解剖学研究 [J]．实用美容整形外科杂志，1992, (3) 3: 115-228.

[2] 程耕历，何光麒，朱泽高，等．颈阔肌的应用解剖 [J]．第三军医大学学报，1987, 9(2): 147-150.

肌是手阳明之筋的主体结构，手阳明之筋行止于头角处。

面部表浅肌肉腱膜系统是 20 世纪 70 年代伴随面部美容手术被逐渐认识的系统，这一结构与《灵枢·经筋》在手阳明之筋中描述的"其支者，上颊，结于顺；直者，上出手太阳之前，上左角，络头，下右颔"的结构完全一致。

第五节

手太阳之筋的解剖还原

"手太阳之筋，起于小指之上，结于腕，上循臂内廉，结于肘内锐骨之后，弹之应小指之上，入结于腋下；其支者，后走腋后廉，上绕肩胛，循胫出走太阳之前，结于耳后完骨；其支者，入耳中；直者，出耳上，下结于颔，上属目外眦。……本支者，上曲牙，循耳前，属目外眦，上颔，结于角。"

首先矫正1994年梅花版《灵枢》当中的一个错字，"循胫出走太阳之前"当中的"胫"字应该是颈，因为手太阳之筋只在上肢和头面部循行，不会出现在下肢部位；同时原文的"胫"字出现在肩胛和耳后之间，因此可以确定为错字。《黄帝内经灵枢译释》[1]已经将其更正为"其支者，后走腋后廉，上绕肩胛，循颈，出走太阳之前，结于耳后完骨"。

一、"手太阳之筋，起于小指之上，结于腕"是手太阳之筋在手部的循行路径。手太阳之筋起于小指的背侧，小指的指背腱膜是循行在小指指背的唯一软组织结构，参与形成小指指背腱膜的结构包括指伸肌腱、小指伸肌腱和小鱼际肌群的小趾展肌等，小指伸肌腱只分布于第5指骨从而决定了小指的手太阳之筋属性。

手太阳之筋起始于附着在小指远节指骨底的指伸肌腱终腱，在小指掌指关节周围，手太阳之筋从指背腱膜转移到小指展肌上，小指展肌起于小指近节指骨的指骨底，行止于豌豆骨和豆钩韧带的尺侧。小指展肌是手太阳之筋在手掌部的主体结构，小指展肌与小指短屈肌同属于小鱼际肌群，但是小指短屈肌已被手少阴之筋占用。

二、"上循臂内廉，结于肘内锐骨之后，弹之应小指之上"是手太阳

---

[1] 南京中医学院中医系. 黄帝内经灵枢译释 [M]. 上海：上海科学技术出版社. 1995, 142.

之筋在前臂的循行路径。

1."上循臂内廉"是沿尺侧腕伸肌循行的手太阳之筋。尺侧腕伸肌和小指展肌同时附着在第5掌骨底，手太阳之筋在掌腕关节的尺侧直接从小指展肌筋膜转移到尺侧腕伸肌筋膜上，尺侧腕伸肌与指伸肌、小指伸肌等共同形成伸肌总腱并中止于肱骨外上髁，手太阳之筋在前臂同时分布在指伸肌和小指伸肌的筋膜上，小指伸肌已被手太阳之别占用，尺侧腕伸肌成为手太阳之筋在前臂的主体结构。

由于"拇长伸肌、拇长展肌、拇短展肌从深层浅出，从而将浅层肌又分为两组：外侧组包括桡侧腕长、短伸肌及肱桡肌，由桡神经主干末端的分支或桡神经的两个终支（深支和浅支）起始部的分支支配；内侧组包括指伸肌、小指伸肌和尺侧腕伸肌，由骨间后神经支配。两组之间无神经，是前臂后区手术的安全入路[1]"，解剖学的研究同样证实：手太阳之筋所属的尺侧腕伸肌、小指伸肌和指伸肌等前臂结构均属于前臂浅层肌的内侧组，其解剖结构上保持着共同性和独立性。

虽然指伸肌与手太阳之筋、手阳明之筋和手少阳之筋等3条经筋之间有着广泛的重叠，指伸肌腱参与形成了手阳明之筋、手少阳之筋和手太阳之筋的起始结构，在肘部又以伸肌总腱的形式共同附着在肱骨外上髁上，但是从解剖特点上确认，指伸肌与手太阳之筋之间的关系最为密切。

2."肘内锐骨之后，弹之应小指之上"清晰地表达了手太阳之筋与肱骨内上髁和尺神经沟之间的关系，描述了手太阳之筋通过肘肌从肘关节的桡侧缘转移到尺侧缘的过程。"肘肌起自肱骨外上髁和桡侧副韧带，止于尺骨上端背面和肘关节囊[2]"。在尺侧腕伸肌到达肱骨外上髁之前，手太阳之筋通过肘肌向尺骨转移，覆盖尺神经沟之后连接到肱骨内上髁上。因此，手太阳之筋在肘部同时附着在肱骨外上髁和肱骨内上髁上。肘肌也是手太阳之筋在前臂的重要结构，同时《灵枢·经筋》的"肘内锐骨之后，弹之应小指之上"和"肘内锐骨后廉痛，循臂阴入腋下，腋下痛"，都反映出手太阳之筋在肘内侧向肱三头肌过渡。

三、"入结于腋下"是沿肱三头肌内侧头上行的手太阳之筋。肘肌的"上

---

[1] 刘树伟，李瑞锡. 局部解剖学 [M]. 北京：人民卫生出版社. 2013, 230.

[2] 柏树令. 系统解剖学 [M]. 北京：人民卫生出版社. 2006, 80.

缘与肱三头肌的内侧头合并[1]"，手太阳之筋通过肘肌从尺侧腕伸肌的筋膜转移到肱三头肌内侧头上，并沿肱三头肌的内侧头和长头上行，肱三头肌的内侧头行止于肱骨上段后面、桡神经沟的内下方，被称为"结于腋下"。

四、"其支者，后走腋后廉，上绕肩胛，循颈出走太阳之前，结于耳后完骨"是手太阳之筋沿肱三头肌长头向上臂、肩胛和颈后发出的分支。

1. "后走腋后廉"是手太阳之筋沿肱三头肌长头到达肩胛的路径。在肘后部肱三头肌的共同腱上，手太阳之筋在沿肱三头肌内侧头上行的同时，沿肱三头肌长头的筋膜到达肩胛骨的盂下结节。在到达盂下结节之前，手太阳之筋首先在大、小圆肌之间穿出，并在三边孔和四边孔周围从肱三头肌长头的筋膜转移到小圆肌和冈下肌的筋膜上，并在盂下结节周围转移到冈上肌的筋膜上，实现了"后走腋后廉"。因此，肱三头肌的长头和内侧头都是手太阳之筋在上臂的主体结构。

2. "上绕肩胛"是手太阳之筋通过冈上肌、冈下肌和小圆肌覆盖肩胛骨的过程。肱三头肌长头在肩后部从大圆肌的表面进入小圆肌的深面，并在肱三头肌的两侧形成三边孔和四边孔，手太阳之筋从肱三头肌长头的筋膜转移到小圆肌、冈上肌和冈下肌的筋膜上，跨过肩胛骨的表面到达肩胛内侧缘，并在肩胛上角向肩胛提肌的筋膜上转移，冈上肌、冈下肌和小圆肌是手太阳之筋在肩胛部的主体结构。

3. "循颈出走太阳之前，结于耳后完骨"是手太阳之筋从肩胛骨内上角向颞骨乳突过渡的过程。由于在肩胛上角和颞骨乳突之间没有直接连接的结构，手太阳之筋必须通过肩胛提肌与头夹肌接力到达乳突。

肩胛提肌、夹肌和菱形肌同属于颈部肌群的第二层肌肉，肩胛提肌起自肩胛骨上角，向上附着于第1~4颈椎的横突；夹肌起自3~7颈椎后方的项韧带和1~6胸椎棘突，尤其是头夹肌肌束起自项韧带至第2胸椎，止于颞骨乳突和枕骨上项线外侧1/3。手太阳之筋在项韧带和上颈椎的横突处从肩胛提肌筋膜转移到头夹肌上，并沿头夹肌筋膜附着到颞骨乳突。肩胛提肌和头夹肌是手太阳之筋在颈部的主体结构。

---

[1] 柏树令. 系统解剖学 [M]. 北京：人民卫生出版社. 2006, 83.

"乳突外侧面粗糙，其外下方有胸锁乳突肌、头夹肌和头最长肌附着[1]"，头最长肌和头棘肌是竖脊肌在颈项部的肌束，是足太阳之筋在颈部的主体，由于头夹肌全程覆盖在头最长肌和头棘肌的表面，头最长肌和头棘肌的边缘被埋藏在头夹肌内，因此《黄帝内经》将手太阳之筋在颈部覆盖足太阳之筋的特点描述为"循颈出走太阳之前"。

从断层解剖的角度分析肩胛提肌、头夹肌和头最长肌之间的关系。在喉咽和会厌层面、胸锁乳头肌的后缘：肩胛提肌、头夹肌、头最长肌、颈最长肌和颈半棘肌由前向后、由外向内地排列在棘突的侧面；在下颌体上份层面、胸锁乳突肌的后缘：肩胛提肌、头夹肌和斜方肌由前向后依次排列，头最长肌位于肩胛提肌和头夹肌之间的深部；在寰枢关节层面已经没有肩胛提肌，头夹肌直接排列在胸锁乳头肌的后缘，头最长肌则位于头夹肌的深层、头半棘肌的前方；头最长肌在颈部一直被肩胛提肌和头夹肌所覆盖，并在头夹肌的后下方附着于乳突。

五、"其支者，入耳中；直者，出耳上，下结于颔，上属目外眦。……本支者，上曲牙，循耳前，属目外眦，上颔，结于角"是手太阳之筋向头面部分布的路径。以颞骨乳突为中心，手太阳之筋在头颈部分出了"直者""本支者"和"支者"等3个分支，分别从耳后、耳上和耳下完成了对外耳的包围。

1. "其支者，入耳中"是手太阳之筋入耳的分支。在乳突周围、手太阳之筋通过耳后肌进入外耳道。耳后肌起始于耳后乳突，连接耳郭后面的耳甲隆起。

2. "直者，出耳上，下结于颔，上属目外眦"是手太阳之筋沿颞深筋膜深层向面侧深区分布的分支。颞筋膜拥有3层筋膜，分别为颞浅筋膜、颞中筋膜和颞深筋膜，而且颞深筋膜又分为浅深2层。颞浅筋膜是面部表浅肌肉腱膜系统（SMAS）向颞区的延伸，被手阳明之筋占用；颞中筋膜来自腮腺筋膜，从腮腺上缘起始，沿面神经颞支的前后支分布，包裹面神经前位颞支的颞中筋膜在眼轮匝肌外缘连接眼轮匝肌，并与眼轮匝肌相接处的额肌颞支相连，包裹面神经后位颞支的颞中筋膜与耳前肌和额肌相连，

---

[1] 孔维佳. 耳鼻咽喉头颈外科学 [M]. 北京：人民卫生出版社. 2015, 10.

包裹面神经前位颞支的颞中筋膜行止于目外眦和颞深筋膜浅层，被足阳明之筋占用。颞深筋膜起始于上颞线，向下覆盖在颞肌的表面，并分为浅深2层，浅层覆盖于颞浅脂肪垫的浅面；深层向下分隔颞浅、深脂肪垫，颞深筋膜的浅、深层筋膜在颞浅脂肪垫上缘处形成融合线。其中颞深筋膜深层向下移行为颧弓上缘深面的骨膜，向前至颞窝前界和眶上外缘，并与颞深筋膜浅层融合后移行为骨膜，向后至颞窝后界，同样与颞深筋膜浅层融合后移行为骨膜。

在乳突周围，手太阳之筋通过被镶嵌在枕颞缝当中的骨膜从耳后连接颞深筋膜的深层，从耳后沿颞线到达头角，以"出耳上"；手太阳之筋沿颞深筋膜深层向下，在颧弓上转移到翼内肌筋膜上并到达下颌角，以"下结于颌"；颞深筋膜的深层与浅层在眼眶的外缘移行为骨膜，以"上属目外眦"。

3. "本支者，上曲牙，循耳前，属目外眦，上颌，结于角"是手太阳之筋从耳下向翼内、外肌分布的分支。首先"曲牙又称曲颊，相当于下颌骨角[1]"，《灵枢·本输》的"手太阳当曲颊，足少阳在耳下曲颊之后"也确定手太阳之筋当中的曲牙就是曲颊，曲颊位于耳下，相当于下颌角。手太阳之筋从耳下跨越下颌关节囊后过渡到蝶下颌韧带上。蝶下颌韧带是固定下颌关节的三条韧带之一，蝶下颌韧带位于下颌骨的内面，起自蝶骨角棘，止于下颌小舌。手太阳之筋通过蝶下颌韧带进入下颌骨内面、面侧区的深层，到达蝶下颌韧带在下颌骨的附着部位。

手太阳之筋在蝶下颌韧带附着点的周围转移到翼内肌的外膜上，并沿翼内肌行止于翼突和上颌结节，这一过程被称为"上曲牙"；在翼突中手太阳之筋转移到翼外肌的筋膜上。翼外肌的一端附着于下颌关节囊和下颌骨的髁突，一端附着于颞下窝，而且在颞下窝中翼外肌有两个附着点，上头附着于蝶骨大翼的颞下面，下头附着于翼突外侧板的外面，翼突外侧板正是颞下窝的内壁。手太阳之筋在翼外肌的下颌关节囊端，实现"循耳前"，在翼外肌的颞下窝端经过眶下裂而"属目外眦"，并通过额颧缝连接颧骨的骨膜，在上颞线的前端"结于角"，成为手太阳之筋的终点。

---

[1] 张登本，孙理军. 全注全译黄帝内经（下）[M]. 北京：新世界出版社. 2006, 110.

　　以颞骨乳突为中心，手太阳之筋分别从耳上和耳下绕耳，沿耳后肌入耳，是与耳关系最为紧密的经筋。"颔，含也，口含物之车也。"《释名》将颔定位于上颌、下颌之间的两腮中，符合翼内、外肌等面侧肌所在的位置，与手太阳之筋耳下支"上颌"，耳上支"下结于颔"的特点相符。

第六节

手少阳之筋的解剖还原

"手少阳之筋，起于小指次指之端，结于腕，中循臂结于肘，上绕臑外廉，上肩走颈，合手太阳；其支者，当曲颊入系舌本；其支者，上曲牙，循耳前，属目外眦，上乘颔，结于角。"

一、"手少阳之筋，起于小指次指之端，结于腕"是手少阳之筋在手部循行的路径。循行在四指的指背腱膜是手少阳之筋的起始结构，四指的指背腱膜由分布到四指的指伸肌腱、第 4 骨间背侧肌和第 2 骨间掌侧肌共同组成。手少阳之筋起始于附着在四指远端指骨底的指伸肌腱的终腱上；在掌指关节周围，手少阳之筋转移到第 4 骨间背侧肌和第 2 骨间掌侧肌上，并行止于掌指关节和间隙，第 4 骨间背侧肌和第 2 骨间掌侧肌是手少阳之筋在手背部的主体结构。

二、"中循臂结于肘"是手少阳之筋在前臂循行的路径。桡侧腕短伸肌附着在第 3 掌骨底背面，桡侧腕短伸肌与同属前臂浅层肌肉的桡侧腕长伸肌、指伸肌、小指伸肌和尺侧腕伸肌等共同形成伸肌总腱，并附着在肱骨外上髁及其周围的组织上。在第 4 指骨两侧的间隙和第 4 掌指关节周围，手少阳之筋分别从第 4 骨间背侧肌和第 2 骨间掌侧肌转移到桡侧腕短伸肌上，并沿桡侧腕短伸肌的筋膜到达肱骨外上髁，在桡侧腕长伸肌被手阳明之筋占据，桡侧腕短伸肌成为手少阳之筋可以使用的唯一结构，桡侧腕短伸肌是手少阳之筋在前臂的主体结构。在前臂伸肌群肌肉隆起处，桡侧腕短伸肌从桡侧腕长伸肌与尺侧腕伸肌之间进入指伸肌的深层，《黄帝内经》用"中循臂"的方式标记了桡侧腕短伸肌在前臂的解剖特点。

由于桡侧腕长伸肌腱和桡侧腕短伸肌腱穿过同一骨纤维管进入前臂，因此在前臂、手阳明之筋和手少阳之筋之间的关系更为紧密。

三、"上绕臑外廉"是手少阳之筋在上臂循行的路径。肱三头肌外侧头向上附着于桡神经沟的外上方、肱骨外科颈下，手少阳之筋从伸肌总腱转移到肱三头肌外侧头后，通过肩关节囊从肱三头肌外侧头的附着点向肩胛下肌转移，手少阳之筋沿肱三头肌外侧头肌束分布在上臂的外侧缘，肱三头肌外侧头是手少阳之筋在上臂的主体结构。同时肱三头肌外侧头参与形成了肱骨肌管，桡神经作为手少阳之别的载体，而且手少阳三焦经沿肱深动脉进入肱骨肌管，因此，肱骨肌管应当归属于手少阳之筋。

四、"上肩走颈，合手太阳"是手少阳之筋在肩颈部循行的路径。肩胛下肌在肩峰端附着于肱骨小结节，在肩胛骨的深面附着于肩胛下窝。手少阳三焦经在三角肌下从肱三头肌外侧头过渡到肩胛下肌上，在肩胛骨的内侧缘，手少阳之筋从肩胛下肌筋膜继续转移到肩胛提肌筋膜上，然后跟随手太阳之筋的路径上行，通过肩胛提肌和头夹肌到达颞骨乳突，《黄帝内经》以"上肩走颈，合手太阳"概括了手少阳之筋从肩胛内角沿肩胛提肌、头夹肌上行的过程。肩胛下肌、肩胛提肌和头夹肌是手少阳之筋在颈肩部的主体结构。

"肩带肌中的冈上肌、冈下肌、小圆肌和肩胛下肌的腱经过肩关节周围时，与关节囊愈着，并互相连接形成一接近环形的腱板，围绕肩关节称为肌腱袖[1]。"手太阳之筋通过小圆肌、冈下肌和冈上肌覆盖在肩胛骨上，并向肩胛上角转移；手少阳之筋通过肩胛下肌在肩胛骨的深层向肩胛上角转移。

五、"其支者，当曲颊入系舌本；其支者，上曲牙，循耳前，属目外眦上乘颌，结于角"是手少阳之筋在面部的循行路径，以颞骨乳突为中心，手少阳之筋跨越下颌关节向面部发出 2 条分支。

1. "其支者，上曲牙，循耳前，属目外眦，上乘颌，结于角"是手少阳之筋在面部循行的主干。与手太阳之筋的"本支者，上曲牙，循耳前，属目外眦，上颌，结于角"对照，《灵枢·经筋》对手少阳之筋和手太阳之筋的描述只有一字之差，说明手少阳之筋在面部循行路径与手太阳之筋在面部循行路径之间有细微差异。

手少阳之筋从耳下跨越下颌关节囊后过渡到蝶下颌韧带上，并通过蝶下颌韧带到达下颌骨内面的下颌小舌，继续沿翼内肌和翼外肌的表面循行，

---

[1] 王怀经, 张绍祥. 局部解剖学 [M]. 北京：人民卫生出版社. 2011, 291.

在翼外肌的下颌关节囊一侧实现"循耳前"，在翼外肌的颞下窝一侧经眶下裂"属目外眦"；手少阳之筋沿颞肌深层的筋膜到达上颞线，并行止于头角。

2."其支者，当曲颊入系舌本"是手少阳之筋在面侧部的独立分支。面侧区的肌肉结构非常复杂，不仅有浅层的咬肌和颞肌，深层的翼内肌和翼外肌等，还有更深层的颊肌和咽上缩肌等。颊肌和咽上缩肌都有肌束起始于翼下颌韧带，翼下颌韧带位于翼窝和下颌骨之间，由覆盖颊肌和咽缩肌的颊咽筋膜增厚而形成，颊肌从翼下颌韧带向前附着于口角周围的皮下，咽上缩肌从翼下颌韧带向后行止于咽后壁的顶端。手少阳之筋在沿翼内肌和翼外肌到达翼窝后，从翼外肌转移到翼下颌韧带上，然后沿颊咽筋膜到达咽后壁，覆盖在咽缩肌上并沿舌咽肌到达舌体。舌咽肌由咽上缩肌的部分肌束移行而成，舌咽肌是从面侧深部"系舌本"，成为手少阳之筋到达舌体的第一条通路。

手少阳之筋在翼突周围还可以从翼内肌和翼外肌的外膜转移到腭帆张肌上，腭帆张肌"起于颅底翼突和咽鼓管的前部，止于软腭下部"。手少阳之筋通过腭帆张肌分别连接腭舌肌和腭咽肌，"腭舌肌起自舌侧缘后部，向上止于腭腱膜前[1]"，腭舌肌是手少阳之筋"系舌本"的第二条通路；通过腭咽肌连接咽提肌，手少阳之筋可以进入咽缩肌的深层。

手少阳之筋在面部共享手太阳之筋的"本支者，上曲牙，循耳前，属目外眦，上颌，结于角"分支，但是，手少阳之筋在翼窝中通过翼下颌韧带进入比手太阳之筋更深的面侧部结构，通过咽上缩肌延续到舌咽肌，通过腭帆张肌延续到腭舌肌和咽提肌，成为手少阳之筋的终点。

---

[1] 李云庆，译．人体图谱 [M]．郑州：河南科学技术出版社．2012, 90.

第七节

足太阴之筋的解剖还原

"足太阴之筋，起于大指之端内侧，上结于内踝；其直者，络于膝内辅骨，上循阴股，结于髀，聚于阴器，上腹，结于脐，循腹里，结于肋，散于胸中；其内者，著于脊。"

一、"足太阴之筋，起于大指之端内侧，上结于内踝"是足太阴之筋在足部的循行路径。附着在蹞趾的屈肌腱由蹞长屈肌、蹞短屈肌、蹞展肌和蹞收肌的肌腱组成，蹞长屈肌附着在蹞趾末节趾骨的趾骨底，是蹞趾屈肌腱附着的最远点；蹞展肌附着在蹞趾近节趾骨的内侧，蹞短屈肌附着在蹞趾近节趾骨的两侧，蹞收肌附着在蹞趾近节趾骨的外侧。足太阴之筋起始于蹞趾末节趾骨的趾骨底，在蹞趾近节趾骨的内侧转移到蹞展肌上，沿蹞展肌行止于跟骨结节和舟骨粗隆周围，同时足太阴之筋沿蹞长屈肌腱继续上行。

蹞收肌的横头肌束连接在蹞趾与小趾之间，是构成"足少阴之筋，起于小指之下，并足太阴之筋邪走内踝之下"的结构；蹞收肌的斜头肌束连接在蹞趾与第5跖骨粗隆之间，是构成"足阳明之别，名曰丰隆，去踝八寸，别走太阴"的结构；而蹞短屈肌连接在蹞趾与内侧楔骨之间，是构成"足太阴之别，名曰公孙，去本节之后一寸，别走阳明"的结构；因此，只有蹞展肌是足太阴之筋在足部的主体结构。

二、"其直者，络于膝内辅骨，上循阴股，结于髀"是足太阴之筋在下肢的循行路径。胫骨后肌附着于足舟骨粗隆和内、中、外楔骨上，行止于胫腓骨的后面及骨膜间。在跟骨结节和舟骨粗隆周围，足太阴之筋从蹞展肌的筋膜转移到胫骨后肌的筋膜上，沿胫骨后肌进入小腿后骨筋膜鞘的深层当中。胫骨后肌位于趾长屈肌和蹞长屈肌之间，足太阴之筋在小腿部循行在胫骨后肌和和蹞长屈肌上。胫骨后肌在小腿的附着面很大，从胫、腓骨的中上段到腘窝的下缘，而且在胫骨缘、腓骨缘都有附着点。

足太阴之筋在胫骨内侧完成了从胫骨后肌的附着线向缝匠肌的过渡，缝匠肌与股薄肌和半腱肌合成共同韧带附着于胫骨内侧髁，足太阴之筋沿缝匠肌的筋膜向上行止于髂前上棘，缝匠肌是足太阴之筋在大腿部的主体结构。《黄帝内经》将胫骨内侧髁称为内辅骨，髂前上棘周围称为髀。

三、"结于髀，聚于阴器，上腹，结于脐，循腹里，结于肋，散于胸中"是足太阴之筋在胸腹部的循行路径。《黄帝内经》以"聚于阴器""结于脐""结于肋""著于脊"的形式描述了腹横肌的附着特点。"腹横肌是腹肌最内层的肌肉，起自下位6对肋软骨的内面，胸腰筋膜、髂嵴及腹股沟韧带的外1/3，肌纤维向后向前横行，于腹直肌外侧缘移行为腱膜，在腹内斜肌腱膜后层愈合并经腹直肌鞘后方至白线，参与构成腹直肌鞘后层，弓状线以下与腹内斜肌腱膜的后层一起经腹直肌的前方至白线，参与构成腹直肌鞘前层[1]。"腹横肌的肌束呈横向分布，以髂前上棘作为足太阴之筋在腹部的起点，向内至腹直肌外缘，参与腹直肌鞘的形成后到达白线，实现足太阴之筋"结于脐"；向后通过胸腰筋膜止于脊柱的横突，实现足太阴之筋"著于脊"；腹横肌的上界直接附着于下6个肋软骨的内面，实现足太阴之筋"结于肋"；在胸骨剑突周围、肋骨的深面，足太阴之筋从腹横肌转移到胸横肌上，实现"散于胸中"，并成为足太阴之筋分布在胸壁内侧的终支。胸横肌是腹横肌的延续，起自胸骨下部，纤维向上向外，附着在第2至第6肋骨的内面。

"聚于阴器"是足太阴之筋连接外生殖器的路径。足太阴之筋通过2个路径与外生殖器相连：第一，腹横肌和腹内斜肌的下缘在腹直肌外缘形成腹股沟镰，附着于耻骨梳的内侧端和耻骨结节周围，可以向附着在耻骨下支的海绵体上转移，以连接阴茎；第二，腹横肌和腹内斜肌下缘的部分肌纤维，沿精索向下移行，成为提睾肌以连接睾丸，阴器是足太阴之筋的终点。

---

[1] 王怀经，张绍祥. 局部解剖学 [M]. 北京：人民卫生出版社. 2011, 129.

第八节

足少阴之筋的解剖还原

"足少阴之筋，起于小指之下，并足太阴之筋邪走内踝之下，结于踵，与太阳之筋合而上结于内辅之下，并太阴之筋而上循阴股，结于阴器，循脊内挟膂，上至项，结于枕骨，与足太阳之筋合。"

一、"足少阴之筋，起于小指之下，并足太阴之筋，邪走内踝之下，结于踵"是足少阴之筋在足底部的循行路径。附着在小趾上的屈肌腱由趾长屈肌、趾短屈肌、小趾展肌和小趾短屈肌，以及第3骨间足底肌等构成，足少阴之筋起始于趾长屈肌腱在小趾末节趾骨底的附着点，小趾末节趾骨底是小趾屈肌腱的最远附着点，趾长屈肌腱在上行的过程当中与趾短屈肌、小趾展肌、小趾短屈肌的肌腱有序连接。在小趾中节趾骨底，足少阴之筋从趾长屈肌腱转移到趾短屈肌上，并沿趾短屈肌斜向内踝，行止于足跟，趾短屈肌成为足少阴之筋在足底部的主体结构；足少阴之筋同时沿趾长屈肌进入小腿的后骨筋膜鞘当中。

"足少阴之筋，……并足太阴之筋"是足少阴之筋沿蹰收肌循行的路径。蹰收肌有2条肌束，其中的横头肌束行止于第5趾骨底，与趾短屈肌的附着点相邻，足少阴之筋通过蹰收肌的横头到达蹰趾近节趾骨的外侧，以实现"并足太阴之筋"。

足少阴之筋与足太阳之筋都起始于在小趾附着的趾长屈肌，但是足少阴之筋以趾短屈肌作为在足部的主体结构，而足太阳之筋以小趾展肌作为在足部的主体结构。足少阴之筋选择小趾短屈肌作为主体结构基于以下原因：第一，足少阴肾经循行在足底中间骨筋膜鞘当中，趾短屈肌是足底中间骨筋膜鞘中的肌肉；而足太阳膀胱经循行在足底外侧骨筋膜鞘中，小趾短屈肌与小趾展肌穿行于足底外侧骨筋膜鞘中。第二，趾短屈肌从小趾趾骨底斜向内踝，行止于足跟内侧。而小趾短屈肌却在第5跖骨底附着，不符合"邪走内踝之下，结于踵"描述的特点。

二、"与太阳之筋合而上结于内辅之下"是足少阴之筋在小腿部循行的路径，"与太阳之筋合"是足少阴之筋在小腿部的特点。足太阳之筋在小腿部循行在跖肌、腓肠肌和比目鱼肌上，足太阳之筋所属的 3 条肌肉均分布于小腿后骨筋膜鞘的浅鞘当中，比目鱼肌是小腿后骨筋膜鞘浅鞘当中的深层肌肉，与趾长屈肌相邻，比目鱼肌与趾长屈肌之间呈深浅的层次关系。趾长屈肌位于小腿后骨筋膜鞘的深鞘当中，趾长屈肌、胫骨后肌和踇长屈肌由内向外依次排列。足少阴之筋在沿趾长屈肌进入小腿后骨筋膜鞘之前转移到与之相邻的比目鱼肌筋膜上，并沿比目鱼肌进入小腿后骨筋膜鞘的浅鞘中，比目鱼肌和趾长屈肌成为足少阴之筋在小腿部的主体结构。

趾长屈肌行止于胫骨后面中 1/3 处，而比目鱼肌行止于胫骨后侧面的比目鱼肌线上，在胫骨内后缘比目鱼肌和趾长屈肌的最高附着点，足少阴之筋向深层的腘肌和浅层的缝匠肌上过渡，以实现足少阴之筋"上结于内辅之下"。

三、"并太阴之筋而上循阴股"是足少阴之筋在大腿部循行的路径，大收肌和短收肌是足少阴之筋的主体结构，同时足少阴之筋与收肌管的结构密切相关。首先，足少阴之筋必须借助胫侧副韧带实现从比目鱼肌向大收肌的转移，胫侧副韧带起于股骨收肌结节下方，止于胫骨内侧髁及胫骨体上端的内侧面，足少阴之筋在胫骨内侧髁及胫骨体上端的内侧面从趾长屈肌和比目鱼肌转移到胫侧副韧带。

大收肌和短收肌属于股内侧肌群的深层肌肉，大收肌肌腱在股骨内上髁附着的同时形成了收肌管的下口，并参与了收肌管的形成。收肌管"位于股部中 1/3 段的前内侧，缝匠肌的深面，大收肌和股内侧肌之间；管的前壁为张于股内侧肌与长收肌、大收肌之间的收肌腱板，前面被缝匠肌覆盖，外侧壁为股内侧肌及其筋膜，后壁为长收肌和大收肌及其筋膜，管的上口与股三角尖相通，下口为收肌腱裂孔[1]"。足少阴之筋循行在大收肌筋膜上，沿收肌管的后壁上行；足太阴之筋循行在缝匠肌筋膜上，沿收肌管的前壁上行，《黄帝内经》将这一特点描述为"并太阴之筋而上循阴股"。

股三角位于股前内侧区上 1/3 部，由肌围成的一个底朝上，尖向下的

---

[1]王怀经，张绍祥. 局部解剖学 [M]. 北京：人民卫生出版社. 2011, 358.

倒三角凹陷区域，其尖向下接续收肌管。股三角的"上界为腹股沟韧带，外下界为缝匠肌内侧缘，内下界为长收肌内侧缘，顶为阔筋膜和筛筋膜，底部凹陷，自外向内依次为髂腰肌、耻骨肌和长收肌及其筋膜[1]"。足少阴之筋沿大收肌到达小转子的高度后，分别向短收肌和腰大肌筋膜上转移，从而形成足少阴之筋向盆底和腰背部发出的2条分支。

四、"结于阴器"是足少阴之筋在盆底的循行路径，是足少阴之筋沿短收肌发出的分支。在大收肌附着于股骨粗线的同时，足少阴之筋转移到短收肌的筋膜上，短收肌起始于股骨粗线内侧唇的上部，上行附着于耻骨下支，足少阴之筋从短收肌筋膜转移到附着在耻骨盆面的肛提肌腱弓上，并通过肛提肌覆盖整个盆底。"肛提肌起于耻骨盆面、坐骨棘及张于二者之间的肛提肌腱弓。肌纤维向内后方、在中线处与对侧肌纤维会合并止于会阴中心腱、肛尾韧带和尾骨尖[2]"，肛提肌从两侧将肛门、前列腺或阴道等固定其中，足少阴之筋通过前列腺提肌（耻骨阴道肌）及筋膜直接连接生殖器，通过耻骨直肠肌及其筋膜连接并参与肛直肠环的形成，实现了足少阴之筋"结于阴器"，肛提肌是足少阴之筋在盆底的主体结构。

五、"循脊内挟膂，上至项，结于枕骨，与足太阳之筋合"是足少阴之筋在背部的循行路径，是足少阴之筋沿腰大肌发出的分支。沿腰大肌从股骨头小转子上行，到达腰椎椎体的侧面和横突，并转移到脊柱深层的肌肉群上；足少阴之筋的肛提肌分支同样可以转移到脊柱深层的肌肉群上，肛提肌中的髂尾肌和尾骨肌等向后附着在骶尾骨上，使足少阴之筋能够从肛提肌及筋膜连接到骶尾骨深面的骨膜上，并向背部深层肌肉及筋膜上转移。

《黄帝内经》将足少阴之筋循行在背部的特点描述为"循脊内挟膂"。第一，膂是指"脊柱骨左右两侧的背部肌肉群[3]"，说明足少阴之筋沿两侧的肌肉夹脊柱上行。第二，"循脊内"是指足少阴之筋循行在脊柱两侧的深层肌肉群；同样循行在脊柱两侧、沿竖脊肌上的足太阳之筋则被描述为"挟脊上项"。脊柱深层肌肉包括横突棘肌、横突间肌和枕下肌等，

---

［1］王怀经,张绍祥.局部解剖学[M].北京:人民卫生出版社.2011,355.

［2］王怀经,张绍祥.局部解剖学[M].北京:人民卫生出版社.2011,261.

［3］李顺保.中医正常人体解剖学[M].北京:学苑出版社.2016,196.

其中"横突棘肌是连于横突和棘突之间的肌束,纤维从外下斜向内上,由浅入深分为三层。浅层称半棘肌,从横突的起点到棘突止点跨越约 5 个椎骨;中层称多裂肌,跨越约 3 个椎骨;深层称回旋肌,筋连接相邻的两个椎骨[1]"。足少阴之筋沿包裹横突棘肌的筋膜上行,横突棘肌沿脊柱全程穿行于竖脊肌下,因此,足少阴之筋在背部分布的特点是"与足太阳之筋合"。

六、"结于枕骨"是足少阴之筋在颈项部循行的路径,半棘肌是足少阴之筋在颈部的主体结构。半棘肌是横突棘肌当中最长的肌束,能够跨越 5 个椎体,在头颈部、半棘肌被分为头半棘肌和颈半棘肌 2 个肌束,头半棘肌和颈半棘肌变得特别发达,形成项部浑圆的外形,成为颈部的主力肌群,而且头半棘肌和颈半棘肌从背部的第 4 层突入颈部的第 2 层肌肉,仅位于斜方肌之下。足少阴之筋分别通过头半棘肌和颈半棘肌 2 个路径"结于枕骨"。

1. 足少阴之筋通过头半棘肌直接与枕骨相连,"两侧的头半棘肌纵列于颈椎棘突及项韧带的两侧,起自上位胸椎横突,止于枕骨[2]"。头半棘肌在颈部非常发达,是形成颈部外形的关键肌肉,头半棘肌在头夹肌下附着在枕骨上、下项线之间。

2. 足少阴之筋通过枕下肌的过渡与枕骨相连。枕下肌"又称椎枕肌,包括 4 对连接于第 1、2 颈椎与枕骨之间发育良好的短肌,即头后小直肌、头后大直肌、头上斜肌、头下斜肌[3]",足少阴之筋在枢椎的棘突周围从颈半棘肌转移到枕下肌上,并通过枕下肌附着于枕骨之上。

足少阴之筋沿头半棘肌筋膜直接附着于枕骨,沿颈半棘肌筋膜间接地过渡到枕骨,因此头半棘肌是足少阴之筋"结于枕骨"的主体结构。隶属于足少阴之筋的头半棘肌、颈半棘肌、枕下肌和隶属于足太阳之筋的竖脊肌都附着在枕骨的上、下项线周围,再一次实现了足少阴之筋"与足太阳之筋合"。

[1] 王怀经,张绍祥.局部解剖学 [M].北京:人民卫生出版社.2011,261.

[2] 王怀经,张绍祥.局部解剖学 [M].北京:人民卫生出版社.2011,263.

[3] 王怀经,张绍祥.局部解剖学 [M].北京:人民卫生出版社.2011,263.

第九节

足厥阴之筋的解剖还原

"足厥阴之筋，起于大指之上，上结于内踝之前，上循胫，上结内辅之下，上循阴股，结于阴器，络诸筋。"

一、"足厥阴之筋，起于大指之上，上结于内踝之前"是足厥阴之筋在足部循行的路径。附着在踇趾趾背的肌腱由踇长伸肌腱和踇短伸肌腱组成，足厥阴之筋起始于伸肌腱在踇趾末节趾骨的附着点，在踇趾近节趾骨底、足厥阴之筋转移到踇短伸肌腱上，并随踇短伸肌到达跟骨前端的上面。踇短伸肌是足背肌分布在踇趾的唯一结构，是足厥阴之筋在足部的主体结构。《黄帝内经》的"上结于内踝之前"强调足厥阴之筋在踇短伸肌的内侧缘和内踝之间完成向大隐静脉和隐神经的转移。"大隐静脉行经内踝前方的一段位置表浅且较恒定[1]"，内踝前是足厥阴之筋的重要体表标志，足厥阴之筋沿大隐静脉进入隐筋膜室当中。

二、"上循胫，上结内辅之下"是足厥阴之筋在小腿部循行的路径，足厥阴之筋沿隐神经和大隐静脉进入隐筋膜室中上行。"大隐静脉为全身最长的浅静脉，全长70~80 cm。起于足背静脉的内侧端，经内踝前方1 cm处上行进入小腿内侧，并与隐神经伴行而上，在经股骨内侧髁后方2 cm处进入大腿内侧，与股内侧皮神经伴行，逐渐转向大腿前上方，最后至耻骨结节外下方3~4 cm处，穿大腿阔筋膜的隐静脉裂孔汇入股静脉[2]。"大隐静脉和隐神经是能够满足"结于内踝之前"，又"上结内辅之下"的唯一解剖结构，成为足厥阴之筋在小腿部的主体结构，足厥阴之筋沿大隐静脉和隐神经穿行在位于胫骨内侧表面的隐筋膜室当中。

---

[1] 王怀经,张绍祥.局部解剖学 [M].北京：人民卫生出版社.2011,372.

[2] 王怀经,张绍祥.局部解剖学 [M].北京：人民卫生出版社.2011,350.

三、"上结内辅之下，上循阴股"是足厥阴之筋在大腿部的循行路径。"辅骨：膝两侧之骨，其内名内辅，其外名外辅[1]"，内辅即股骨内侧髁，足厥阴之筋在股骨内侧髁以下转移到大腿的结构上。在膝关节的内侧，缝匠肌腱、股薄肌腱和半腱肌腱合成共同韧带并附着于胫骨内侧髁的前面，共同韧带形似鹅足，大隐静脉从表面浮行到达共同肌腱后方。在膝内侧，足厥阴之筋一方面沿股内侧皮神经和大隐静脉穿行于大腿的隐筋膜室当中继续上行；一方面大隐静脉在跨越鹅足时，足厥阴之筋转移到大腿内侧肌群浅层肌肉的筋膜上，并继续上行。

大腿内侧肌群的表层肌肉包括股薄肌、长收肌和耻骨肌等，足厥阴之筋选择内侧肌群的表层肌肉作为大腿部的主体结构取决于这组肌肉的以下特点：第一，股薄肌是唯一的从膝关节以下参与共同肌腱组成，并到达耻骨下支的大腿内侧肌群肌肉，完全符合"上结内辅之下，上循阴股"的特点。第二，耻骨肌参与了隐静脉裂孔下角的形成，实现了足厥阴之筋从大隐静脉向耻骨支和坐骨支转移；第三，大收肌连接在股薄肌和耻骨肌之间，为隐筋膜室提供了一个完整的表面。

四、"络诸筋"是足厥阴之筋从隐静脉裂孔延伸的通路。"隐静脉裂孔又称卵圆窝，为腹股沟韧带中 1/3 和内 1/3 交界处下方 1 横指处阔筋膜形成的一个卵圆形凹陷。表面覆盖一层多孔的疏松结缔组织称筛筋膜，或外筛板。隐静脉裂孔的外缘锐利，呈明显的镰刀状称镰状缘，其上、下端呈弓状弯向内侧，形成上、下角。上角止于耻骨结节并与腹股沟韧带相延续，下角与耻骨肌筋膜相续[2]"。足厥阴之筋沿隐筋膜室到达隐静脉裂孔后，在大隐静脉穿过筛筋膜注入股静脉的同时，转移到筛筋膜上，并沿阔筋膜实现"络诸筋"。

1. 足厥阴之筋向腹股沟韧带和臀腱膜的转移。阔筋膜"上方附着于腹股沟韧带及髂嵴，并与臀筋膜和会阴筋膜相续[3]"，足厥阴之筋通过阔筋膜向上延续为腹股沟韧带，向后延续为臀筋膜，向下延续为髂胫束，向内延续为腹部浅筋膜的深层。

［1］南京中医学院针灸系 . 针灸学 [M]. 上海：上海科学技术出版社 . 1979, 297.

［2］王怀经, 张绍祥 . 局部解剖学 [M]. 北京：人民卫生出版社 . 2011, 353.

［3］王怀经, 张绍祥 . 局部解剖学 [M]. 北京：人民卫生出版社 . 2011, 352.

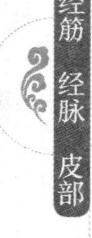
2.足厥阴之筋向腹部浅筋膜深层的转移。腹壁浅筋膜在下腹部分为两层：浅层为脂肪层，被称为 Camper 筋膜；深层为膜性层，被称为 Scarpa 筋膜。腹壁浅筋膜深层在腹股沟下方大约一横指处紧密附着于阔筋膜，同时越过耻骨联合延续为会阴浅筋膜。足厥阴之筋通过阔筋膜转移到会阴浅筋膜上并向外生殖器分布。

五、"结于阴器"是足厥阴之筋连接外生殖器的路径，足厥阴之筋可以通过会阴浅筋膜和耻骨肌等 2 个途径与阴茎根和阴蒂脚连接。阴茎根和阴茎海绵体后端的阴茎脚"分别附于两侧的耻骨下支和坐骨支[1]"，会阴浅筋膜通向下附着于两侧的耻骨弓和坐骨结节；耻骨肌起始于小转子下方、股骨体的耻骨肌线，行止于耻骨上支和耻骨梳周围。

---

[1]柏树令.系统解剖学 [M].北京：人民卫生出版社.2006, 172.

第十节

足阳明之筋的解剖还原

"足阳明之筋，起于中三指，结于跗上，邪外上加于辅骨，上结于膝外廉，直上结于髀枢，上循胁，属脊；其直者，上循骭，结于膝；其支者，结于外辅骨，合少阳；其直者，上循伏兔，上结于髀，聚于阴器，上腹而布，至缺盆而结，上颈，上挟口，合于頄，下结于鼻，上合于太阳，太阳为目上网，阳明为目下网；其支者，从颊结于耳前。"

一、"足阳明之筋，起于中三指，结于跗上"是足阳明之筋的起始结构。"起于中三指"究竟是起于中间的足趾，还是中间的 3 个足趾？侯氏[1]认为在经筋系统中唯有足阳明之筋有 3 个起点，起于中三趾"即大趾次趾、中趾、小趾次趾"，这种解释与趾短伸肌的解剖特点相合。趾短伸肌是一个具有 3 条肌腱的结构，分布在第 2、3、4 趾近节趾骨底的背侧，行止于跟骨前端和外侧面，在经筋结构的解剖还原中，趾短伸肌更符合足少阳之筋"起于小指次指，上结外踝"的特征，从而可以排除足阳明之筋起于中间 3 个足趾的可能。

足阳明之筋的起始结构分布于中间足趾的背部，参与中趾伸肌腱形成的除了趾长伸肌腱和趾短伸肌腱之外，还有附着在中趾上的第 3 骨间背侧肌和第 1 骨间足底肌。足阳明之筋起始于附着在中趾末节趾骨底的趾长伸肌腱，在中趾近节趾骨底，足阳明之筋从趾长伸肌腱转移到第 3 骨间背侧肌及筋膜上。第 3 骨间背侧肌起于中趾近节趾骨的外侧，穿行于第 3、4 跖骨之间，附着于跖骨之间和跖骨间关节周围，第 3 骨间背侧肌成为足阳明之筋在足背的主体结构。

足阳明之筋自踝以上有 2 条路径："邪外上加于辅骨，上结于膝外廉，

---

［1］侯书伟,胡志强,谭奇文.《灵枢》十二经筋分布规律探讨 [J]. 北京中医药大学学报.
　　1999, 22(6): 19–20.

直上结于髀枢，上循胁，属脊”是沿趾长伸肌分布的足阳明之筋，因趾长伸肌有向腓骨附着的肌束，足阳明之筋沿趾长伸肌分布的分支具有“合少阳”的特性，可以直观地命名为足阳明之筋的“合少阳”分支，《黄帝内经》将这条分支简单地描述为“其支者，结于外辅骨，合少阳”“上循骭，结于膝；……上循伏兔，上结于髀，聚于阴器，上腹而布，至缺盆而结”是沿胫骨前肌和股四头肌分布的足阳明之筋，这一路径从大腿部开始有“合少阳”分支的汇入，是足阳明之筋在下肢和胸腹的主干结构，《黄帝内经》称之为“直者”。

二、“邪外上加于辅骨，上结于膝外廉，直上结于髀枢，上循胁，属脊”是足阳明之筋分布在趾长伸肌上的“合少阳”支。

1. 趾长伸肌腱是足阳明之筋的起始结构，穿过伸肌上、下支持带后，趾长伸肌进入小腿前骨筋膜鞘当中。按照附着部位的不同，趾长伸肌可以被分成 2 个肌束：向胫骨上端和骨间膜附着的肌束，以及向腓骨前面附着的肌束。由于腓骨是腓骨长肌和腓骨短肌附着的主体结构，向腓骨前面附着的趾长伸肌肌束能够与腓骨长、短肌发生连接，《黄帝内经》将足阳明之筋沿趾长伸肌向腓骨附着的过程描述为“邪外上加于辅骨”，其中辅骨即腓骨；而且将“邪外上加于辅骨，上结于膝外廉，直上结于髀枢，上循胁，属脊”分支简述为“其支者，结于外辅骨，合少阳”，明确了足阳明之筋的趾长伸肌分支具备“合少阳”的特性，趾长伸肌是足阳明之筋在小腿部的主体结构之一。

《黄帝内经》没有将“其支者，结于外辅骨，合少阳”归类为足阳明之别的原因是：趾长伸肌同时具有足阳明之筋和足少阳之筋的特性，而不是一个单纯地连接在足阳明之筋和足少阳之筋之间的独立结构。

2. “直上结于髀枢”是足阳明之筋的“合少阳”分支沿股直肌循行的路径。在膝关节周围，股四头肌腱与阔筋膜共同形成髌内侧支持带和髌外侧支持带，从髌骨两侧向下附着于髌骨、髌韧带两侧以及胫骨的内外侧髁。足阳明之筋的“合少阳”分支通过髌外侧支持带从趾长伸肌转移到股四头肌上，随股直肌进入大腿部的前骨筋膜鞘当中，并行止于髂前下嵴和髋臼上缘。“骨面曰髋，夹髋曰臼，名曰机，又名髀枢，外接股之髀骨也[1]”，髀

---

[1] 李顺保. 中医正常人体解剖学 [M]. 北京：学苑出版社，2016, 270.

枢者髋关节也，股直肌在髋臼周围的附着点即为被称为髀枢。股直肌是股四头肌中唯一能够跨越髋关节的肌束，足阳明之筋的"合少阳"支通过股直肌附着在髂前下嵴上。

3. "上循胁，属脊"是足阳明之筋的"合少阳"分支沿腹内斜肌向腰背分布的循行路径。在髂嵴和腹股沟韧带上，足阳明之筋的"合少阳"支从股直肌筋膜上转移到腹内斜肌筋膜上。腹内斜肌起源于胸腰筋膜、髂嵴和腹股沟韧带的外侧 1/2，其后部肌束几乎垂直向上并行止于第 10 至 12 肋等下 3 个肋骨上，大部分肌束向前上方延续为腱膜，在腹直肌外侧缘分为前、后两层包裹腹直肌，参与构成腹直肌鞘的前层和后层，并在腹正中线终于白线。足阳明之筋的"合少阳"支以髂嵴为起点通过腹内斜肌向后连接胸腰筋膜，并随胸腰筋膜附着在脊椎的横突、棘突和棘上韧带而"属脊"；沿腹内斜肌的后部肌束上行并附着于下 3 位肋骨的前面，而"上循胁"。

三、"其直者，上循骭，结于膝；……其直者，上循伏兔，上结于髀，聚于阴器，上腹而布，至缺盆而结，上颈，上挟口，合于頄，下结于鼻，上合于太阳，太阳为目上网，阳明为目下网"是沿胫骨前肌循行的足阳明之筋的主干。

1. "上循骭，结于膝"是足阳明之筋主干沿胫骨前肌循行的路径。"骭，足胫骨也[1]"，胫骨前肌起于内侧楔骨和第 1 跖骨底，在小腿部紧贴胫骨前面上行，并大面积地附着在胫骨上半的外缘。在足背部，第 3 骨间背侧肌附着在第 3、4 跖骨间关节周围，而胫骨前肌附着的内侧楔骨和第 1 跖骨的背部，从第 3、4 跖骨间关节到内侧楔骨之间存在着一定的距离，足阳明之筋必须通过跗跖背侧韧带、跖骨背侧韧带、骰舟背侧韧带等足背韧带跨越足弓，完成从第 3 骨间背侧肌向胫骨前肌的过渡。足阳明之筋沿胫骨前肌进入小腿的前骨筋膜鞘中，并分布在小腿前群肌的表层，是足阳明之筋主干在小腿部的主体结构。

2. "上循伏兔，上结于髀"是足阳明之筋主干在大腿的循行路径。胫骨前肌和趾长伸肌在胫骨的上端融汇在一起，通过髌韧带向股四头肌上转移。在股四头肌的 4 块肌肉当中，跨越髋关节的股直肌被足阳明之筋的"合

---

[1] 李顺保. 中医正常人体解剖学 [M]. 北京：学苑出版社. 2016, 275.

少阳"支占用，足阳明之筋主干则选择股内侧肌、股外侧肌和股中间肌上行。股四头肌在大腿前面形成丰厚的肌肉群，其肌腹隆起状似伏兔，因而足阳明之筋"上循伏兔"，而且股中间肌、股内侧肌和股外侧肌分别附着于股骨体前和股骨的内外侧唇，其附着点的最高处只在大转子和转子间线，因此被称为"上结于髀"，髀即股骨。股中间肌、股内侧肌和股外侧肌是足阳明之筋主干在大腿部的主体结构。

3. "上腹而布"是足阳明之筋主干在腹部的循行路径。足阳明之筋的主干通过腹股沟韧带向腹内斜肌和腹直肌转移。伴随着足阳明之筋"合少阳"支在髂前上棘的附着，以及足阳明之筋主干在大转子和转子间线的附着，足阳明之筋在下肢的 2 条分支都汇集在腹股沟韧带上，沿腹内斜肌循行的足阳明之筋的"合少阳"支向背部延伸，足阳明之筋主干则沿腹直肌向腹中线延伸。足阳明之筋沿腹内斜肌筋膜呈扇形斜向内上，附着于下位3 个肋骨表面，同时参与腹直肌前、后腱膜的形成，最终连接在腹白线上。腹内斜肌和腹直肌及筋膜是足阳明之筋在腹部的主体结构。

4. "聚于阴器"是足阳明之筋向外阴分布的路径。足阳明之筋沿腹直肌鞘膜下行并附着于耻骨联合上，通过附着在耻骨弓上的尿生殖膈下筋膜进入会阴浅隙，与附着在耻骨下支和坐骨支上的阴茎根和阴茎海绵体连接；同时腹内斜肌与腹横肌的下缘部分肌纤维，沿精索向下移行，成为菲薄的提睾肌，足阳明之筋同时与阴茎和睾丸发生连接。

5. "至缺盆而结"是沿胸骨肌上行的足阳明之筋。胸骨肌是一个退化的肌肉，胸骨肌在亚洲人中的出现率约为 11.5%，比白人和黑人的出现率都高。胸骨肌位于胸大肌的表面，连接在腹直肌和胸锁乳头肌之间，有人推测胸骨肌是由腹直肌向上延伸而成，有人认为是胸大肌分离而成，有的认为是大皮肌演变而来。足阳明之筋通过胸骨肌及筋膜从腹直肌连接到胸锁乳突肌上，实现了"至缺盆而结"。

四、"上颈，上挟口，合于頄，下结于鼻，上合于太阳，太阳为目上网，阳明为目下网；其支者，从颊结于耳前"是足阳明之筋在头面部的循行路径。

1. "上颈，上挟口，合于頄，下结于鼻，上合于太阳，太阳为目上网，阳明为目下网。"足阳明之筋沿胸锁乳突肌到达颞骨乳突，并向腮腺咬肌筋膜转移。腮腺咬肌筋膜的"浅部向前延伸，覆盖于咬肌后份的浅面；后缘邻接乳突前缘及胸锁乳突肌前缘的上份[1]"。足阳明之筋沿咬肌筋膜到达颧弓以"合于頄"，其中"面頄骨，眼眶外下侧之高骨，现称颧骨[2]"；同时足阳明之筋从咬肌筋膜浅层转移到降下唇肌筋膜上，并"上挟口"；从口轮匝肌转移到提口角肌和鼻翼以及上唇提肌和筋膜上，并到达鼻旁和目内眦；沿咬肌筋膜到达颧弓的足阳明之筋继续沿颞深筋膜浅层上行，在上颞线处与枕额肌相连，颞深筋膜深层是手太阳之筋的结构，枕额肌是足太阳之筋的结构，因此，足阳明之筋"上合于太阳"。

　　足阳明之筋沿枕额肌边缘下行到达前额，在枕额肌的深面转移到皱眉肌和降眉间肌的筋膜上下行，在鼻根部连接鼻肌，从而实现足阳明之筋的"下结于鼻"。足阳明之筋从上部通过皱眉肌和降眉间肌到达目内眦部，同时从下部通过提口角肌和鼻翼及上唇提肌到达目内眦，然后经睑内侧韧带连接到上睑板上，"睑板为一半月形致密结缔组织板，上下各一。上下睑板的内外两端借横位的睑内侧韧带、睑外侧韧带与眶缘相连接[3]"；而下睑板则属于足太阳之筋的结构，《黄帝内经》将经筋在上下睑板的分布规律描述为"太阳为目上网，阳明为目下网"，有报道称眼轮匝肌能够被胸锁乳突肌激活，为足阳明胃经在胸锁乳突肌和眼轮匝肌之间具有的连接提供了佐证。

　　2."其支者，从颊结于耳前"是沿颞中筋膜分布的足阳明之筋，颞中筋膜来自腮腺筋膜，从腮腺上缘起始，沿面神经颞支的前、后支分布，包裹面神经后位颞支的颞中筋膜与耳前肌和额肌相连，实现足阳明之筋"从颊结于耳前"，同时包裹面神经前位颞支的颞中筋膜可以在目外眦连接眼轮匝肌。

　　《灵枢·经筋》描述的足阳明之筋的循行路径中没有涉及目外眦，但是《灵枢·寒热病》以"足阳明有挟鼻入于面者，名曰悬颅，属口，对入系目本"对足阳明之筋到达目外眦的通路进行了表达。首先"足阳明有挟鼻入于面者，名曰悬颅，属口"是对足阳明之筋"上挟口，合于頄，下结

［1］王怀经，张绍祥．局部解剖学［M］．北京：人民卫生出版社．2011，11.

［2］南京中医学院．针灸学［M］．上海：上海科学技术出版社．1979，274.

［3］柏树令．系统解剖学［M］．北京：人民卫生出版社．2006，272.

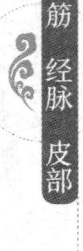

于鼻，上合于太阳，太阳为目上网，阳明为目下网"的简述，足阳明之筋从咬肌筋膜沿降下唇肌、口轮匝肌、提口角肌和鼻翼及上唇提肌的顺序到达目内眦，并连接下睑板；"对入系目本"则是从咬肌筋膜通过颞中筋膜沿面神经前位颞支到达目外眦的分支，正是颞中筋膜包裹面神经向后到达耳前，向前到达目外眦的完整结构。沿包裹面神经后位颞支向后到达耳前的颞中筋膜被称为足阳明之筋的"其支者，从颊结于耳前"，沿包裹面神经前位颞支的颞中筋膜向前到达目外眦的颞中筋膜被称为"对入系目本"；同时到达目内眦的足阳明之筋连接下睑板，在目外眦处与颞中筋膜相连，成为闭合回路。

第十一节

足太阳之筋的解剖还原

"足太阳之筋，起于足小指上，结于踝，邪上结于膝，其下循足外踝，结于踵，上循跟，结于腘；其别者，结于踹外，上腘中内廉，与腘中并上结于臀，上挟脊上项；其支者，别入结于舌本；其直者，结于枕骨，上头下颜，结于鼻；其支者，为目上纲，下结于烦；其支者，从腋后外廉，结于肩髃；其支者，入腋下，上出缺盆，上结于完骨；其支者，出缺盆，邪上出于烦。"

一、"足太阳之筋，起于足小指上，结于踝"是足太阳之筋在足部的循行路径。足太阳之筋起始于附着在小趾末端趾骨底的趾长屈肌腱，在小趾近端趾骨底处，足太阳之筋转移到小趾展肌和小趾短屈肌及其筋膜上，小趾展肌和小趾短屈肌附着在近节趾骨底、跖趾关节前上方，小趾展肌行止于跟骨的外侧突，是符合"起于足小指上，结于踝"的唯一软组织结构；小趾短屈肌行止于第5跖骨底，是连接足太阳之别的结构。足太阳之筋同时向足底腱膜转移，足底腱膜是足底筋膜的浅层，"足底腱膜呈长三角形，向后变窄，附着于跟结节，向前分裂成5束至各趾的趾间鞘[1]"。趾长屈肌腱、小趾展肌和足底腱膜都参与了足太阳之筋在足部的形成，小趾展肌、小趾短屈肌和足底腱膜是足太阳之筋在足部的主体结构。

足太阳之筋的起始结构没有选择小趾伸肌腱，因为足太阳之筋在小腿部的结构是腓肠肌和比目鱼肌等，从小趾伸肌腱发出的经筋结构不可能延续到小腿屈肌群的肌肉上。足太阳之筋同样没有选择小趾屈肌腱作为在足部的主体结构，因为趾长屈肌在小腿中进入小腿骨筋膜鞘的深鞘。足太阳之筋占用小趾展肌和小趾短屈肌进入足底外侧骨筋膜鞘，足少阴之筋占用趾短屈肌进入足底中间骨筋膜鞘。

二、"邪上结于膝，其下循足外踝，结于踵，上循跟，结于腘；其别

[1] 王怀经, 张绍祥. 局部解剖学 [M]. 北京：人民卫生出版社. 2011, 377.

者，结于踹外，上腘中内廉"是足太阳之筋在小腿部的循行路径，剖析《黄帝内经》的这段描述发现：足太阳之筋在膝部有 3 个附着点，分别是"结于膝""结于腘"和"结于踹外"，因此足太阳之筋在小腿部占有 3 个结构，腓肠肌、比目鱼肌和跖肌是足太阳之筋在小腿部的主体结构。

1."邪上结于膝"是沿跖肌循行的足太阳之筋。跖肌起始于跟骨的内缘，穿行于腓肠肌和比目鱼肌之间，行止于股骨腘面外下方和膝关节囊的后面，跖肌从足跟的内侧斜行至腘窝外侧，符合"邪上结于膝"的特点。跖肌在猴、犬、兔等哺乳动物中为一较大的肌肉，伴随着人类的进化和脚趾抓握功能的消失，跖肌被分解成小腿和足底两个部分，保留在小腿部的跖肌退化成一条以腱膜为主的薄弱肌肉，残留在足底部的强化成为足底腱膜，因此现代人体的跖肌和足底腱膜是来源于同一组织的结构，足太阳之筋在足根部从足底腱膜过渡到跖肌，并到达膝关节的外后方。

2."其下循足外踝，结于踵，上循跟，结于腘"是沿腓肠肌循行的足太阳之筋。足太阳之筋沿小趾展肌到达足跟的外侧后过渡到由腓肠肌和比目鱼肌共同形成的跟腱上，然后沿跟腱上至腓肠肌，《黄帝内经》将足太阳之筋沿粗大强壮的跟腱上行的过程描述为"上循跟"。腓肠肌有两条肌束分别附着在腘窝的两侧，其中内侧头附着于股骨内侧髁及周围骨面，外侧头附着于股骨外侧髁的后面，腓肠肌在膝关节后面附着的特点被描述为"结于腘"。

3."其别者，结于踹外，上腘中内廉"是沿比目鱼肌循行的足太阳之筋。比目鱼肌在腘窝后的附着面积非常大，在小腿的外侧，比目鱼肌附着在腓骨的上 1/3 直至腓骨小头的后面，足太阳之筋沿比目鱼肌向腓骨附着的部分被称为"结于踹外"；比目鱼肌的高位附着被称为比目鱼腱弓，比目鱼腱弓从胫骨的内侧上 1/3 的比目鱼肌线到胫骨的外侧髁与腓骨小头的结合处，呈弓形跨越在胫骨和腓骨的后面，比目鱼肌向胫骨后附着的整个过程被称为"上腘中"，并覆盖到小腿的内、外缘。

三、"与腘中并上结于臀"是指足太阳之筋在大腿部循行的路径，足太阳之筋分布在小腿的 3 条结构从腘窝的两侧分别向股二头肌、半筋肌、半膜肌及其筋膜上转移。股二头肌的远端附着于腓骨头的外侧，在臀部，股二头肌长头附着于坐骨结节、短头附着于股骨粗线外侧唇。半腱肌附着于胫骨粗隆的内侧、半膜肌附着于胫骨内侧髁后下面，半腱肌、半膜肌在臀部同时附着在坐骨结节上。《黄帝内经》以"与腘中并上"描述了足太阳之筋在膝外侧从腓肠肌的外侧头和跖肌过渡到股二头肌及其筋膜上，同时在膝内侧从腓肠肌的内侧头和比目鱼肌过渡到半腱肌和半膜肌及筋膜的过程，股二头肌和半腱肌、半膜肌都在坐骨结节上附着而"结于臀"，是足太阳之筋在大腿部的主体结构。

四、"上挟脊上项"是沿竖脊肌循行的足太阳之筋，竖脊肌是足太阳之筋在背部的主体结构。足太阳之筋通过骶结节韧带从坐骨结节过渡到骶骨上，沿竖脊肌及竖脊肌鞘从骶骨直至颅底。竖脊肌起自骶骨的背面和髂嵴的后面，在第 12 胸椎稍下方分成 3 条肌束，按棘肌、最长肌和髂肋肌的顺序从内向外排列在棘突的两侧，其中最长肌附着在枕骨上、下项线和颞骨乳突周围，而"结于枕骨"。

五、"其支者，别入结于舌本"是从颞骨茎突沿茎突舌肌循行的足太阳之筋分支。茎突舌肌起于茎突，从舌体外侧入舌，足太阳之筋从茎突部直接连接舌体。

六、"其直者，结于枕骨，上头下颜，结于鼻；其支者，为目上网，下结于頄"是沿枕额肌循行的足太阳之筋，枕额肌是足太阳之筋在头部的主体结构。足太阳之筋沿最长肌"结于枕骨"之后，直接从枕骨上、下项线转移到枕额肌上，从枕腹经帽状腱膜到额腹，在两眉之间连接鼻肌而"结于鼻"，并实现"上头下颜"。

"其支者，为目上网，下结于頄"是足太阳之筋进入框内的分支。在目内眦处，足太阳之筋通过睑内侧韧带从枕额肌筋膜过渡到眼轮匝肌上，并分布在上眼睑的睑板上；在目外眦处，足太阳之筋经睑外侧韧带出眶并终止在颧骨上，与到达目外眦部的枕额肌筋膜相连。

七、"其支者，从腋后外廉，结于肩髃"是足太阳之筋沿背阔肌发出的分支。背阔肌是一宽大扁肌覆盖于竖脊肌的表面，其腱膜起自下 6 胸椎的棘突和全部腰椎棘突、骶正中嵴和髂嵴后部，其"肌纤维向外上集中形成扁腱，止于肱骨的小结节嵴[1]"，"从腋后外廉，结于肩髃"描述了

---

[1] 王怀经，张绍祥.局部解剖学 [M]. 北京：人民卫生出版社 . 2011, 261.

背阔肌的扁腱经腋下到达肩前的分布过程。

八、"其支者，入腋下，上出缺盆，上结于完骨；其支者，出缺盆，邪上出于顺"是足太阳之筋沿菱形肌发出的分支。菱形肌位于斜方肌下，起自项韧带的下份及第6颈椎至第4胸椎棘突，其肌纤维斜向外下止于肩胛骨的内侧缘。足太阳之筋沿菱形肌从肩胛下角转移到大圆肌及筋膜上，然后沿大圆肌从肩胛下角经腋下止于肱骨小结节嵴，以"入腋下"。

分布在肩胛部的冈上肌、冈下肌、肩胛下肌、小圆肌和大圆肌等都能够直接附着到肩关节上，其中冈上肌、冈下肌、肩胛下肌和小圆肌等4块肩带肌相互连接形成一接近环形的腱板，并参与肩关节囊形成，而被称为肩关节的肌腱袖，其中冈上肌、冈下肌和小圆肌是从肩后绕到肩前并分别行止于肱骨大、小结节上，而大圆肌和肩胛下肌则是通过腋下到达肩前，分布在表层的大圆肌具备"入腋下"的特点。

1."其支者，入腋下，上出缺盆，上结于完骨"是足太阳之筋沿肩胛舌骨肌循行的路径。经菱形肌和大圆肌到达肩前之后，足太阳之筋转移到肩胛舌骨肌及其筋膜上，经胸锁乳突肌的深面附着于舌骨体。肩胛舌骨肌起于肩胛骨上缘的肩胛横韧带，行止于舌骨体的外半侧。足太阳之筋在舌骨上转移到二腹肌的纤维环上，沿二腹肌后腹"上结于完骨"。二腹肌中间腱的纤维环连接在舌骨上，从中间腱向前，二腹肌的前腹行止于下颌骨的二腹肌窝当中；从中间腱向后，二腹肌的后腹行止于乳突切迹。

足太阳之筋经菱形肌、大圆肌、肩胛舌骨肌和二腹肌后腹回到颞骨乳突，与沿竖脊肌到达颞骨乳突底最长肌肌束连接，以颞骨乳突为中心，足太阳之筋在竖脊肌、菱形肌、大圆肌、肩胛舌骨肌和二腹肌之间形成了回路。

2."其支者，出缺盆，邪上出于顺"是足太阳之筋沿下颌舌骨肌循行的路径。足太阳之筋沿肩胛舌骨肌到达舌骨后，通过下颌舌骨肌到达下颌部，下颌舌骨肌起于下颌骨的内侧面，行止于舌骨体。到达下颌骨内侧面的足太阳之筋继续沿翼内肌筋膜附着于颧骨，并与从目外眦穿出的足太阳之筋"为目上网，下结于顺"分支相连。

足太阳之筋通过下颌舌骨肌和翼内肌能够实现"邪上出于顺"，但是不能实现"出缺盆"，足太阳之筋必须通过胸骨舌骨肌、甲状舌骨肌和胸骨甲状肌等结构实现"出缺盆"。胸骨舌骨肌、甲状舌骨肌、胸骨甲状肌和肩胛舌骨肌隶属于舌骨下肌群。足太阳之筋以"出缺盆"的形式表达了足太阳之筋与舌骨下肌群的关系："其支者，出缺盆，邪上出于顺"当中的"出缺盆"是指胸骨舌骨肌、胸骨甲状肌和甲状舌骨肌等；"其支者，入腋下，上出缺盆，上结于完骨"当中的"出缺盆"是指肩胛舌骨肌。以舌骨为中心，足太阳之筋不仅包括了向头颈部分布的二腹肌后腹和下颌舌骨肌，还包括了二腹肌的前腹和胸骨舌骨肌、甲状舌骨肌、胸骨甲状肌等，足太阳之筋通过二腹肌前腹止于下颌骨的前端，通过胸骨舌骨肌、甲状舌骨肌和胸骨甲状肌止于胸骨上窝。

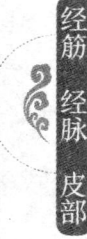
第十二节

足少阳之筋的解剖还原

"足少阳之筋，起于小指次指，上结外踝，上循胫外廉，结于膝外廉；其支者，别起外辅骨，上走髀，前者结于伏兔之上，后者结于尻；其直者，上乘眇季胁，上走腋前廉，系于膺乳，结于缺盆；直者，上出腋，贯缺盆，出太阳之前，循耳后，上额角，交巅上，下走颔，上结于頄；支者，结于目眦为外维。……维筋急，从左之右，右目不开，上过右角，并跻脉而行，左络于右，故伤左角，右足不用，命曰维筋相交。"

一、"足少阳之筋，起于小指次指，上结外踝"是足少阳之筋在足背的循行路径。附着在 4 趾趾背的趾伸肌腱由趾长伸肌、趾短伸肌和骨间背侧肌等组成，足少阳之筋起自附着于第 4 趾骨末节趾骨底的趾长伸肌的附着点，在第 4 趾骨近节趾骨底处转移到趾短伸肌及筋膜上，趾短伸肌起自 4 趾近节趾骨底，行止于足跟的外侧，趾短伸肌是足少阳之筋在足部的主体结构。

二、"上循胫外廉，结于膝外廉"是足少阳之筋在小腿的循行路径，腓骨长肌是足少阳之筋在小腿部的主体结构。腓骨长肌附着于足底内侧，从内侧楔骨和第 1 跖骨底向足底的外侧分布，绕过腓骨短肌在第 5 跖骨粗隆的附着点后，从腓骨肌上下支持带下绕过外踝，上行至腓骨小头周围。

三、"其支者，别起外辅骨，上走髀，前者结于伏兔之上，后者结于尻"是指足少阳之筋在大腿部的循行路径，髂胫束是足少阳之筋在大腿部的主体结构。"髂胫束起自髂嵴前部的外侧缘，下端附着于胫骨外侧髁、腓骨头和膝关节囊，其上部分为两层，包裹阔筋膜张肌，并与之紧密结合不易分离，下部的纵行纤维明显增厚呈扁带状，其后缘与臀大肌肌腱相延续[1]。"从腓骨长肌筋膜转移到髂胫束上的足少阳之筋分为前、后 2 个

---

[1]王怀经,张绍祥.局部解剖学 [M].北京：人民卫生出版社.2011,352.

分支上行：后支沿髂胫束的后缘上行，通过臀大肌筋膜行止于髂骨翼的外面，被称为"后者结于尻"；前支沿髂胫束的前缘上行，通过阔筋膜张肌筋膜到达髂嵴的前缘。股四头肌肌腹位于髂胫束的内侧形似伏兔，因此足少阳之筋在髂胫束前缘"结于伏兔之上"。

四、"其直者，上乘䏚季胁，上走腋前廉，系于膺乳，结于缺盆"是足少阳之筋在腹部循行的路径。䏚者"季胁之下的空软处[1]"，说明足少阳之筋循行在肋骨与髂嵴之间的腹壁结构上，并分别附着于季胁、腋前和膺乳等部位，这一特点符合腹外斜肌的附着规律，腹外斜肌是足少阳之筋在腹部的主体结构。

腹壁的主要结构包括腹外斜肌，腹内斜肌和腹横肌等，其中"腹外斜肌起自下位8肋的外面，起始部呈锯齿形，与前锯肌和背阔肌相交错。肌纤维从外上斜向内下，在髂前上棘与脐连线附近移行为腹外斜肌腱膜，参与构成腹直肌鞘的前壁，在正中线上止于白线[2]"。在髂嵴上，足少阳之筋从臀大肌和阔筋膜张肌筋膜转移到腹外斜肌筋膜上，沿腹外斜肌的后部肌束到达第12肋前部的附着点，继续沿腹外斜肌与前锯肌和背阔肌的交错线上行，以实现"上走腋前廉"；腹外斜肌在胸前的最高附着点位于第5肋间，足少阳之筋沿腹外斜肌附着在第5肋骨的肌齿向下，在剑突下延续为腹直肌鞘；同时腹外斜肌筋膜向上与覆盖胸大肌的胸部深筋膜相延续，足少阳之筋从腹外斜肌筋膜到胸大肌筋膜而"系于膺乳"；足少阳之筋通过由腹外斜肌、腹直肌和胸大肌共同形成的腱膜到达胸锁关节，实现"结于缺盆"。

"系于膺乳"描述了足少阳之筋通过乳房悬韧带固定乳房的过程。乳腺被包裹在胸部浅筋膜的浅、深两层之间，并通过乳房悬韧带固定于体壁，乳房悬韧带的"一端连于皮肤及浅筋膜浅层，另一端连于浅筋膜深层的结缔组织纤维束[3]"，乳房悬韧带将包裹乳腺的浅筋膜深层固定在胸肌筋膜上，足少阳之筋通过乳房悬韧带与乳房相连。

五、"直者，上出腋，贯缺盆，出太阳之前，循耳后，上额角，交巅上，

[1] 南京中医学院中医系.黄帝内经灵枢译释 [M].上海：上海科学技术出版社.1995,137.
[2] 王怀经,张绍祥.局部解剖学 [M].北京：人民卫生出版社.2011,128.
[3] 王怀经,张绍祥.局部解剖学 [M].北京：人民卫生出版社.2011,78.

下走颌，上结于烦"是足少阳之筋向头面部分布的路径。

1. "上出腋，贯缺盆"是足少阳之筋沿前锯肌前缘从腋下到达锁骨上窝的路径。前锯肌与胸小肌、锁骨下肌同属胸壁第二层肌肉，被胸部深筋膜所覆盖。前锯肌"起自第 1~8 或第 9 肋骨，止于肩胛骨内侧缘及下角[1]"，足少阳之筋沿腹外斜肌及筋膜"上走腋前廉"，继续沿前锯肌前缘上行，并到达第 1 肋骨的中、外侧，然后向前、中、后斜角肌及筋膜上转移。

2. "贯缺盆，出太阳之前，循耳后"是足少阳之筋沿前、中、后斜角肌上行的路径。由于没有从胸前直接到达枕骨的结构，足少阳之筋只能通过椎侧肌群和椎前肌群之间过渡才能实现"循耳后"的要求。椎侧肌群是颈深肌外侧群，包括前斜角肌、中斜角肌和后斜角肌等，其中前、中斜角肌起点在第 1 肋骨上，后斜角肌的起点在第 2 肋骨上，而前、中、后斜角肌向后集中附着在第 3~7 颈椎横突的前、后结节上，足少阳之筋沿前、中、后斜角肌在到达第 3~7 颈椎的附着点后向头长肌上和颈长肌上转移。

椎前肌群包括头前直肌、头侧直肌、头长肌和颈长肌等，其中头长肌起始于第 3~6 颈椎横突，向上附着在枕骨底的下面、枕骨大孔的周围。头长肌是颈部最深层的肌肉，位于肩胛提肌和头最长肌之前，由于肩胛提肌隶属于手太阳之筋，头最长肌隶属于足太阳之筋，因此，《黄帝内经》将循行在头长肌上的足少阳之筋描述为"出太阳之前"。颈长肌同样起始于第 3~6 颈椎横突，但向上只能到达寰椎前结节，沿颈长肌上行的足少阳之筋必须在寰椎横突周围再次转移到头前直肌和头侧直肌上，最终附着在枕骨底。

头前直肌、头外侧直肌、颈长肌和头长肌在颅底的附着，形成了一个从枕骨大孔到枕骨底边缘的附着面，成为足少阳之筋从颅底向枕后乳突移行的轨迹。

3. "循耳后，上额角，交巅上，下走颌，上结于烦"是足少阳之筋在颞部循行的路径。伴随着头长肌到达枕骨大孔周围，足少阳之筋通过椎前肌的头前直肌、头侧直肌和颈长肌在枕骨底的附着面转移到枕骨的颅骨外

---

[1] 王怀经，张绍祥. 局部解剖学 [M]. 北京：人民卫生出版社. 2011, 81.

膜上，并沿颅骨外膜从耳后向颞肌的深部转移；在耳后，足少阳之筋进入颞筋膜下疏松结缔组织的深部，沿上颞线到达头角，并在上颞线处与帽状腱膜相延续，以实现"循耳后，上额角，交巅上"；足少阳之筋沿颞肌穿过颧弓深面后，行止于下颌骨喙突并延伸到下颌支的前缘直至第三磨牙处，到达颞肌附着的最远点，从而实现足少阳之筋"下走颔"；在下颌角内面的翼肌粗隆处返折到翼内肌、翼外肌筋膜上，并通过翼内肌和翼外肌的深面到达颧骨下，以"上结于頄"，足少阳之筋和足太阳之筋都通过翼内、外肌到达颧骨。

六、"支者，结于目眦为外维。……维筋急，从左之右，右目不开，上过右角，并跻脉而行，左络于右，故伤左角，右足不用，命曰维筋相交"是足少阳之筋在眼眶当中的分布规律，同时描述了维、筋等结构和"维筋相交"的现象，以及足少阳之筋与跻脉的关系。

1. 何为维

《黄帝内经》将眼球外肌称为"维"，"外维"为外直肌；眼球外肌的疾病表现称为"维筋急"。根据"外维"是外直肌的命名方式推断：眼球外肌群的内直肌可以称为"内维"，上直肌可以称为"上维"，下直肌可以称为"下维"等；"从左之右"具有右眼上斜肌的特点，右眼的上斜肌从眼眶内侧壁（左侧）前上方的滑车，转向眼眶外侧（右侧），并附着在上直肌下方的巩膜上；而"左络于右"可以解释为右眼下斜肌的特点，右眼的下斜肌起自眶下壁内侧份的前缘（左侧），向后外（右侧）行止于眼球后下方的巩膜上。

"支者，结于目眦为外维"，在眼眶外缘、足少阳之筋通过睑外侧韧带进入眶内，并过渡到上、下睑板边缘的眶隔上，从眶隔经眶骨膜深入视神经管周围的总腱环。总腱环由视神经管附近的眶骨膜增生而成，为眼球外肌提供附着部位。足少阳之筋从总腱环移行为眼肌筋膜，并覆盖在眼球外肌群的肌肉上，成为主控眼球外肌群的经筋。

"右目不开"是指右眼的眼睑下垂，说明足少阳之筋不仅控制动眼肌，而且控制上睑提肌。上睑提肌起自视神经管前上方的眶壁，行止于眼睑的皮肤和上睑板，当足少阳之筋病变出现右眼"维筋急"的时候，会出现上睑提肌瘫痪，表现为"右目不开"。因此，"维"包括了眼球外肌群的所有肌肉，足少阳之筋通过眶筋膜连接和控制眼球外肌群肌肉。

2. 何为筋

"维筋相交"中的筋是指分布在眼巢当中的经筋和经脉结构。"目眦外决于面者，为锐眦；在内近鼻者为内眦；上为外眦，下为内眦。"《灵枢·癫狂》将面颊侧的眼角称为锐眦，将鼻侧的眼角称为内眦。总结《黄帝内经》的描述发现：足少阳之筋、足阳明之筋以及足太阳之筋和足太阳膀胱经能够进入眼眶；而且足少阳之筋从目外眦进入眼眶，足阳明之筋从目内眦进入眼眶并经下睑板从目外眦穿出，足太阳之筋从目内眦进入眼眶并经上睑板从目外眦穿出，而足太阳膀胱经从目内眦进入眼眶。

第一，进入眶内的足少阳之筋

足少阳之筋在目外眦处通过睑外侧韧带进入眶内，循行在上下睑板边缘的眶隔上。眶隔是眶骨膜延续到上睑板上缘和下睑板下缘处的一薄层结缔组织膜，与睑板被分为上下睑板不同，眶隔是一个贯通上下睑板的整体结构。足少阳之筋通过眶隔从睑外侧韧带转移到眶骨膜上，眶骨膜是硬脑膜在眼眶内的延续，硬脑膜在视神经管处分成内层的视神经外鞘和外层的眶骨膜，其中眶骨膜疏松地覆盖在眼眶的内壁，包容了除颧神经和眶下神经、血管以外的一切眶内结构，眶骨膜同时在视神经管附近增厚形成总腱环为眼球外肌提供附着点。足少阳之筋通过总腱环从眶骨膜转移到眼肌筋膜上，伴随着眼外肌在眼球上的附着，足少阳之筋转移到眼球筋膜鞘上。

眼球筋膜鞘是眶脂体与眼球之间的一层致密的纤维膜，向前在角膜缘稍后方与巩膜融合为一体，向后与包裹视神经的硬膜鞘融合，眼球筋膜鞘的后部坚厚，被出入眼球的血管和神经穿过，因此，足少阳之筋从睑外侧韧带进入眶内后，覆盖在眶隔、眶骨膜、眼肌筋膜和眼球筋膜鞘等眶筋膜的所有结构上，并能够沿包裹视神经的硬脑膜进入颅内。

第二，进入眼眶内的足太阳之筋和足太阳膀胱经

足太阳之筋的"其支者，为目上网，下结于顺"，沿枕额肌及其筋膜到达目内眦后，足太阳之筋经睑内侧韧带进入眼眶内并分布到上睑板上，然后经睑外侧韧带穿出眼眶，行止于目外眦外侧的颧弓上。

《灵枢·经脉》中的足太阳膀胱经没有进入眼眶的描述，但是《灵枢·脉度》中的"跷脉者，……入顺属目内眦，合于太阳、阳跷而上行"指出：

足太阳膀胱经在目内眦处与跷脉汇合，与阳跷脉一起进入脑内，说明足太阳膀胱经进入眼眶当中，而且与跷脉共同进入颅内。

选择足太阳膀胱经作为与跷脉汇合并进入颅内的结构，而非足太阳之筋，是基于足太阳膀胱经"从巅入络脑，还出别下项"能够进入颅内的结构特点；而足太阳之筋"上头下颜，……为目上网，下结于烦"，在头部和眼内都没有进入颅内。

"其直者，从巅入络脑，还出别下项"描述的足太阳膀胱经进入颅内的过程是：足太阳膀胱经一方面能够通过镶嵌在颅缝当中的骨外膜与骨内膜相连。硬脑膜是包裹大脑的一个双层膜，内层为脑膜层，包被脑的表面，并深入脑各部之间形成硬脑膜隔；外层为骨内膜层，也是颅骨内的骨膜。骨内膜与颅盖骨之间只有疏松地连接，只在颅缝和颅底处附着牢固，在枕骨大孔的周围，硬脑膜向下延续为硬脊膜的同时，通过骨内膜紧密地附着在枕骨大孔周围，并在枕骨大孔周围的颅骨外膜连接，形成一张完整的骨膜并覆盖在颅骨底的内外。因此，《黄帝内经》认为足太阳膀胱经在项下可以从颅内别出；另一方面足太阳膀胱经通过颅骨的板障静脉连接颅内外静脉。

由于视器是在胚胎发育早期，从间脑向外突出形成的，视神经是视器发生过程当中存在于视器与间脑之间的连接部分，因此，视神经表面的被膜实际上源自脑表面的被膜。"硬脑膜在视神经管处分为两层：外层与眶骨膜连续，内层延续为视神经的硬膜鞘，该鞘向前与眼球的巩膜融合[1]。"因此，从睑内侧韧带进入眶内的足太阳膀胱经能够沿眶骨膜到达总腱环并移行为包裹视神经的硬脑膜，沿视神经穿过眼球筋膜鞘后进入颅内。从目内眦到眼球筋膜鞘的底部，足太阳膀胱经与足少阳之筋共用视神经鞘进入颅内。

由硬脑膜形成的硬脑膜窦中含有静脉血，并与颅内静脉相连，其中"海绵窦与周围的静脉有广泛的联系和交通，向前借眼上静脉、内眦静脉与面静脉交通，向后外经岩上窦、岩下窦连通横沟和颈内静脉，向下经卵圆孔的小静脉与翼静脉丛相通[2]"，足太阳膀胱经广泛地分布于头皮静脉，

---

[1] 柏树令. 系统解剖学 [M]. 北京：人民卫生出版社. 2006, 278.

[2] 柏树令. 系统解剖学 [M]. 北京：人民卫生出版社. 2006, 446.

并通过板障静脉入颅，同时在内眦部沿眼上静脉汇入海绵窦。

因此，足太阳膀胱经在内眦部，一方面通过睑内侧韧带、眶骨膜和视神经的硬膜鞘连接硬脑膜，一方面沿眼上静脉进入颅内的脑膜窦，并通过骨膜和板障静脉穿过颅骨，与分布在颅外的足太阳膀胱经的主干汇合。

第三，进入眼眶内的足阳明之筋。

"足阳明有挟鼻入于面者，名曰悬颅，属口，对入系目本"，对足阳明之筋与眼周围结构的关系进行了完整地描述，"足阳明有挟鼻入于面者，名曰悬颅，属口"简述了"上挟口，合于颅，下结于鼻，上合于太阳，太阳为目上网，阳明为目下网"。足阳明之筋以口轮匝肌为中心，沿面部表情肌深层结构到达目内眦，并连接眼轮匝的下睑板的过程；"对入系目本"则是足阳明之筋从咬肌筋膜转移到包裹面神经前位颞支的颞中筋膜到达目外眦，并连接眼轮匝肌下睑板的过程；足阳明之筋同时连接在目内眦和目外眦上。

"足阳明之正，上至髀，入于腹里，属胃，散之脾，上通于心，上循咽出于口颐，上颏，还系目系，合于阳明也。"沿胃膈韧带和胃脾韧带连接胃、脾之后，足阳明之正位于沿胃膈韧带当中的左膈下动脉汇入腹主动脉，沿胸主动脉、主动脉弓直达心脏；足阳明之正继续沿颈总动脉、颈外动脉上行，在下颌角处沿面动脉经过口角，沿鼻外侧支到达目内眦，并通过内眦动脉连接眼球。颏，鼻茎也；是决定足阳明之正沿面动脉循行的基础。

七、"并跷脉而行"

"上过右角，并跷脉而行"说明足少阳之筋在目内眦处与跷脉并行，有关跷脉的循行路径在《灵枢·脉度》中有着更详细地描述："跷脉者，少阴之别，起于然骨之后，上内踝之上，直上循阴股入阴，上循胸里入缺盆，上出人迎之前，入颅属目内眦，合于太阳、阳跷而上行，气并相还则为濡目，气不荣则目不合。"足少阳之筋与跷脉、足太阳膀胱经一起在目内眦处进入眼内，沿视神经通过眼眶的底尖部进入颅内。

八、"维筋相交"

"左络于右，故伤左角，右足不用，命曰维筋相交"是指足太阳膀胱经和跷脉进入颅内连接脑神经的路径。《黄帝内经灵枢译释》解释的"维筋相交"是以锥体交叉为基础、左侧的中枢运动神经受损，出现右侧肢体的运动障碍，说明沿视神经鞘进入颅内的足太阳膀胱经和跷脉在颅内连接了各种神经纤维，并参与了神经功能。

　　同时足太阳膀胱经和跷脉沿视神经鞘膜进入颅内后立即经历了视交叉，使得部分视神经纤维交叉到对侧脑半球，视神经的交叉分布也符合"维筋相交"。不仅视神经和锥体束具有左右交叉的特点，脑干白质的许多纤维也具有同样的特性，如内侧丘系、外侧丘系、三叉丘脑束的神经纤维在脑干循行的过程中都交叉到对侧。

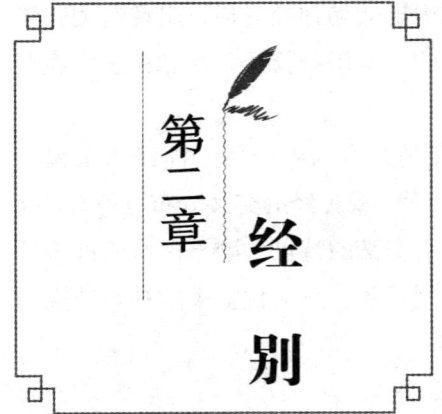

第二章

经别

手太阴之别，名曰列缺，起于腕上分间，并太阴之经直入掌中，散入于鱼际。其病实则手锐掌热，虚则欠㰦，小便遗数，取之去腕半寸，别走阳明也。

手少阴之别，名曰通里，去腕一寸半，别而上行，循经入于心中，系舌本，属目系。其实则支膈，虚则不能言，取之掌后一寸，别走太阳也。

手心主之别，名曰内关，去腕二寸，出于两筋之间，循经以上系于心，包络心系。实则心痛，虚则为头强，取之两筋间也。

手太阳之别，名曰支正，上腕五寸，内注少阴；其别者，上走肘，络肩髃。实则节弛肘废，虚则生肬，小者如指痂疥，取之所别也。

手阳明之别，名曰偏历，去腕三寸，别入太阴；其别者，上循臂，乘肩髃，上曲颊偏齿；其别者，入耳合于宗脉。实则龋聋，虚则齿寒痹隔，取之所别也。

手少阳之别，名曰外关，去腕二寸，外绕臂，注胸中，合心主。病实则肘挛，虚则不收，取之所别也。

足太阳之别，名曰飞阳，去踝七寸，别走少阴。实则鼽窒头背痛，虚则鼽衄，取之所别也。

足少阳之别，名曰光明，去踝五寸，别走厥阴，下络足跗。实则厥，虚则痿躄，坐不能起，取之所别也。

足阳明之别，名曰丰隆，去踝八寸，别走太阴；其别者，循胫骨外廉，上络头项，合诸经之气，下络喉嗌。其病气逆则喉痹瘁瘖，实则狂巅，虚则足不收胫枯，取之所别也。

足太阴之别，名曰公孙，去本节之后一寸，别走阳明；其别者，入络肠胃。厥气上逆则霍乱，实则肠中切痛，虚则鼓胀，取之所别也。

足少阴之别，名曰大钟，当踝后绕跟，别走太阳；其别者，并经上走于心包，下外贯腰脊。其病气逆则烦闷，实则闭癃，虚则腰痛，取之所别者也。

足厥阴之别，名曰蠡沟，去内踝五寸，别走少阳；其别者，径胫上睾，结于茎。其病气逆则睾肿卒疝，实则挺长，虚则暴痒，取之所别也。

任脉之别，名曰尾翳，下鸠尾，散于腹。实则腹皮痛，虚则痒搔，取之所别也。

督脉之别，名曰长强，挟膂上项，散头上，下当肩胛左右，别走太阳，入贯膂。实则脊强，虚则头重，高摇之，挟脊之有过者，取之所别也。

　　脾之大络，名曰大包，出渊腋下三寸，布胸胁。实则身尽痛，虚则百节尽皆纵，此脉若罗络之血者，皆取之脾之大络脉也。

　　凡此十五络者，实则必见，虚则必下，视之不见，求之上下，人经不同。络脉异所别也。

《灵枢·经脉第十》

第一节

手太阴之别的解剖还原

"手太阴之别，名曰列缺，起于腕上分间，并太阴之经直入掌中，散入于鱼际。……别走阳明也。"

《黄帝内经》有关手太阴之别的描述提供了以下的信息：第一，手太阴之别的起点在列缺，位于腕上半寸；第二，手太阴之别是一个从腕上列缺到掌中鱼际的结构；第三，手太阴之别的作用是连接手阳明之筋。拇长展肌符合手太阴之别的结构描述，拇长展肌所形成的路径被称为手太阴"列缺"之别。

拇长展肌起于桡、尺骨的背面，止于第一掌骨底，是前臂后骨筋膜鞘当中的深层肌肉，但是拇长展肌在前臂下 1/3 处从指伸肌和桡侧腕短伸肌之间穿出，在茎突周围已经成为浅层结构。拇长展肌腱与拇短伸肌腱并行通过桡骨茎突形成了鼻烟窝的桡侧缘，拇长展肌腱和拇短伸肌腱穿过同一条骨纤维管进入手掌外侧骨筋膜鞘当中；而拇长伸肌腱构成鼻烟窝的尺侧缘。

当拇长展肌从指伸肌和桡侧腕伸短肌之间穿出时，拇长展肌与指伸肌之间通过筋膜相连，使拇长展肌具备了手阳明之筋的属性；当拇长展肌附着在第一掌骨底时，与同时附着在第一掌骨底的拇短展肌和拇短屈肌相连，拇长展肌与拇短展肌和拇短屈肌之间的连接使拇长展肌同时具有了手太阴之筋的属性。拇长展肌连接在指伸肌和拇短展肌、拇短屈肌之间，成为连接在手太阴之筋和手阳明之筋之间的交通支，由拇长展肌形成的组织间隙贯通在前臂后骨筋膜鞘和手掌外侧骨筋膜鞘之间，也是手太阴肺经连接手阳明大肠经的络脉。

拇长展肌和拇短伸肌并列穿过桡骨茎突，"在桡骨茎突的上方稍偏内有两条沟凹为拇长展肌和拇短伸肌沟，靠近桡骨茎突侧的为拇短伸肌沟[1]"，拇短伸肌腱比较粗壮，拇长展肌腱紧贴在拇短伸肌腱的尺侧，《黄帝内经》用腕上半寸定位了穿行在桡骨茎突沟当中的拇长展肌腱，此时拇长展肌腱已经是独立的体表结构，并完全移行到桡骨茎突的掌面，被称为手太阴"列缺"之别。

---

[1]黄龙祥,黄幼民.实验针灸表面解剖学[M].北京:人民卫生出版社.2007,228.

第二节

手少阴之别的解剖还原

"手少阴之别，名曰通里，去腕一寸半，别而上行，循经入于心中，系舌本，属目系。……取之掌后一寸，别走太阳也。"

《黄帝内经》有关手少阴之别的描述提供了以下的信息：第一，手少阴之别有2个分支，一条呈离心性分布，一条向心性分布；第二，手少阴之别的起点为通里，向心分支起于腕上一寸半，离心分支起于掌后一寸，通里位于其间；第三，向心分支与血管壁有关，并且分为两段，一段是沿动脉管壁到达心脏，一段是沿动脉管壁到达头面。

1. "手少阴之别，名曰通里，去腕一寸半，别而上行，循经入于心中"是沿尺动脉壁上行的手少阴之别分支，尺动脉是手少阴之别向心分支的主体结构，被命名为手少阴"通里"的尺动脉之别。尺侧腕屈肌腱是手少阴之筋在前臂的主体结构，尺动脉并行于尺侧腕屈肌腱的桡侧。《黄帝内经》以腕横纹上1寸表示屈肌支持带的边缘，尺侧腕屈肌腱和尺动脉在屈肌支持带以上都是体表结构，手少阴之别从尺侧腕屈肌的筋膜过渡到尺动脉的管壁上，并沿尺动脉壁上行，经肱动脉、腋动脉、锁骨下动脉、主动脉的管壁连接心脏。

2. "系舌本，属目系"是沿颈总动脉上行的手少阴之别分支。手少阴之别在沿锁骨下动脉到达主动脉时，从锁骨下动脉直接返折到颈总动脉上，并沿颈外动脉的管壁继续上行。"系舌本"是手少阴之别沿舌动脉发出的分支，舌动脉是颈外动脉的分支，是舌部供血的主要动脉，也是舌尖部唯一的供血动脉，手少阴之别进入舌体内；"属目系"是手少阴之别沿面动脉、内眦动脉循行的分支，面动脉从舌动脉之上发出后，最终通过内眦动脉分布在泪囊、下睑，并与眼动脉的鼻支吻合。泪囊和下睑等都属于眼副器，被《黄帝内经》称为眼系。

手少阴"通里"的尺动脉之别沿动脉壁到达心脏，承担了手少阴之筋连接心脏的功能，弥补了手少阴之正通过锁骨下静脉、上腔静脉到达心脏所遗留的结构空缺。

3. "取之掌后一寸，别走太阳也"是手少阴之别沿尺神经手背支循行的分支，被称为手少阴"通里"的尺神经之别。尺神经在前臂部与尺动脉伴行，尺神经的"手背支约在腕关节近侧 5 cm 处发出，在尺侧腕屈肌的深面走向背侧，沿腕和手的背内侧下降，在尺骨茎突远侧或腕掌关节近侧分成 2~3 支指背神经"[1]，分布于手背尺侧及尺侧两个半手指的背侧皮肤。尺神经手背支在腕关节的位置固定，且皮下组织较薄，体表投影部位于尺侧掌—背侧皮纹交界处；因此，《黄帝内经》标定的尺神经手背支应该在腕部尺侧的赤白肉际，"掌后一寸"处。

手少阴"通里"尺神经之别从尺侧腕屈肌腱转移到尺神经手背支的鞘膜上，穿出深筋膜后进入手背部的皮下，并分布到小指指背的指伸肌腱上，手少阴"通里"尺神经之别连接在尺侧腕屈肌和小指的指伸肌腱之间，成为连接在手少阴之筋和手太阳之筋之间的交通支，同时手少阴"通里"尺神经之别穿行在前臂前骨筋膜鞘和手掌外侧骨筋膜鞘之间，成为手少阴心经连接手太阳小肠经的络脉。

[1] 丁自海, 王增涛. 手外科解剖学图鉴 [M]. 济南：山东科学技术出版社. 2013, 206.

第三节

手厥阴之别的解剖还原

"手心主之别，名曰内关，去腕二寸，出于两筋之间，循经以上系于心，包络心系。"

《黄帝内经》有关手厥阴之别的描述提供了以下的信息：第一，手厥阴之别被冠以"心主"，说明手厥阴之别是与手少阴有关的结构；第二，手厥阴之别的起点被命名为内关，位于"去腕二寸"的两筋之间；第三，手厥阴之别在心脏的大血管出口处包裹出入心脏的大血管。

"手心主之别，名曰内关，去腕二寸，出于两筋之间，循经以上系于心，包络心系"是指沿正中血管神经束上行的手心主之别。正中血管神经束位于指浅屈肌腱和桡侧腕屈肌之间、掌长肌腱的深面，其中有正中动脉和正中神经穿行。在腕上2寸的内关处，手厥阴之别从掌长肌和指浅屈肌的筋膜转移到包裹正中血管神经束上，沿尺动脉壁穿过肘部，然后沿包裹肱动脉的血管神经束在上臂上行，经腋鞘进入胸腔后，手厥阴之别循行在包裹锁骨下动脉的筋膜鞘上，并通过椎前筋膜进入纵隔，通过纤维心包包裹心脏，然后在心脏大血管的出口处覆盖主动脉弓。"纤维心包由坚韧的纤维性结缔组织构成，上方包裹出入心的升主动脉、肺动脉干、上腔静脉和肺静脉的根部，并与这些大血管的外膜相延续[1]。"

手厥阴之别以包裹正中动脉的血管神经束为主体，通过肱动脉的血管神经束和腋鞘进入胸腔，然后沿包裹锁骨下动脉的筋膜鞘转移到纵隔胸膜上并进入纵隔，最终连接在纤维心包上，手厥阴之别与手少阳之别在纵隔中实现了连接，以正中动脉和肱动脉的血管神经束为主体的组织间隙同时成为连接在手厥阴心包经和手少阳三焦经之间的络脉。

---

[1] 王怀经，张绍祥. 局部解剖学 [M]. 北京：人民卫生出版社. 2011, 99.

第四节

手阳明之别的解剖还原

"手阳明之别，名曰偏历，去腕三寸，别入太阴；其别者，上循臂，乘肩髃，上曲颊偏齿；其别者，入耳合于宗脉。"

《黄帝内经》描述的手阳明之别包括了 3 个结构，一个是沿拇短伸肌分布的手阳明"偏历"之别，一个是沿喙肱肌分布的手阳明"肩髃"之别，一个是沿耳深动脉和鼓室前动脉分布的手阳明"颊车"之别。

1. "手阳明之别，名曰偏历，去腕三寸，别入太阴"是沿拇短伸肌循行的手阳明之别，被命名为手阳明"偏历"之别。拇短伸肌是前臂后骨筋膜鞘当中的深层肌肉，但是在腕上三寸的偏历穴周围，拇短伸肌从指伸肌和拇长展肌之间穿出，成为前臂伸肌的表层结构，拇短伸肌在经过桡骨茎突后与拇长展肌腱并行，构成鼻烟窝的桡侧界，拇短伸肌腱紧贴在拇长展肌腱的背侧，成为鼻烟窝的内缘。手阳明之别在偏历处从指伸肌筋膜转移到拇短伸肌筋膜上，在向拇指背面分布的同时，与附着在拇指近节指骨底的拇短展肌和拇短屈肌连接，成为连接在手阳明之筋和手太阴之筋之间的交通支，由拇短伸肌腱形成的组织间隙成为手阳明大肠经和手太阴肺经之间的络脉。

拇短伸肌通过两个渠道实现手阳明之筋和手太阴之筋之间的连接。首先拇短伸肌腱和拇长展肌腱在伸肌支持带下共用一条骨纤维管道，拇短伸肌腱隶属于手阳明之别，而拇长展肌腱隶属于手太阴之别；同时，拇短伸肌腱在附着于拇指近节指骨底的同时与拇短屈肌和拇短展肌发生连接，实现了手阳明之筋和手太阴之筋在腕部的骨纤维管当中和手指部的连接。

拇长伸肌在前臂与拇短伸肌伴行，同时从偏历周围穿出，在经过鼻烟窝时构成鼻烟窝的尺侧界，然后向拇指指背分布。拇长伸肌和拇短伸肌的循行路径一致，但是拇长伸肌附着在拇指末节指骨底的背面，不能与手太阴所属的结构直接连接，因而没有选为手阳明之别的结构。

2. "其别者，上循臂，乘肩髃，上曲颊偏齿"是沿喙肱肌循行的手阳明之别。喙肱肌起于肱骨中段、三角肌粗隆周围，行止于肩胛喙突。在肩髃部，手阳明之筋从肱肌筋膜转移到三角肌及筋膜上，而手阳明之别从肱肌转移到喙肱肌及筋膜上，并穿行于三角肌之下，成为手阳明"肩髃"之别。

伴随着喙肱肌附着于肩胛喙突，手阳明之别向颈筋膜浅层转移，颈筋膜浅层又称封套筋膜的浅层筋膜，位于颈部浅筋膜和颈阔肌的深面，起于颈、胸交界处的骨面，在包绕斜方肌和胸锁乳突肌的同时向上分两层包绕下颌下腺和腮腺，成为腮腺咬肌筋膜。手阳明之别沿腮腺咬肌筋膜的深层进入咬肌间隙，咬肌间隙是位于咬肌深部与下颌支上部之间的间隙，前界为咬肌前缘与颊肌，后界为下颌支后缘及腮腺组织，上达颧弓下缘，下抵下颌骨下缘，内侧界为下颌支的外面，外侧界为咬肌及腮腺的深面。咬肌间隙所处的位置称为"曲颊"，咬肌间隙的前方紧邻下牙槽的第三磨牙（智齿），因此，手阳明"肩髃"之别能够连接"偏齿"。

3. "其别者，入耳合于宗脉"是沿上颌动脉入耳的手阳明之别。颈外动脉在腮腺中，平下颌颈处分为颞浅动脉和上颌动脉，手阳明"颊车"之别沿上颌动脉的耳深动脉与鼓室前动脉分支进入外耳道、鼓室等处，并汇入耳后动脉和颞浅动脉在耳中吻合的血管网当中。

注解：

手阳明之筋和手阳明之别同时分布在面颊部，其中手阳明之筋在下颌下缘从颈阔肌筋膜转移到面部表浅肌肉腱膜系统上，通过颧弓向颞浅筋膜转移，并在上颞线处与帽状腱膜相连；同时手阳明之筋通过覆盖在面部表情肌浅层肌肉的筋膜和口轮匝肌转移到对侧颈阔肌筋膜和面部表情肌浅层肌肉的筋膜上。手阳明"肩髃"之别则在肩部转移到颈深筋膜的浅层，即封套筋膜上，在包裹腮腺的同时，沿腮腺筋膜的深面进入咬肌间隙。

手阳明"颊车"之别"入耳"，既可以选择颞浅动脉作为入耳的通路，也可以选择上颌动脉作为入耳的通路。由于手少阳三焦经以耳后动脉和颞浅动脉从耳后到耳前，成为耳中之宗脉，因此手阳明"颊车"之别选择上颌动脉的耳深动脉与鼓室前动脉作为入耳分支的通路。

第五节

手太阳之别的解剖还原

"手太阳之别，名曰支正，上腕五寸，内注少阴；其别者，上走肘，络肩髃。"

《黄帝内经》描述的手太阳之别有 2 个结构，一个是沿小指伸肌分布的手太阳"支正"之别，一个是沿尺神经分布的手太阳"小海"之别。

1. "手太阳之别，名曰支正，上腕五寸，内注少阴"是沿小指伸肌循行的手太阳"支正"之别。小指伸肌是前臂伸肌的深层肌肉，起于肱骨外上髁，止于小指的指背腱膜。小指伸肌在腕背横纹上 5 寸周围已经从指伸肌和尺侧腕伸肌之间穿出，成为前臂伸肌的浅层结构。支正被定位于腕背横纹上 5 寸、前臂背面尺侧。手太阳之别从尺侧腕伸肌筋膜转移到小指伸肌筋膜上，在小指近节指骨周围与同时附着在小指近节指骨底尺侧缘的小指短屈肌连接，成为连接在手太阳之筋和手少阴之筋之间的交通支，由小指伸肌形成的组织周围间隙成为手太阳小肠经和手少阴心经之间的络脉。

2. "其别者，上走肘，络肩髃"是沿尺神经循行的手太阳"小海"之别。肩髃是肱肌、喙肱肌、三角肌、胸大肌、大圆肌和背阔肌等肱骨上段的附着区域，出现在手太阴之筋当中的肩髃是胸大肌在肱骨前面附着的肱骨大结节棘，肱骨大结节棘位于肱骨的前面，因此手太阳之别"上走肘，络肩髃"一定是一个从前臂后骨筋膜鞘进入上臂前骨筋膜鞘的结构，尺神经的解剖特点能够满足要求。

尺神经在前臂的下 2/3 段与尺动、静脉并行，共同被尺动脉血管神经束包裹，穿行于尺侧腕屈肌和指浅屈肌之间；在前臂的上 1/3 段，尺神经与尺动、静脉分离，独自穿行于尺侧腕屈肌与指深屈肌之间。手太阳之别沿独立的尺神经循行，在肱骨内上髁后下方，尺神经从尺侧腕屈肌 2 个附着点之间进入尺神经沟当中，实现了手太阳之别的"上走肘"。

在上臂，手太阳经别继续沿尺神经进入上臂后骨筋膜鞘当中，在上臂中点的上方，尺神经及其伴行的尺侧上副动脉穿越内侧肌间隔进入上臂前骨筋膜鞘当中，尺神经在肩髃周围汇入臂丛神经，尺侧上副动脉汇入肱动脉，实现了手太阳之筋与手少阴之筋的连接，成为手太阳之筋连接手少阴之筋的交通支；由尺神经形成的组织间隙成为连接手太阳小肠经和手少阴心经之间的络脉。

第六节

手少阳之别的解剖还原

"手少阳之别，名曰外关，去腕二寸，外绕臂，注胸中，合心主。"

《黄帝内经》有关手少阳之别的描述提供了以下的信息：第一，手少阳之别"注胸中，合心主"，说明手少阳之别的解剖结构与纵隔胸膜和纤维心包有关；第二，手少阳之别的起点在腕背上 2 寸的外关，终点在胸腔纵隔当中，包裹骨间后神经和桡神经的血管神经束是实现这一路径的最佳结构。

"手少阳之别，名曰外关，去腕二寸，外绕臂，注胸中，合心主"是沿桡神经循行的手少阳之别。前臂骨间后血管神经束穿行在前臂后骨筋膜鞘的中央，是循行在前臂后骨筋膜鞘当中的唯一血管神经束，骨间后神经和骨间后动脉伴行，被包裹在骨间后血管神经束当中。手少阳之别在腕背横纹上 2 寸处从桡侧腕短伸肌筋膜转移到骨间后神经的鞘膜上，并移行为骨间后血管神经束，沿桡神经深支上行，在肱骨外上髁的前面汇入桡神经的主干，手少阳之别在上臂随包裹桡神经和肱深动脉的桡血管神经束进入肱骨肌管中；在上臂的中、上 1/3 处，桡神经和肱深动脉穿过上臂外侧肌间隔，从上臂后骨间膜鞘进入前骨筋膜鞘当中；在上臂前骨筋膜鞘当中，肱深动脉汇入肱动脉，桡神经汇入臂丛。手少阳之别继续沿桡神经和腋动脉进入腋窝，在锁骨上三角中，手少阳之别在包裹臂丛和锁骨下动脉的筋膜鞘上延续，经椎前筋膜进入纵隔，并移行为纵隔胸膜，通过纵隔胸膜连接纤维心包。

《黄帝内经》用"外绕臂"的形式描述了手少阳之别沿骨间返动脉经肘后进入上臂后骨筋膜鞘的过程，以区别手太阳之别"上走肘"，沿尺神经通过尺神经沟进入上臂后骨筋膜鞘的过程。

第七节

足太阴之别的解剖还原

"足太阴之别，名曰公孙，去本节之后一寸，别走阳明；其别者，入络肠胃。"

《黄帝内经》描述的足太阴之别包括 2 个结构，一个是沿踇短屈肌分布的足太阴"公孙"之别，一个是沿膈结肠韧带分布的足太阴"章门"之别。

1. "足太阴之别，名曰公孙，去本节之后一寸，别走阳明"是沿踇短屈肌分布的足太阴"公孙"之别。与现代针灸将公孙定位于第 1 跖骨基底的前下方不同，《黄帝内经》中的公孙位于"去本节之后一寸"，即跖趾关节后一寸处，其下有踇展肌和踇短屈肌通过，踇短屈肌位于足底面，并紧贴在踇展肌的掌心侧。踇短屈肌从踇趾近节趾骨底斜向足心，并行止于内侧楔骨上，与同时附着在内侧楔骨上的胫骨前肌发生连接，实现了足太阴之筋与足阳明之筋之间的连接，成为足太阴之筋和足阳明之筋之间的交通支；由踇短屈肌形成的组织间隙成为连接足太阴脾经和足阳明胃经之间的络脉。但是踇短屈肌附着于内侧楔骨的掌面，胫骨前肌附着于内侧楔骨的背面，足太阴之别与足阳明之筋的连接必须通过包裹在内侧楔骨表面的骨膜或者关节囊进行过渡。

2. "其别者，入络肠胃"是通过膈结肠韧带连接肠胃器官的足太阴"章门"之别，章门定位于第 10 肋端，其深部是横结肠的左、右曲部，尤其是结肠左曲在第 10~11 肋水平处更靠近腹后壁，并有膈结肠韧带将横结肠连接于膈。因此，足太阴之别在腹横肌与膈肌肌齿的相互交错处，从足太阴之筋所属的腹横肌及筋膜转移到膈肌上，并通过膈结肠韧带与大肠连接，然后通过胃结肠韧带与胃连接；或者足太阴之别可以通过肾脾韧带连接脾，通过胃脾韧带连接胃，实现了足太阴之别与足阳明之正之间的连接。

第八节

足少阴之别的解剖还原

"足少阴之别，名曰大钟，当踝后绕跟，别走太阳；其别者，并经上走于心包，下外贯腰脊。"

《黄帝内经》描述的足少阴之别包括2个结构，一个是沿足底方肌分布的足少阴"大钟"之别，一个是沿胸腰筋膜分布的足少阴"京门"之别。

1. "足少阴之别，名曰大钟，当踝后绕跟，别走太阳"是沿足底方肌分布的足少阴"大钟"之别。足底方肌位于趾短屈肌的深层，起自足底部的趾长屈肌腱，向后分2条肌束附着于足跟，一条肌束行止于足跟的外侧，一条呈肌腱附着在跟骨下、趾短屈肌的附着点周围。大钟位于足内侧，内踝后下方，当跟腱附着部的内侧前方凹陷处，是足底方肌的足跟内侧附着点与跟腱附着点交界处。在大钟穴处，足少阴之别从足底方肌过渡到跟腱上，与参与跟腱形成的腓肠肌和比目鱼肌相连，实现了足少阴之筋和足太阳之筋之间的连接，成为足少阴之筋连接足太阳之筋的交通支，足底方肌所形成的组织间隙成为足少阴肾经的络脉。

2. "其别者，并经上走于心包，下外贯腰脊"是沿腹内筋膜和胸内筋膜分布的足少阴"京门"之别。足少阴之筋沿腰大肌进入腹腔后，腰大肌筋膜成为腹内筋膜的一部分，腹内筋膜通过横膈的肌间裂隙可以转移到胸内筋膜上，足少阴之别在腹内筋膜和胸内筋膜的基础上延伸。

腹内筋膜是一层独立的腹壁结构，腹内筋膜在腹腔内分布广泛，覆盖在不同的结构上的腹内筋膜又有具体的名称，如肾筋膜、腹横筋膜、腰方肌筋膜、髂腰肌筋膜、膈下筋膜和髂筋膜、盆筋膜等都是腹内筋膜的组成部分。腹内筋膜当中的腰方肌筋膜最具特点，腰方肌筋膜既属于腹内筋膜，又属于胸腰筋膜，腰方肌筋膜是胸腰筋膜的3层筋膜的前层。足少阴之别从髂腰肌筋膜转移到腰方肌筋膜上之后，沿胸腰筋膜移行到胸腰筋膜的后层并覆盖于竖脊肌的表面，从而实现了足少阴之别"下外贯腰脊"。通过腹内筋膜和胸内筋膜在横膈肌间裂隙当中的愈合，足少阴之别进入胸腔内，并沿胸内筋膜扩展，在横膈胸面直接与纤维心包连接，实现了足少阴之别"并经上走于心包"。

腰方肌连接于髂嵴和第 12 肋之间，位于第 12 肋端的京门穴是足少阴之别的重要体表标志，成为命名足少阴"京门"之别的基础。

第九节

足厥阴之别的解剖还原

"足厥阴之别，名曰蠡沟，去内踝五寸，别走少阳；其别者，径胫上睾，结于茎。"

《黄帝内经》描述的足厥阴之别包括 2 个结构，一个是沿大隐静脉小腿前弓支分布的足厥阴"蠡沟"之别，一个是沿腹股沟管分布的足厥阴"急脉"之别。

1. "足厥阴之别，名曰蠡沟，去内踝五寸，别走少阳"是沿大隐静脉前弓支分布的足厥阴"蠡沟"之别。在小腿部，足厥阴之筋循行于胫骨的内侧，足少阳之筋循行于腓骨的外侧，只有大隐静脉的分支能够跨越胫骨，从胫骨的内侧转移到胫腓骨的外侧。普遍认为在踝关节以上，大隐静脉有 2 个主要分支，在内踝上发出的大隐静脉的足背前弓支分布到足弓部楔骨的表面，从小腿中 1/3 以下发出的大隐静脉的外踝前弓支分布到第三、四跖骨的足背。

蠡沟"去内踝五寸"，经穴定位的国家标准将蠡沟定位在"小腿内侧，当足内踝尖上 5 寸，胫骨内侧面的中央"，按照胫骨内侧髁下方到内踝为 13 同身寸的度量方法，小腿内侧的中 1/3，与蠡沟的内踝上 5 寸定位相当。从蠡沟发出的大隐静脉的外踝前弓支到达外踝的前面、足背的外侧，分布在趾短伸肌的表面，趾短伸肌是足少阳之筋所属的结构。大隐静脉的外踝前弓支通过连接在大隐静脉和趾短伸肌之间，成为足厥阴之筋连接足少阳之筋的交通支，大隐静脉外踝前弓支形成的组织间隙成为足厥阴肝经连接足少阳胆经的络脉。

2. "其别者，径胫上睾，结于茎"是通过精索连接睾丸和阴茎的足厥阴"急脉"之别。伴随着大隐静脉到达隐静脉裂孔后，足厥阴肝经向腹股沟韧带及腹股沟管发出了"急脉"之别，腹股沟韧带既参与隐静脉裂孔上角的组成，又作为腹股沟管的下壁参与了腹股沟管的形成。急脉位于耻骨联合下缘外 2.5 寸的腹股沟韧带上，足厥阴之别通过腹股沟韧带从隐静脉裂孔转移到腹股沟管当中，因而得名足厥阴"急脉"之别。

腹股沟管浅环位于耻骨结节外上方，足厥阴"急脉"之别沿腹股沟管浅环进入精索中。精索当中有输精管、输精管动脉、输精管静脉、生殖股神经的生殖支等结构，足厥阴"急脉"之别沿输精管在体腔外下行，到达睾丸；沿输精管进入腹腔，在输精管的末端与精囊腺的排泄管汇合成射精管，并开口于尿道的前列腺部，最后沿尿道进入阴茎，实现了足厥阴之别"径胫上睾，结于茎"。

第十节

足阳明之别的解剖还原

"足阳明之别，名曰丰隆，去踝八寸，别走太阴；其别者，循胫骨外廉，上络头项，合诸经之气，下络喉嗌。"

《黄帝内经》描述的足阳明之别有 2 个结构，一个是沿第三腓骨肌分布的足阳明"丰隆"之别，一个是沿茎突咽肌分布的足阳明"风池"之别。

1. "足阳明之别，名曰丰隆，去踝八寸，别走太阴"是沿第三腓骨肌循行的足阳明"丰隆"之别。第三腓骨肌是从趾长伸肌分出的一条肌束，在腓骨中段从趾长伸肌分出后附于腓骨下 1/3 的前面，成为一条独立的肌肉。在外踝部，第三腓骨肌与趾长伸肌共用外侧骨纤维管，在伸肌上下支持带下进入足背部，并附着在第 5 跖骨底的足背侧，然后向足底的踇收肌斜头的附着点过渡。因此，第三腓骨肌是连接足阳明之筋与足太阴之筋之间的交通支，第三腓骨肌周围的组织间隙成为足阳明胃经的络脉。

丰隆位于小腿前外侧，当外踝尖上 8 寸，距胫骨前缘 2 横指处，丰隆的位置正是第三腓骨肌从趾长伸肌分离的高度；距胫骨前缘 2 横指是将丰隆定位在趾长伸肌的外缘。第三腓骨肌在丰隆穴周围从趾长伸肌分离，向下循行在趾长伸肌和腓骨长肌之间。

踇收肌、踇展肌和踇短屈肌都起始于踇趾近节趾骨底，同属于足太阴之筋，其中踇收肌的斜头肌束向 2~4 跖骨底附着，在踇收肌和第三腓骨肌附着点之间夹有腓长伸肌腱和腓短伸肌的附着点。足阳明之别必须通过韧带或者骨膜跨越腓长伸肌腱和腓短伸肌的附着点，以实现第三腓骨肌和踇收肌斜头的连接，然后沿踇收肌到达踇趾近节趾骨底实现与足太阴之筋之间的连接。

在足背部，足阳明之筋从第 3 骨间背侧肌向胫骨前肌的过渡必须经过附着在跖骨基底部的跖骨背侧韧带和跗跖背侧韧带等向足背外侧过渡；在足底部，足阳明之别从第三腓骨肌向踇收肌的过渡必须经过腓长伸肌腱和腓短伸肌的附着点向足内侧过渡,《黄帝内经》以足阳明之筋和足阳明之别通过横跨足部的韧带表达了对现代解剖足横弓结构的理解。

2. "其别者,循胫骨外廉,上络头项,合诸经之气,下络喉嗌"是沿茎突咽肌循行的足阳明"风池"之别。"循胫骨外廉,上络头项"是对足阳明之筋从丰隆到乳突分布路径的简要描述,虽然足阳明胃经在颞骨乳突周围没有腧穴,但是足阳明之筋沿胸锁乳突肌能够直接附着在颞骨乳突上,并向附着在茎突上的茎突咽肌转移。"乳突在新生儿并未发育,尔后才逐渐气化,婴儿期气化继续进行,岩尖部的气化可持续至成人的早期。待乳突发育完毕,即呈一短钝、尖端向下的锥状突起。两岁以内的婴幼儿,乳突仅具雏形,其茎乳突处无乳突作为屏障[1]",因此,乳突的发育都是在出生之后完成的,乳突和茎突是在茎突的基础上发育而成的两个独立结构。附着在茎突上的茎突咽肌、茎突舌肌、茎突舌骨肌、茎突舌骨韧带和茎突下颌韧带,以及附着在颞骨乳突上的胸锁乳突肌、头夹肌和头最长肌之间在出生时并没有解剖的间隔,《黄帝内经》以"合诸经之气"的形式将茎突和乳突视作一个整体结构,在茎突和乳突周围汇集着手阳明、手太阳、手少阳、足少阳、足太阳和足阳明等所有阳性经筋结构,以及手厥阴之正的阴性经筋结构。茎突和乳突在结构层次上的统一性和复杂性在经筋和经脉系统中具有极其重要的地位。

伴随着足阳明之筋沿胸锁乳突肌在茎突和乳突的附着,足阳明之别转移到茎突咽肌上,形成足阳明的"风池"之别。茎突咽肌起于茎突,下方变得宽大,分别延续到咽、喉和会厌。茎突咽肌上至颅底、下连咽喉的解剖特点完全符合"上络头项,……下络喉嗌"的特点,成为足阳明"风池"之别的主体。

---

[1] 孔维佳. 耳鼻咽喉头颈外科学 [M]. 北京:人民卫生出版社. 2016, 10.

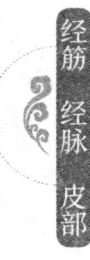

第十一节

足太阳之别的解剖还原

"足太阳之别，名曰飞阳，去踝七寸，别走少阴。"

"足太阳之别，名曰飞阳，去踝七寸，别走少阴"是沿腓骨短肌循行的足太阳"飞阳"之别，飞阳在《灵枢·根结》中被称为飞扬。腓骨短肌起始于腓骨后外侧面下 1/3 部，止于第 5 跖骨粗隆，腓骨短肌肌腹的前方与趾长伸肌相邻，后方与深层的姆长屈肌和浅层的比目鱼肌、腓肠肌相邻，在踝上 7 寸处腓骨长肌已经移行为肌腱并浮行于腓骨短肌的表面。

针灸学将腘横纹到外踝的长度定为 16 寸，飞扬位于外踝上 7 寸，"腓肠肌外下缘与跟腱移行处[1]"，腓骨短肌的筋膜与比目鱼肌、腓肠肌的筋膜在飞扬处连接，足太阳之别从比目鱼肌、腓肠肌的筋膜转移到腓骨短肌筋膜上，并沿腓骨短肌向下到达第 5 跖骨粗隆，连接在附着于第 5 跖骨底的小趾短屈肌上，成为连接在足太阳之筋和足少阴之筋之间的交通支，腓骨短肌形成的组织间隙成为足太阳膀胱经连接足少阴肾经的络脉。

在外踝上 7 寸的高度，同时有足少阳胆经的外丘和阳交穴，外丘和阳交同时位于腓骨短肌的肌腹上，但是分别定位于腓骨的前、后缘；而飞阳位于阳交的后缘，腓骨短肌和腓肠肌、比目鱼肌之间。

---

[1] 黄龙祥，黄幼民．实验针灸表面解剖学 [M]．北京：人民卫生出版社，2007，290．

第十二节

足少阳之别的解剖还原

"足少阳之别，名曰光明，去踝五寸，别走厥阴，下络足跗。"

"足少阳之别，名曰光明，去踝五寸，别走厥阴，下络足跗"是沿踇长伸肌循行的足少阳"光明"之别。在外踝尖上5寸周围、踇长伸肌从胫骨前肌和趾长伸肌之间穿出，成为表层结构。踇长伸肌与趾长伸肌的部分肌束都附着在腓骨内侧面，同时腓骨长肌和腓骨短肌都附着在腓骨上，因此，踇长伸肌与腓骨长肌、腓骨短肌以及趾长伸肌的附着点之间有着广泛地连接，在踇长伸肌穿过伸肌上支持带后连接在踇趾的趾背腱膜上，成为连接足少阳之筋和足厥阴之筋之间的交通支，踇长伸肌形成的周围间隙成为足少阳胆经的络脉。

第十三节

任脉之别的解剖还原

"任脉之别，名曰尾翳，下鸠尾，散于腹。"

任脉的标志性结构是腹白线，是人体的腹部肌层在中线处愈合形成的，脐是脐索在腹白线上形成的特殊结构，脐通过脐周结构连接在腹白线上，同时连接脐动脉和脐静脉等残留结构，任脉之别分布在脐动脉和脐静脉的残留结构上。

原始消化管的中肠发育有一个进入和退出胚外体腔的过程，当中肠退回到腹腔后，脐腔和中肠随之闭锁，脐腔闭合形成脐带，中肠闭合成为完整的消化管道，中肠随之被固定在脐周的腹壁结构上，脐周结构中包含腹壁的各层结构，如筋膜层、肌肉层、腹内筋膜以及腹膜等；同时脐带当中包裹了脐动脉、脐静脉和退化的卵黄囊、尿囊等结构，脐带闭锁之后，脐动脉退化为脐动脉索，脐静脉退化为肝圆韧带，尿囊的脐尿管退化为脐正中韧带；而包裹肝圆韧带的壁层腹膜称为镰状韧带，包裹脐正中韧带的壁层腹膜称为脐正中襞，包裹脐动脉索的壁层腹膜称为脐内侧襞，包裹腹壁下动脉的壁层腹膜称为脐外侧襞等，包裹肝圆韧带、脐正中韧带和脐内侧韧带的壁层腹膜就是任脉之别，任脉之别的主体结构包括镰状韧带、脐正中襞、脐内侧襞和脐外侧襞等。

镰状韧带是任脉之别向上腹部分布的分支，脐正中襞、脐内侧襞和脐外侧襞是任脉之别向脐下发出的分支。镰状韧带在剑突周围位于正中线右侧、肝门的左侧沟处。镰状韧带呈矢状位，侧面观呈镰刀状；脐正中襞、脐内侧襞和脐外侧襞等 5 条皱襞以脐为中心，呈扇形分布于下腹壁。《黄帝内经》将任脉之别称为尾翳，形象地指出脐上的镰状韧带和脐下的脐正中襞、脐内侧襞和脐外侧襞构成一个像开屏的孔雀形状。

鸠尾是任脉的腧穴，位于胸骨剑突。"下鸠尾"是指任脉之别以镰状韧带作为孔雀的头部，脐正中襞、脐内侧襞和脐外侧襞作为孔雀的尾部，任脉之别从剑突周围起始，经脐而"散于腹"。但是镰状韧带在胸骨剑突周围与腹白线之间没有直接的连接，因此，"下鸠尾"是对任脉之别的形象描述，而不能代表任脉之别的起点或止点，以及循行的方向；任脉之别是一个以脐为中心，分布在壁层腹膜上的结构。

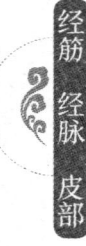
第十四节

督脉之别的解剖还原

"督脉之别，名曰长强，挟脊上项，散头上，下当肩胛左右，别走太阳，入贯膂。"

胚胎在发育过程当中有三种组织向胚体的背侧发育，第一种是外胚层细胞向背侧翻卷形成神经管，并最终发育成为脑和脊髓；第二种是中胚层的生骨节细胞在神经管和脊索周围形成一间充质柱，经过重新组合后形成椎体和椎间盘，同时包绕在神经管周围的生骨节细胞形成椎骨的左、右椎弓，两侧椎弓融合成棘突；第三种是中胚层生肌节细胞形成脊柱周围的伸肌，向背侧发育形成背部伸肌的组织皆来自生肌节的上胚节细胞。棘上韧带连接在棘突上，并与包裹背部伸肌的筋膜和棘间韧带融合，成为督脉的主体结构，督脉之别则分布在脊柱周围的椎外静脉丛当中。

椎外静脉丛围绕在椎管外，分为椎外静脉前丛和椎外静脉后丛2个部分。督脉之别沿椎外静脉前丛"上项"，沿椎外静脉后丛"下当肩胛"。首先，督脉之别从盆腔静脉丛进入椎外静脉前丛，沿椎体和前纵韧带前方上行并到达枕部，以实现"挟脊上项"；椎外静脉丛在颈部非常发达，并在寰椎和枕骨之间形成枕下静脉丛，而且枕下静脉丛与枕导静脉、乳突导静脉和髁导静脉之间存在广泛交通，并构成了枕颈联合部浅层的静脉丛[1]，从而实现了督脉之别"散头上"并"别走太阳"。

通过枕下静脉丛，督脉之别从椎外静脉前丛转移到椎外静脉后丛，然后沿椎外静脉后丛在椎板后方下行，并围绕在棘突、关节突和横突周围，以实现"入贯膂"；椎外静脉后丛通过椎间静脉与两侧的椎静脉、肋间后静脉、腰静脉和骶外侧静脉等结构相连，分布到邻近的结构组织当中，尤其是沿肋间后静脉进入肋间隙的部分被称为"下当肩胛左右"。

---

[1] 王平. 枕颈联合部静脉的应用解剖学研究 [J]. 昆明医科大学 2018 硕士论文.

第十五节

脾之大络的解剖还原

"脾之大络，名曰大包，出渊腋下三寸，布胸胁。实则身尽痛，虚则百节尽皆纵，此脉若罗络之血者，皆取之脾之大络脉也。"

《黄帝内经》在对脾之大络的表述中表达了3个方面的内容：第一，"出渊腋下三寸，布胸胁"指出了脾之大络所处的解剖部位；第二，"此脉若罗络之血"说明脾之大络具有血管的成分；第三，"实则身尽痛，虚则百节尽皆纵"说明脾之大络能够影响全身。分析腋下结构的解剖特点可以推断，脾之大络是以大包为中心的立体结构，包括分布在肋骨内外的肌层和分布在腋下的血管结构等，尤其是分布在腋下的胸背动脉皮穿支，以及连接在胸背动脉和腹壁下动脉之间的胸脐皮穿支等。

1. 脾之大络的经筋部分

"大包，出渊腋下三寸，布胸胁。"大包位于腋下，是一个立体的肌肉结构，包括肋骨外的前锯肌、腹外斜肌、背阔肌及筋膜，以及肋骨内的腹横肌、膈肌和膈下筋膜等2层结构。

第一，前锯肌、腹外斜肌和背阔肌是腋下肋骨外的体壁结构，是形成脾之大络经筋部分的重要解剖基础。腹外斜肌起自下位8肋的外面，起始部呈锯齿状，与前锯肌和背阔肌相互交错，其中前锯肌和腹外斜肌隶属于足少阳之筋；背阔肌隶属于足太阳之筋。前锯肌向上行止于肩胛骨内侧缘及下角的同时，将脾之大络与手太阳之筋和手少阳之筋相连，手太阳之筋和手少阳之筋分布在形成肩带肌腱袖的肌肉上；腋弓肌是背阔肌在腋窝处发出的纤维束，呈弓形跨越腋窝底并止于胸大肌或喙肱肌止点的深面，脾之大络通过腋弓肌与手太阴之筋和手阳明之筋发生连接；前锯肌、胸小肌、锁骨下肌和锁胸筋膜同属胸部的第二层结构，其表面覆盖以同层筋膜，脾之大络通过前锯肌与手少阴之筋和手厥阴之筋发生连接；腹外斜肌、胸大肌和腹直肌的筋膜在胸腹部相互连接形成共同腱膜，脾之大络通过腹外斜肌与手太阴之筋和足阳明之筋发生连接；因此，脾之大络在肋骨外与足少阳之筋、足太阳之筋、足阳明之筋、手太阳之筋、手少阳之筋、手阳明之筋、手太阴之筋、手少阴之筋和手厥阴之筋等 9 条经筋相连。

第二，腹横肌、膈下筋膜和横膈是肋骨内的体壁结构，是决定大包为脾之大络的关键结构。足太阴之筋循行在腹横肌和胸横肌上，腹横肌的最高附着点在第 7 肋软骨的内面，胸横肌附着在第 2 至第 6 肋骨的内面，足太阴之筋覆盖在从第 2 到第 12 肋间的肋骨内的胸壁结构。在腋下 3 寸、第 6 肋间隙当中，《黄帝内经》以腹横肌的足太阴之筋属性决定了大包的特点，而称为脾之大络。由于腹横肌、腰大肌和横膈的肌性周缘相互交错，因此，脾之大络在肋骨内与足太阴之筋、足少阴之筋和带脉等发生连接。

因此，以第 6 肋间、腋中线为中心，大包直接连接了足太阴之筋、足少阳之筋、足太阳之筋，间接连接了足阳明之筋、足少阴之筋、手阳明之筋、手太阳之筋、手少阳之筋、手太阴之筋、手少阴之筋、手厥阴之筋以及带脉等结构。由于脾之大络的结构分布于肋骨的内外，位于第 6 肋间的肋间外肌、肋间内肌和肋间最内肌是连接体壁内外结构的枢纽。

2. 脾之大络的血管部分

大络在《黄帝内经》中是指一类与大血管有关的结构，有胃之大络、少阴之大络和脾之大络等结构，而且《灵枢·周痹》的"故刺痹者，必先切循其下之六经，视其虚实，及大络之血结而不通，及虚而脉陷空者而调之，熨而通之，其瘛坚，转引而行之"指出"血结而不通"是大络的病理表现，同时《灵枢·刺节真邪》的"大热遍身，狂而妄见、妄闻、妄言，视足阳明及大络取之，虚者补之，血而实者泻之"指出可以对大络实施放血治疗，因此，大络是一个具有血管特征的结构。

"此脉若罗络之血者"提示了脾之大络同时有血管部分，"罗"被《说文解字》解释为"以丝罟鸟也，从网，从维"，说明脾之大络是一个分布于胸胁的血管网络。丁志伟医生在其微信公众号"中西医之桥"当中提出了脾之大络是"胸脐皮穿支"的假说，胸脐皮穿支可能是脾之大络的血管基础。胸脐皮穿支由胸背动脉的皮穿支和腹壁下动脉的皮穿支融合而成，长可达 1.2 米、宽 15 厘米，是显微外科使用的最长的一条皮瓣。

首先胸背动脉从肩胛下动脉分出后，在腋下发出 3~6 支肌皮穿支，在第 6~8 肋处发出了胸背动脉最大的穿支。分布在腋下的胸背动脉分支符合"出渊腋下三寸，布胸胁"的特点，而且胸背动脉皮穿支的起点恰好位于第 6 肋间隙，符合大包的定位。同时腹壁下动脉在天枢的位置从腹直肌鞘外侧处发出了一条粗大的皮穿支，腹壁下动脉的这条皮穿支与胸背动脉的皮穿支融合形成的胸脐皮穿支，构成脾之大络的血管部分。

因此，以大包为中心在非常小的范围内，能够通过腹横肌、前锯肌、腹外斜肌、背阔肌及筋膜直接或者间接地连接除足厥阴之筋之外的所有经筋结构，同时在大包的表面有人体最长的皮穿支——胸脐皮穿支穿过，使得脾之大络具有了联络周身，治疗"身尽痛"和"百节尽皆纵"等全身病症的可能。

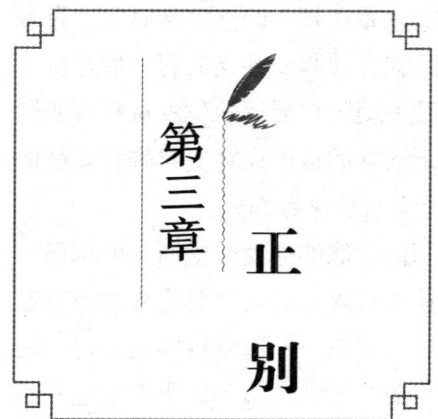

第三章　正别

足太阳之正，别入于腘中，其一道下尻五寸，别入于肛，属于膀胱，散之肾，循膂当心入散；直者，从膂上出于项，复属于太阳，此为一经也。足少阴之正，至腘中，别走太阳而合，上至肾，当十四椎，出属带脉；直者，系舌本，复出于项，合于太阳，此为一合。成以诸阴之别，皆为正也。

足少阳之正，绕髀入毛际，合于厥阴；别者，入季胁之间，循胸里，属胆，散之肝，上贯心，以上挟咽，出颐颔中，散于面，系目系，合少阳于外眦也。足厥阴之正，别跗上，上至毛际，合于少阳，与别俱行，此为二合也。

足阳明之正，上至髀，入于腹里，属胃，散之脾，上通于心，上循咽出于口，上頞䪼，还系目系，合于阳明也。足太阴之正，上至髀，合于阳明，与别俱行，上结于咽，贯舌中，此为三合也。

手太阳之正，指地，别于肩解，入腋走心，系小肠也。手少阴之正，别入于渊腋两筋之间，属于心，上走喉咙，出于面，合目内眦，此为四合也。

手少阳之正，指天，别于巅，入缺盆，下走三焦，散于胸中也。手心主之正，别下渊腋三寸，入胸中，别属三焦，出循喉咙，出耳后，合少阳完骨之下，此为五合也。

手阳明之正，从手循膺乳，别于肩髃，入柱骨下，走大肠，属于肺，上循喉咙，出缺盆，合于阳明也。手太阴之正，别入渊腋少阴之前，入走肺，散之太阳，上出缺盆，循喉咙，复合阳明，此六合也。

《灵枢·经别第十一》

第一节

足太阳之正与足少阴之正

"足太阳之正,别入于腘中,其一道下尻五寸,别入于肛,属于膀胱,散之肾,循膂当心入散;直者,从膂上出于项,复属于太阳,此为一经也。足少阴之正,至腘中,别走太阳而合,上至肾,当十四,出属带脉;直者,系舌本,复出于项,合于太阳,此为一合。成以诸阴之别,皆为正也。"

一、足太阳之正

"足太阳之正,别入于腘中,其一道下尻五寸,别入于肛,属于膀胱,散之肾,循膂当心入散;直者,从膂上出于项,复属于太阳,此为一经也。"足太阳之正的循行路径可以被分成3个节段。

1. "别入于腘中,其一道下尻五寸"是足太阳之正的起始部位。足太阳之筋在大腿后区循行在股二头肌、半筋肌和半腱肌上,在到达坐骨结节之前,从股二头肌上发出了一支"别入于肛"的足太阳之正。

足太阳之正起始于尾骨下5寸处,《黄帝内经》称之为"下尻五寸"。尻同时出现在"其支者,别起外辅骨,上走髀,前者结于伏兔之上,后者结于尻"中,足少阳之筋沿臀大肌附着在骶尾骨处,推证尻是骶尾骨。"下尻五寸"具体指尾骨尖向下5寸,是臀大肌与髂胫束的结合部。足太阳之正在尾骨尖下5寸处沿小收肌从股二头肌分出。小收肌是从大收肌分出的一条独立肌束,与臀大肌同时附着在臀肌粗隆上,小收肌被覆盖在臀大肌下,小收肌随大收肌一起附着在坐骨结节和闭孔的前下缘。

在闭孔周围,足太阳之正从小收肌转移到闭孔内肌及筋膜上,闭孔内肌起自闭孔膜的内面,止于转子窝。足太阳之正通过闭孔内肌进入盆腔并转移到盆筋膜上。

2. "别入于肛,属于膀胱,散之肾,循膂当心入散"是足太阳之正沿盆筋膜分布的过程。盆筋膜分为盆壁筋膜和盆脏筋膜2层,盆壁筋膜覆盖盆壁、盆壁肌的内表面和盆底肌的上表面;盆脏筋膜呈鞘状包裹膀胱和直肠等盆脏器官，又被称为膀胱筋膜和直肠筋膜。

闭孔筋膜在耻骨体的盆腔面和坐骨棘之间形成肛提肌腱弓，肛提肌腱弓为肛提肌和盆膈上、下筋膜提供附着处。由于盆膈下筋膜覆盖在肛提肌和尾骨肌的下表面，并与肛门外括约肌的筋膜融合，足太阳之正通过闭孔内肌进入盆腔后，沿闭孔筋膜、经肛提肌腱弓分布到盆膈下筋膜上，并"通过盆膈下筋膜连接肛门括约肌[1]"，从而实现"别入于肛"。在肛门和尿道等盆腔器官穿经盆膈和尿生殖膈处，盆壁筋膜与盆脏筋膜融合，足太阳之正从盆壁筋膜移行为盆脏筋膜，沿膀胱筋膜覆盖膀胱而"属于膀胱"。

盆壁筋膜移行到腹腔后，更名为腹内筋膜，覆盖在肾脏表面时被称为肾筋膜，实现足太阳之正通过肾筋膜"散之肾"；肾筋膜分为前后2层，其中肾前筋膜包裹肾的血管和腹腔的主要血管，足太阳之正在肾蒂处通过肾前筋膜转移到肾静脉上并到达心脏，而且足太阳之正可以通过上腔静脉和下腔静脉2条路径到达心脏：第一，从肾静脉通过下腔静脉到达心脏；第二，从左肾静脉的属支经左侧腰升静脉、半奇静脉和上腔静脉到达心脏。从"当心入散"的描述形式上分析，足太阳之别从多个方位进入心脏，包括了经下腔静脉和上腔静脉的2个途径。

3. "直者，从膂上出于项，复属于太阳"是足太阳之正经椎内静脉进入大脑的路径。两侧的肾静脉并不对称，尤其是左侧的肾静脉不仅比右侧肾静脉长，而且有多条分支。"约半数以上的左肾静脉与左侧腰升静脉相连，经腰静脉与椎内静脉丛、颅内静脉窦相通[2]"；足太阳之正从肾前筋膜转移到左肾静脉后，通过左侧腰升静脉、腰静脉进入脊椎内，并沿椎内静脉丛入颅。

椎内静脉丛位于椎内硬膜外隙内，上至枕骨大孔，下达骶骨尖端，贯穿于椎管的全长。椎内静脉丛分为前、后2组：椎内静脉前丛由位于椎体和椎间盘后面以及后纵韧带两侧的纵行静脉组成；椎内静脉后丛由位于椎弓和黄韧带前方以及正中平面两侧的椎静脉网构成。在枕骨大孔附近，椎内静脉前丛与后丛形成静脉网，借椎静脉连接枕下静脉丛，实现"从膂上出于项"；进入枕骨大孔后，椎内静脉丛与硬脑膜窦连接。颅内静脉窦位

---

[1] 王怀经, 张绍祥. 局部解剖学 [M]. 北京：人民卫生出版社. 2011, 238.

[2] 王怀经, 张绍祥. 局部解剖学 [M]. 北京：人民卫生出版社. 2011, 196.

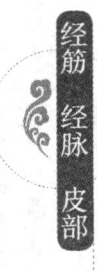

于硬脑膜两层间的腔隙当中，隶属于足太阳膀胱经。足太阳之正一方面通过镶嵌在颅缝当中的硬脑膜从颅骨内膜转移到颅骨外膜上，一方面通过板障静脉穿出颅外，与分布在帽状腱膜等头皮结构当中的足太阳膀胱经融合，实现"复属于太阳"。

椎静脉丛分别隶属于督脉之别和足太阳之正，督脉之别主要分布于椎外静脉丛上，足太阳之正主要分布在椎内静脉丛上。椎静脉丛与颅内静脉窦以及颈、胸、腹、盆腔静脉存在着丰富而广泛的吻合，它是沟通上、下腔静脉以及颅内外交通的重要途径，现代解剖甚至将椎内、外静脉丛及有关的静脉视为一个独立的椎静脉系统。

4."足太阳有通项入于脑者，正属目本，名曰眼系。"《灵枢·寒热病》对足太阳之正在颅内继续向视器分布进行了补充。足太阳之正从枕下静脉丛进入椎内静脉丛，沿硬脑膜窦的基底窦、海绵窦、眼静脉，和视网膜中央静脉连接以"正属目本"，通过连接眼上静脉、内眦静脉和面静脉等以属"目系"。

二、足少阴之正

"足少阴之正，至腘中，别走太阳而合，上至肾，当十四椎，出属带脉；直者，系舌本，复出于项，合于太阳，此为一合。"足少阴之正的循行路径可以分为3个节段。

1."至腘中，别走太阳而合"是足少阴之正从股二头肌及筋膜别出的路径。足少阴之筋在小腿部循行在比目鱼肌和趾长屈肌之间的筋膜上，比目鱼肌及筋膜是足太阳之筋在小腿部的3个结构之一；借助胫侧副韧带，足少阴之筋从比目鱼肌筋膜转移到大收肌、短收肌及筋膜上并到达股三角，但是足少阴之正却转移到股二头肌及筋膜上，随足太阳之正上行。

2."上至肾，当十四，出属带脉"是足少阴之正沿闭孔内肌进入盆腔的路径。在臀大肌和髂胫束的交叉部，足太阳之正通过位于臀大肌深部的小收肌向坐骨结节和闭孔处延伸，转移到附着在坐骨结节上的闭孔外肌、闭孔内肌及筋膜上，通过闭孔内肌进入盆腔并转移到盆筋膜上。足少阴之正跟随足太阳之正通过闭孔内肌进入盆腔，并转移到盆壁筋膜和盆脏筋膜上，通过盆壁筋膜连接肛门，通过盆脏筋膜包裹膀胱，从盆壁筋膜延续为腹内筋膜并到达腹腔。

覆盖在肾脏上的腹内筋膜被更名为肾筋膜，足少阴之正通过肾后筋膜向脊柱移行，嵌入第二腰椎椎间盘当中，实现"上至肾，当十四颗"；通过肾前筋膜从前方绕过脊柱，并与对侧的肾前筋膜融合，使腹横筋膜能够绕腹一周，成为带脉的关键结构，因此被称为"出属带脉"。

覆盖在腰方肌前的腹内筋膜又称腰方肌筋膜，腰方肌筋膜同时又是胸腰筋膜的3层筋膜当中的前层筋膜，胸腰筋膜的后层筋膜则包裹于竖脊肌的表面，足少阴之正通过胸腰筋膜从腹腔内的腰方肌筋膜转移到竖脊肌的筋膜上，实现了"复出于项，合于太阳"。

3."直者，系舌本，复出于项"是足少阴之正沿气管前筋膜循行的路径。覆盖在肾脏表面的肾筋膜和膈下筋膜都是腹内筋膜的一部分，足少阴之正通过膈下筋膜连接横膈，在横膈的肌肉薄弱处与胸内筋膜融合并进入纵隔。足少阴之正在纵隔当中移行到气管前筋膜上。气管前筋膜是颈筋膜中层位于气管前的部分，气管前筋膜从纤维心包和纵隔胸膜行止于舌骨和环状软骨弓，足少阴之正沿气管前筋膜通过舌骨大角转移到舌骨舌肌上，从而实现了足少阴之正"系舌本"。

足少阴之正在咽喉部继续沿颊咽筋膜上行，由于颊咽筋膜和椎前筋膜共同围成咽后间隙，颊咽筋膜是咽后间隙的前壁，椎前筋膜是咽后间隙的后壁，足少阴之正从颊咽筋膜过渡到椎前筋膜上，椎前筋膜是颈筋膜深层，并向后覆盖在头半棘肌的表面，与足少阴之筋相连。

第二节

足少阳之正与足厥阴之正

"足少阳之正，绕髀入毛际，合于厥阴；别者，入季胁之间，循胸里属胆，散之上肝贯心，以上挟咽，出颐颌中，散于面，系目系，合少阳于外眦也。足厥阴之正，别跗上，上至毛际，合于少阳，与别俱行，此为二合也。"

一、足少阳之正

"足少阳之正，绕髀入毛际，合于厥阴；别者，入季胁之间，循胸里属胆，散之上肝贯心，以上挟咽，出颐颌中，散于面，系目系，合少阳于外眦也。"足少阳之正的循行路径可以被分为 3 个节段。

1. "绕髀入毛际，合于厥阴"是沿腹股沟韧带发出的足少阳之正的第一条分支。足少阳之筋循髂胫束到达髂前上棘后，在向腹外斜肌及筋膜分布的同时，沿腹股沟韧带发出了足少阳之正的分支。"腹外斜肌腱膜下缘伸张于髂前上棘至耻骨结节之间，向后反折形成腹股沟韧带[1]"，足少阳之正沿腹股沟韧带到达耻骨结节，与附着在耻骨周围的足厥阴之筋发生连接。足厥阴之筋在耻骨周围分布在耻骨肌和会阴浅筋膜上，覆盖在耻骨和耻骨联合表面的阴毛标定了足厥阴之筋的范围。

2. "别者，入季胁之间，循胸里属胆，散之上肝贯心"是足少阳之正沿肝圆韧带进入体腔的路径。在髂前上棘处，足少阳之正沿腹外斜肌的肌束后缘，循侧腹部上行，这一过程被描述为"入季胁之间"，由于足少阳之正的这条路径与沿腹股沟韧带向腹前部的循行方向相反，因此被称为足少阳之正的"别者"。

腹外斜肌在肋骨附着的最高点，足少阳之正从第 5 肋沿腹外斜肌斜下，并到达腹直肌的外缘，通过脐环从腹直肌鞘连接到肝圆韧带上，足少阳之正随肝圆韧带上行。肝圆韧带是胚胎时期脐静脉闭锁后的遗迹，连于脐环

---

[1] 王怀经，张绍祥. 局部解剖学 [M]. 北京：人民卫生出版社. 2011, 128.

与门静脉左支囊部之间，可分为腱膜下段、游离段与裂隙段。其中腱膜下段位于脐环至镰状韧带之间，没有镰状韧带包裹。肝圆韧带的腱膜下段"紧贴腹前壁内面走行于腹膜外[1]"，为足少阳之正从脐环向肝圆韧带转移提供了条件。

肝脏的裸面是一个 H 形的结构，肝圆韧带位于肝脏的左纵沟中，胆囊窝和腔静脉沟位于肝脏的右纵沟中，肝蒂连接在左、右纵沟之间。足少阳之正通过肝蒂从肝圆韧带连接到胆囊和肝外结构上，实现了足少阳之正"属胆"。肝脏的左纵沟的后部容纳静脉韧带[2]，静脉韧带是静脉导管闭锁后遗留的痕迹，胚胎时期静脉导管连接在脐静脉和下腔静脉之间，足少阳之正通过静脉韧带从肝圆韧带连接到下腔静脉上，并继续沿下腔静脉到达心脏，以"散之上肝贯心"。

胚胎的早期，卵黄静脉和脐静脉都经过肝脏然后连接到心的静脉窦，脐静脉的遗留结构成为足少阳之正"循胸里"的解剖基础。卵黄静脉在胚胎第5~6周即已退化，但是脐静脉只有在脐带被切断后才开始退化。脐静脉是胚胎时期的主要供血血管，脐静脉中的大部分血液通过静脉导管直接进入下腔静脉，只有少部分流入肝窦。静脉导管直到出生后才闭合，并形成静脉韧带，成为足少阳之正连接下腔静脉的解剖基础。

3."以上挟咽，出颐颔中，散于面，系目系，合少阳于外眦也"是沿上颌静脉直接到达目外眦的足少阳之正的分支，足少阳之正从心中沿上腔静脉继续上行，经颈外静脉、下颌后静脉和上颌静脉到达翼丛并分布在颞下窝当中，通过与眶下动脉伴行的眶下静脉经眶下裂进入眼眶内，通过眼下静脉进入眼球。足少阳之正在目外眦处与足少阳之筋汇合。

二、足厥阴之正

"足厥阴之正，别跗上，上至毛际，合于少阳，与别俱行，此为二合也"是跟随足少阳之正循行的足厥阴之正。足厥阴之筋沿大隐静脉上行至隐静脉裂孔后，分布在会阴浅筋膜上；足厥阴之正则在隐静脉裂孔的上角连接到腹股沟韧带上，然后沿足少阳之正的"别者"上行。

［1］朱文涛,陈强谱,张长习,等.成人肝圆韧带的解剖学与组织学观察[J].中华临床医师杂志（电子版）.2011(5)4: 2078-2080.

［2］柏树令.系统解剖学[M].北京：人民卫生出版社.2001,135.

足少阳之正的"别者，入季胁之间，循胸里属胆，散之上肝贯心，以上挟咽，出颐颔中，散于面，系目系，合少阳于外眦也"沿腹外斜肌肌束后缘循行并向肋骨附着，足厥阴之正跟随足少阳之正从腹外斜肌在肋骨的附着部斜下到达脐环，然后沿肝圆韧带从中线的右侧进入肝脏的左纵沟，并到达肝门连接肝脏和胆囊，经下腔静脉到达心脏，并沿上腔静脉、颈外静脉、下颌后静脉、上颌静脉、眶下静脉和眼下静脉到达眼球。

第三节

足阳明之正与足太阴之正

"足阳明之正，上至髀，入于腹里，属胃，散之脾，上通于心，上循咽出于口颇，上頞颥，还系目系，合于阳明也。足太阴之正，上至髀，合于阳明，与别俱行，上结于咽，贯舌中，此为三合也。"

一、足阳明之正

"足阳明之正，上至髀，入于腹里，属胃，散之脾，上通于心，上循咽出于口颇，上頞，还系目系，合于阳明也。"足阳明之正的循行路径可以被划分为 3 个节段。

1. "上至髀，入于腹里"是足阳明之正沿股四头肌和腹内斜肌循行的路径。足阳明之筋沿股四头肌筋膜到达髋关节周围，并转移到腹内斜肌和腹直肌的筋膜上。足阳明之筋沿腹直肌鞘的前层向胸廓外的体壁结构转移，从腹直肌鞘转移到胸骨肌上；足阳明之正则经腹直肌鞘的后层分布，进入胸廓体壁结构的内层，并连接到膈肌上。

2. "属胃，散之脾，上通于心"是足阳明之正沿膈肌分布的路径。伴随着腹直肌在第 5、6、7 肋软骨和胸骨剑突周围的附着，足阳明之正从腹直肌鞘的后层转移到膈肌上，并在胃的裸面周围进入胃膈韧带当中，胃膈韧带是壁腹膜在胃的裸面周围形成的双层筋膜结构，足阳明之正沿胃膈韧带连接胃体而"属胃"；继续沿胃脾韧带连接脾而"散之脾"；由于心脏和胃各有裸面附着在膈肌上，胃的裸面与心的裸面被膈肌直接连接，同时足阳明之正在胃膈韧带中沿左膈下动脉直接汇入腹主动脉，沿胸主动脉、主动脉弓直达心脏，以"通于心"。

膈下动脉是腹主动脉的 3 个壁支血管之一，其中左膈下动脉的分支沿胃膈韧带分布于胃底上部和贲门。足阳明之正选择左膈下动脉成为"通于心"的循行通道在于：膈下动脉在主动脉裂孔稍下处从腹主动脉发出，是腹主动脉进入腹腔后发出的第一个分支。胃左动脉作为胃的最大动脉却起源于腹腔干，而且胃的静脉血管分别汇集于脾静脉、门静脉等，左膈下动脉直接连接腹主动脉，是位于胃与心之间的捷径。

3. "上循咽出于口，上頞頄，还系目系。"足阳明之正沿颈总动脉进入颈动脉鞘当中，在颈内动脉和颈外动脉的分叉处，足阳明之正沿颈外动脉的管壁上行"上循咽"，继续沿面动脉经口角沿鼻外侧支到达目内眦，以"出于口，上頞頄"，并通过内眦动脉"系目系"。

注解：

《灵枢·寒热病》的"足阳明有挟鼻入于面者，名曰悬颅，属口，对入系目本"是否与足阳明之正相关？面动脉在面部没有向目外眦分布的分支，因此，沿面动脉分布的足阳明之正不可能同时到达目内眦和目外眦，从而否定了"对入系目本"隶属于足阳明之正的可能。

二、足太阴之正

"足太阴之正，上至髀，合于阳明，与别俱行，上结于咽，贯舌中。"足太阴之正有2个路径进入腹腔，一个是沿足阳明之正循行"合于阳明"，一个是沿足太阴之别循行"与别俱行"。

1. "上至髀，合于阳明"是跟随足阳明之正循行的足太阴之正。足太阴之筋沿缝匠肌到达髂前上棘后，转移到腹横肌筋膜上并延续到腹直肌鞘的后层，随足阳明之正进入腹腔后，经胃膈韧带连接胃体而"属胃"，沿胃脾韧带连接脾而"散之脾"，跟随足阳明之正连接胃脾的循行路径被称为"合于阳明"。

2. "与别俱行"是沿足太阴之别循行的足太阴之正。足太阴之别通过膈结肠韧带连接大肠，通过胃结肠韧带连接胃，从而"入络肠胃"，足太阴之正沿胃脾韧带连接脾，进而通过原始系膜背系膜和胸腹膜管遗留的两个途径穿过横膈。

发育初期，初级胸膜腔和初级腹膜腔之间有胸腹膜管连接，伴随着横膈的形成，切断胸腹膜管的胸腹隔膜成为横膈的背外侧，胸腹膜管的结构遗留在食管系膜当中，位于食管背部、食管与主动脉之间；脾脏发生于原始系膜的背系膜当中，背系膜参与形成了横膈的正中部，因此足太阴之正从横膈的后部穿过横膈，沿食管与主动脉之间的筋膜结构上行。在上纵隔当中，足太阴之别循行在颈筋膜中层的内脏筋膜上，并继续沿颊咽筋膜上行覆盖咽缩肌，通过舌咽肌到达舌体上，从而实现"上结于咽，贯舌中"。舌咽肌是缩咽肌的一部分，位于茎突舌肌的内侧。

颈筋膜中层的内脏筋膜包裹咽、喉、食管颈部和气管颈部，覆盖于气管前部的部分被称为气管前筋膜，气管前筋膜既是心管和围心腔下降至胸腔的轨迹，也是闭锁的胸膜心包管融合的结构。首先，胚体的早期，围心腔和初级胸膜腔之间有胸膜心包管连接，胸心包膈膜切断胸膜心包管后，胸心包膈膜融合在食管腹侧的间充质当中，位于食管和上腔静脉之间的食管系膜当中。同时心管和围心腔出现时位于胚体的头部、口咽膜的上方，心脏的发育过程中心管和围心腔向胚体的腹侧返折，在食管的腹侧到达胸腔。围心腔下降的轨迹成为成体结构当中气管前筋膜，"气管前筋膜向上附着于环状软骨、甲状软骨和舌骨，向下包绕甲状腺形成甲状腺鞘，即甲状腺假被膜，并越过器官前面及两侧入胸腔与纤维心包融合[1]"。

因此，足太阴之正在下纵隔当中循行于食管的背侧，食管背系膜和胸腹膜管遗留的结构中，在上纵隔当中循行于气管的前侧，以气管前筋膜为主体上行，在咽喉以上沿颊咽筋膜到达颅底，足太阴之正不仅连接舌咽，而且连接心包。

---

[1] 王怀经, 张绍祥. 局部解剖学 [M]. 北京：人民卫生出版社. 2011, 46.

第四节

手太阳之正与手少阴之正

"手太阳之正，指地，别于肩解，入腋走心，系小肠也。手少阴之正，别入于渊腋两筋之间，属于心，上走喉咙，出于面，合目内眦，此为四合也。"

一、手太阳之正

"手太阳之正，指地，别于肩解，入腋走心，系小肠也"是手太阳之正的循行路径。"入腋走心"首先说明手太阳之正是一个能够到达心脏的解剖结构，能够"入腋走心"的只有腋动脉和腋静脉 2 个血管，手少阴之别和手少阴心经使用腋动脉通道连接心脏，手太阳之正只有选择腋静脉作为进入体腔连接心脏的结构。"别于肩解，入腋"描述了手太阳之正沿旋肩胛静脉从肩胛外缘汇入腋静脉的过程，从旋肩胛静脉经腋静脉进入体腔是手太阳之正的关键结构。

旋肩胛动脉是肩胛下动脉的主要分支，分布在肩胛骨的外侧缘。手太阳之正在肩胛部从冈下肌和小圆肌的筋膜转移到旋肩胛静脉上，肩胛下静脉经腋静脉进入体腔，在锁骨上三角中腋静脉汇入锁骨下静脉，手太阳之正继续沿锁骨下静脉、头臂静脉和上腔静脉到达心脏，以实现"入腋走心"；到达心脏后的手太阳之正通过下腔静脉、门静脉、肠系膜上静脉进入小肠系膜而"系小肠"。

二、手少阴之正

"手少阴之正，别入于渊腋两筋之间，属于心，上走喉咙，出于面，合目内眦，此为四合也"是手少阴之正的循行路径。"别入于渊腋两筋之间"明确地标定了手少阴之正经腋鞘进入体腔的特点，由于手太阳之正通过旋肩胛静脉、肩胛下静脉和腋静脉进入体腔，手少阴之正也不例外地选择腋鞘当中的腋静脉进入体腔，"属于心"。

进入体腔后的手少阴之正沿锁骨下静脉、头臂静脉和上腔静脉到达心脏，在锁骨下静脉汇入头臂静脉的同时，手少阴之正返折到颈外静脉上，并沿颈外静脉、面静脉和内眦静脉到达目内眦，以"出于面，合目内眦"。

第五节

手少阳之正与手厥阴之正

"手少阳之正，指天，别于巅，入缺盆，下走三焦，散于胸中也。手心主之正，别下渊腋三寸，入胸中，别属三焦，出循喉咙，出耳后，合少阳完骨之下，此为五合也。"

一、手少阳之正

"手少阳之正，指天，别于巅，入缺盆，下走三焦，散于胸中也"是手少阳之正的循行路径。手少阳之筋沿头夹肌到达颞骨乳突，跨越下颌关节后经蝶下颌韧带、翼下颌韧带以及咽缩肌等到达颅底，"别于巅"标定了咽上缩肌在颅底附着的部位，在咽上缩肌与颅底的附着处发出了手少阳之正。

手少阳之正在颅底部沿椎前筋膜下行，椎前筋膜在纵隔内移行为纵隔胸膜而"散于胸中"；在后纵隔的底部通过腰肋三角，手少阳之正移行至腹内筋膜上，并进入腹膜后隙。手少阳之正借助腹后壁的疏松结缔组织与胰腺连接，从而实现了"下走三焦"，手少阳之正所连接的三焦即是胰腺器官，又是胰腺所在的腹膜后隙。

二、手厥阴之正

"手心主之正，别下渊腋三寸，入胸中，别属三焦，出循喉咙，出耳后，合少阳完骨之下"是手厥阴之正的循行路径。

手厥阴之正的起始部分在腋筋膜。腋窝是一个锥体形的腔，腋鞘是腋窝的上口，腋前的边界是腋窝前臂下缘的皮肤皱襞，是胸大肌的下缘；腋后的边界是腋窝后臂下缘的皮肤皱襞，是大圆肌和背阔肌的下缘；腋筋膜附着于腋窝四壁形成了腋窝底，《黄帝内经》以"别下渊腋三寸"的形式描述了腋筋膜连接在腋窝四壁的部位，并以此代表腋筋膜从腋窝顶到腋窝后臂下缘的皮肤皱襞恰好符合腋下三寸的长度。

在腋窝中手厥阴之筋从肱动脉血管神经束转移到胸小肌和锁胸筋膜上，手厥阴之正和手厥阴之别则沿腋筋膜汇入腋鞘并进入锁骨上三角。腋鞘在锁骨上三角内移行为椎前筋膜，椎前筋膜形成包裹臂丛神经和锁骨下动脉的筋膜鞘。

椎前筋膜"上附着于颅底，下续前纵韧带及胸内筋膜，向后覆盖颈后肌并附着于项韧带[1]"，手厥阴之正沿由椎前筋膜形成的臂丛神经鞘跨越肺尖，经胸廓上口向下进入纵隔，椎前筋膜在第3胸椎的前面移行为胸内筋膜，引导手厥阴之正"入胸中"，经腰肋三角穿过横膈后，手厥阴之正从胸内筋膜转移到腹内筋膜上，并进入腹膜后隙。

纵隔属于上焦体腔，由纵隔胸膜围成；腹膜腔属于中焦体腔，由腹膜围成；腹膜后隙属于下焦体腔，由腹膜隔离而成。手厥阴之正的循行路径连接了形成上、中、下三焦的筋膜结构，从而"别属三焦"。

手厥阴之正在纵隔当中沿椎前筋膜向上，一方面沿气管前筋膜到达咽喉，以实现"出循喉咙"；一方面沿椎前筋膜上行并到达颅底，在枕颞缝中向头夹肌、颞肌和枕额肌的筋膜以及项筋膜上转移，以实现"出耳后"。手厥阴之正在枕颞缝中与沿头夹肌到达颞骨乳突的手少阳之筋相连，与随头前直肌、头外侧直肌等到达颅底的足少阳之筋相连，实现"合少阳完骨之下"。

注解：

手太阳之正"指地"是与手少阳之正"指天"相对而言，以区别手太阳之正和手少阳之正的不同分布区域。以肩胛表面为中心，手太阳之正经旋肩胛静脉、腋静脉、锁骨下静脉、上腔静脉，一路下行到达心脏，被形象地描述为"指地"；而手少阳之正起始于咽上缩肌附着的颅底，被形象地描述为"指天"。

---

[1] 王怀经，张绍祥. 局部解剖学 [M]. 北京：人民卫生出版社. 2011，46.

第六节

手阳明之正与手太阴之正

"手阳明之正，从手循膺乳，别于肩髃，入柱骨下，走大肠，属于肺，上循喉咙，出缺盆，合于阳明也。手太阴之正，别入渊腋少阴之前，入走肺，散之太阳，上出缺盆．循喉咙，复合阳明，此六合也。"

一、手阳明之正的解剖还原

"手阳明之正，从手循膺乳，别于肩髃，入柱骨下，走大肠，属于肺，上循喉咙，出缺盆，合于阳明也。"《黄帝内经》描述的手阳明之正的循行路径可以分为 3 个节段。

1. "手阳明之正，从手循膺乳，别于肩髃，入柱骨下"是沿项筋膜发出的手阳明之正。肩髃是手阳明之别从手阳明之筋发出的起始点，肩髃定位于肱二头肌、胸大肌和三角肌的交叉处，在肩髃处，手太阴之筋从肱二头肌筋膜转移到胸大肌筋膜上，手阳明之筋从肱肌筋膜转移到三角肌的筋膜上，手阳明之别从肱肌筋膜转移到喙肱肌筋膜上。

项筋膜是项区深筋膜的深层，在颈区位于斜方肌的深面，将斜方肌与夹肌、半棘肌分开；在肩背部，将斜方肌与肩带肌群分开。"项筋膜内侧附着于项韧带，上方附着于枕骨的上项线，向下移行为胸腰筋膜后层[1]。"手阳明之正沿三角肌到达肩峰，沿项筋膜从斜方肌下到达颈椎和胸椎棘突，以"入柱骨下"。

2. "走大肠，属于肺，上循喉咙"是沿胸腰筋膜循行的手阳明之正。项背部的深筋膜被分成项区、胸背区和腰区三个部分：项区的深筋膜是封套筋膜的一部分，分为深、浅两层，浅层覆盖在斜方肌的表面，深层为项筋膜分布于斜方肌下；胸背部和腰区的深筋膜也分为浅深两层，浅层位于斜方肌和背阔肌的表面，深层为胸腰筋膜。骶尾区的深筋膜与骶骨背面的

---

[1] 王怀经，张绍祥．局部解剖学 [M]．北京：人民卫生出版社．2011, 259.

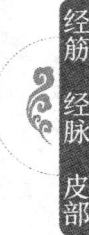

骨膜愈合。

项筋膜在腰背部移行为胸腰筋膜，胸腰筋膜分为三层结构，其前层的腰方肌筋膜直接贴附在腹后壁的前方，中后层为竖脊肌的鞘膜。手阳明之正通过胸腰筋膜从体表到竖脊肌筋膜转移到腰方肌筋膜上。腰方肌筋膜是腹内筋膜的组成部分，腹内筋膜是腹壁的最内层结构，腹膜间位的升结肠和降结肠通过疏松结缔组织直接固定在腹后壁的腹内筋膜上，实现了手阳明之正"走大肠"。

手阳明之正"属于肺"是肺脏在发育过程中从原始系膜与胸膜之间的连接中演化而来。肺起源于前肠腹侧的喉气管憩室，喉气管憩室位于心脏的背侧与原始消化管之间，被包裹在食管腹系膜当中。随着两肺的发育扩展，"食管腹系膜被夹在两肺之间，最终扩展形成纵隔[1]"；胃同样发源于前肠，包裹胃的原始系膜有腹系膜和背系膜，其中腹系膜形成了包裹胃的小网膜，背系膜则在胃大弯下形成了大网膜，出生后横结肠系膜与大网膜直接愈合形成胃结肠韧带。手阳明之正经"走大肠，属于肺"的过程则是原始系膜和胸膜发育轨迹的描述。手阳明之正沿胸腰筋膜进入腹腔并连接到升降结肠之后，通过横结肠上的胃结肠韧带向大网膜和小网膜转移，继续沿胸腹膜管遗留的结构穿过横膈到达肺根。胸腹膜管是连接在初级胸膜腔和初级腹膜腔之间的结构，胸腹隔膜在阻断胸腹膜管之后参与了横膈的形成；胸腔内的胸腹膜管则融合于纵隔胸膜当中。手阳明之正沿胸腹膜管遗留的痕迹从小网膜到达肺根，实现手阳明之正"属于肺"；在纵隔中通过气管前筋膜到达咽喉，以"循喉咙"。

3."出缺盆，合于阳明"是手阳明之正沿胸膜上膜循行的节段。纵隔胸膜在肺尖部与胸内筋膜黏为一体，并增厚形成胸膜上膜。胸膜上膜向后附着于第7颈椎横突和第1胸椎体。手阳明之正通过胸膜上膜到达第7颈椎和第1胸椎后，与沿斜方肌附着于颈、胸椎棘突的手阳明之筋相连，而"合于阳明"。肺尖位于锁骨内侧1/3段以上，突入颈部的胸锁乳突肌区2~3 cm，《黄帝内经》将胸膜上膜的这一特征描述为"出缺盆"。

[1] 高英茂，李和.组织学与胚胎学 [M]. 北京：人民卫生出版社.2012,397.

二、手太阴之正的解剖还原

"手太阴之正，别入渊腋少阴之前，入走肺，散之太阳，上出缺盆，循喉咙，复合阳明"，手太阴之正沿贵要静脉循行进入体腔并连接肺脏。

贵要静脉在上臂下半段循行在肱二头肌内侧沟当中，贵要静脉或在上臂中部穿深筋膜注入肱静脉，或与肱静脉伴行注入腋静脉。按照《黄帝内经》"别入渊腋少阴之前"的描述，手太阴之正从肱二头肌筋膜转移到贵要静脉的外膜上，并随贵要静脉进入腋鞘，"别入渊腋少阴之前"的描述符合"当上肢外展时，腋静脉位于腋动脉的前方"的特点。手太阳之正和手少阴之正共同使用腋静脉进入体腔，《黄帝内经》将手太阳之正沿腋静脉进入体腔的特点描述为"入腋走心"，而将手太阴之正沿贵要静脉汇入腋静脉描述为"别入渊腋少阴之前"以区别"入腋走心"。手太阴之正与手太阳之正、手少阴之正共用腋静脉进入体腔，因而手太阴之正在腋窝中"散之太阳"。

"前斜角肌是颈根部重要的标志，其内侧有胸膜顶和颈根部的纵行结构，前后方及外侧有胸颈与上肢间横行的血管和神经等"，而且"锁骨下静脉壁与第1肋、锁骨下肌和前斜角肌的筋膜愈着[1]"，手太阴之正在沿锁骨下静脉跨越前斜角肌时，从包裹锁骨下静脉的筋膜转移到位于胸膜顶的胸内筋膜和胸膜上膜上，手太阴之正沿胸膜上膜从胸膜顶到达第7颈椎的横突，以"上出缺盆"，与附着在颈、胸椎侧突的斜方肌相连，斜方肌是手阳明之筋的结构，因此手太阴之正能够"复合阳明"。同时手太阴之正沿胸内筋膜从肺尖下行，在肺根部连接肺脏，以实现"入走肺"；在纵隔当中手太阴之正沿气管前筋膜向上到达咽喉，以"循喉咙"，向下沿胸腹膜管遗留的筋膜结构进入腹膜内，实现与胃的连接，在体内"复合阳明"。

---

[1] 王怀经, 张绍祥. 局部解剖学 [M]. 北京：人民卫生出版社. 2011, 64.

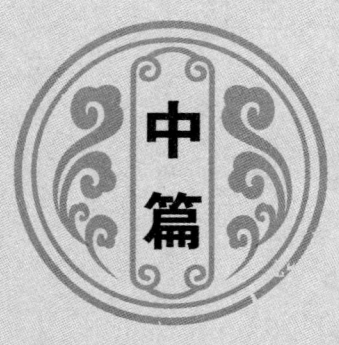

中篇

经脉　经隧

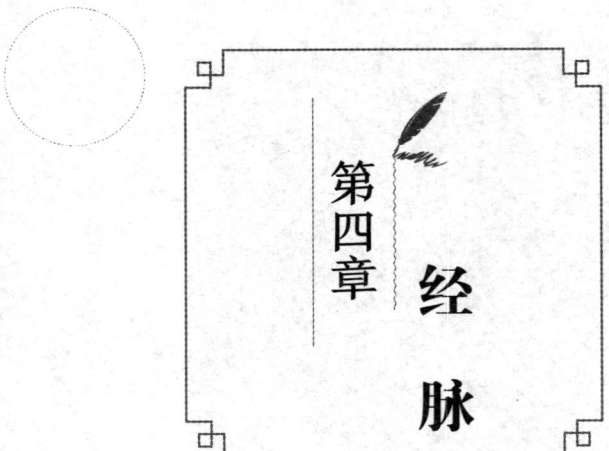

第四章 经脉

肺手太阴之脉，起于中焦，下络大肠，还循胃口，上膈属肺，从肺系横出腋下，下循臑内，行少阴心主之前，下肘中，循臂内上骨下廉，入寸口，上鱼，循鱼际，出大指之端；其支者，从腕后直出次指内廉，出其端。

是动则病肺胀满膨膨而喘咳，缺盆中痛，甚则交两手而瞀，此为臂厥。是主肺所生病者，咳，上气喘渴，烦心胸满，臑臂内前廉痛厥，掌中热。气盛有余，则肩背痛风寒．汗出中风，小便数而欠。气虚则肩背痛寒，少气不足以息，溺色变。为此诸病，盛则泻之，虚则补之，热则疾之，寒则留之，陷下则灸之，不盛不虚，以经取之：盛者寸口大三倍于人迎，虚者则寸口反小于人迎也。

大肠手阳明之脉，起于大指次指之端，循指上廉，出合谷两骨之间，上入两筋之中，循臂上廉，入肘外廉，上臑外前廉，上肩，出髃骨之前廉，上出于柱骨之会上，下入缺盆络肺，下膈属大肠；其支者，从缺盆上颈贯颊，入下齿中，还出挟口，交人中，左之右，右之左，上挟鼻孔。

是动则病齿痛颈肿。是主津液所生病者，目黄口干，鼽衄，喉痹，肩前臑痛，大指次指痛不用。气有余则当脉所过者热肿，虚则寒栗不复。为此诸病，盛则泻之，虚则补之，热则疾之，寒则留之，陷下则灸之，不盛不虚，以经取之。盛者人迎大三倍于寸口，虚者人迎反小于寸口也。

胃足阳明之脉，起于鼻之交頞中，旁纳（一本作约字）太阳之脉，下循鼻外，入上齿中，还出挟口环唇，下交承浆，却循颐后下廉，出大迎，循颊车，上耳前，过客主人，循发际，至额颅；其支者，从大迎前下人迎，循喉咙，入缺盆，下膈属胃络脾；其直者，从缺盆下乳内廉，下挟脐，入气街中；其支者，起于胃口，下循腹里，下至气街中而合，以下髀关，抵伏兔，下膝膑中，下循胫外廉，下足跗，入中指内间；其支者，下廉三寸而别，下入中指外间；其支者，别跗上，人大指间，出其端。

是动则病洒洒振寒，善呻数欠颜黑，病至则恶人与火，闻木声则惕然而惊，心欲动，独闭户塞牖而处，甚则欲上高而歌，弃衣而走，贲响腹胀，是为骭厥。是主血所生病者，狂疟温淫汗出，鼽衄，口㖞唇胗，颈肿喉痹，大腹水肿，膝膑肿痛，循膺、乳、气街、股、伏兔、骭外廉、足跗上皆痛，中指不用：气盛则身以前皆热，其有余于胃，则消谷善饥，溺色黄。气不足则身以前皆寒栗，胃中寒则胀满。为此诸病，盛则泻之．虚则补之，热则疾之，寒则留之，陷下则灸之，不盛不虚，以经取之。盛者人迎大三倍于寸口，虚者人迎反小于寸口也。

脾足太阴之脉，起于大指之端，循指内侧白肉际，过核骨后，上内踝前廉，上踹内，循胫骨后，交出厥阴之前，上膝股内前廉，入腹属脾络胃，上膈，挟咽，连舌本，散舌下；其支者，复从胃，别上膈，注心中。

是动则病舌本强，食则呕，胃脘痛，腹胀善噫，得后与气则快然如衰，身体皆重。是主脾所生病者，舌本痛，体不能动摇，食不下，烦心，心下急痛，溏、瘕、泄、水闭、黄疸，不能卧，强立股膝内肿厥，足大指不用。为此诸病，盛则泻之，虚则补之，热则疾之，寒则留之，陷下则灸之，不盛不虚，以经取之。盛者寸口大三倍于人迎，虚者寸口反小于人迎也。

心手少阴之脉，起于心中，出属心系，下膈络小肠：其支者，从心系上挟咽，系目系；其直者，复从心系却上肺，下出腋下，下循臑内后廉，行太阴心主之后，下肘内，循臂内后廉，抵掌后锐骨之端，入掌内后廉，循小指之内出其端，

是动则病嗌干心痛，渴而欲饮，是为臂厥。是主心所生病者，目黄胁痛，臑臂内后廉痛厥，掌中热痛，为此诸病，盛则泻之，虚则补之，热则疾之，寒则留之。陷下则灸之，不盛不虚，以经取之，盛者寸口大再倍于人迎，虚者寸口反小于人迎也。

小肠手太阳之脉，起于小指之端，循手外侧上腕，出踝中，直上循臂骨下廉，出肘内侧两筋之间，上循臑外后廉，出肩解，绕肩胛，交肩上，入缺盆络心，循咽下膈，抵胃属小肠；其支者，从缺盆循颈上颊，至目锐眦，却入耳中；其支者，别颊上抵鼻，至目内眦，斜络于颧。

是动则病嗌痛颌肿，不可以顾，肩似拔，臑似折。是主液所生病者，耳聋目黄颊肿，颈颌肩臑肘臂外后廉痛。为此诸病，盛则泻之，虚则补之，热则疾之，寒则留之，陷下则灸之，不盛不虚，以经取之。盛者人迎大再倍于寸口，虚者人迎反小于寸口也。

膀胱足太阳之脉，起于目内眦，上额交巅；其支者，从巅至耳上角；其直者，从巅入络脑，还出别下项，循肩髆内，挟脊抵腰中，入循膂，络肾属膀胱；其支者，从腰中下挟脊贯臀，入腘中；其支者，从髆内左右，别下贯胛，挟脊内，过髀枢，循髀外从后廉下合腘中，以下贯踹内，出外

踝之后，循京骨，至小指外侧。

是动则病冲头痛，目似脱，项如拔，脊痛腰似折，髀不可以曲，腘如结，踹如裂，是为踝厥。是主筋所生病者，痔疟狂癫疾，头颟项痛，目黄泪出鼽衄，项背腰尻腘踹脚皆痛，小指不用。为此诸病，盛则泻之，虚则补之，热则疾之，寒则留之，陷下则灸之，不盛不虚，以经取之。盛者人迎大再倍于寸口，虚者人迎反小于寸口也。

肾足少阴之脉，起于小指之下，邪走足心，出于然谷之下，循内踝之后，别入跟中，以上踹内，出腘内廉，上股内后廉，贯脊属肾络膀胱；其直者，从肾上贯肝膈，入肺中，循喉咙，挟舌本；其支者，从肺出络心，注胸中。

是动则病饥不欲食，面如漆柴，咳唾则有血，喝喝而喘，坐而欲起，眱眱如无所见，心如悬若饥状，气不足则善恐，心惕惕如人将捕之，是为骨厥。是主肾所生病者，口热舌干，咽肿上气，嗌干及痛，烦心心痛，黄疸肠澼，脊股内后廉痛，痿厥嗜卧，足下热而痛。为此诸病，盛则泻之，虚则补之，热则疾之，寒则留之，陷下者灸之，不盛不虚，以经取之。灸则强食生肉，缓带披发，大杖重履而步。盛者寸口大再倍于人迎，虚者寸口反小于人迎也。

心主手厥阴心包络之脉，起于胸中，出属心包络，下膈。历络三膲；其支者，循胸出胁，下腋三寸，上抵腋.下循臑内，行太阴少阴之间，入肘中，下臂行两筋之间，入掌中，循中指出其端；其支者，别掌中，循小指次指出其端。

是动则病手心热，臂肘挛急，腋肿，甚则胸胁支满，心中憺憺大动，面赤目黄，喜笑不休。是主脉所生病者，烦心心痛，掌中热。为此诸病，盛则泻之，虚则补之，热则疾之，寒则留之，陷下则灸之，不盛不虚，以经取之。盛者寸口大一倍于人迎，虚者寸口反小于人迎也。

三焦手少阳之脉，起于小指次指之端，上出两指之间，循手表腕，出臂外两骨之间，上贯肘，循臑外上肩，而交出足少阳之后，入缺盆，布膻中，散落心包，下膈，循属三焦，其支者，从膻中上出缺盆，上项，系耳后直上，出耳上角，以屈下颊至𩑔；其支者，从耳后入耳中，出走耳前，过客主人前，交颊，至目锐眦。

是动则病耳聋浑浑焞焞，嗌肿喉痹。是主气所生病者，汗出，目锐眦痛，颊痛，耳后肩臑肘臂外皆痛，小指次指不用。为此诸病，盛则泻之，虚则补之，热则疾之，寒则留之，陷下则灸之，不盛不虚，以经取之。盛者人迎大一倍于寸口，虚者人迎反小于寸口也。

胆足少阳之脉，起于目锐眦，上抵头角，下耳后，循颈行手少阳之前，至肩上，却交出手少阳之后，入缺盆；其支者，从耳后入耳中，出走耳前，至目锐眦后；其支者，别锐眦，下大迎，合于手少阳，抵于頔，下加颊车，下颈合缺盆以下胸中，贯膈络肝属胆，循胁里，出气街，绕毛际，横入髀厌中；其直者，从缺盆下腋，循胸过季胁，下合髀厌中，以下循髀阳，出膝外廉，下外辅骨之前，直下抵绝骨之端，下出外踝之前，循足跗上，入小指次指之间；其支者，别跗上，入大指之间，循大指岐骨内出其端，还贯爪甲，出三毛。

是动则病口苦，善太息，心胁痛不能转侧，甚则面微有尘，体无膏泽，足外反热，是为阳厥。是主骨所生病者，头痛颔痛，目锐眦痛，缺盆中肿痛，腋下肿，马刀侠瘿，汗出振寒，疟，胸胁肋髀膝外至胫绝骨外踝前及诸节皆痛，小指次指不用。为此诸病，盛则泻之，虚则补之，热则疾之，寒则留之，陷下则灸之，不盛不虚，以经取之。盛者人迎大一倍于寸口，虚者人迎反小于寸口也。

肝足厥阴之脉，起于大指丛毛之际，上循足跗上廉，去内踝一寸，上踝八寸，交出太阴之后，上腘内廉，循股阴入毛中，过阴器，抵小腹，挟胃属肝络胆，上贯膈，布胁肋，循喉咙之后，上入颃颡，连目系，上出额，与督脉会于巅；其支者，从目系下颊里，环唇内；其支者，复从肝别贯膈，上注肺。

是动则病腰痛不可以俯仰，丈夫㿉疝，妇人少腹肿，甚则嗌干，面尘脱色。是肝所生病者，胸满呕逆飧泄，狐疝遗溺闭癃。为此诸病，盛则泻之，虚则补之，热则疾之，寒则留之，陷下则灸之，不盛不虚，以经取之。盛者寸口大一倍于人迎，虚者寸口反小于人迎也。

《灵枢·经脉第十》

第一节

手太阴肺经的解剖还原

"肺手太阴之脉，起于中焦，下络大肠，还循胃口，上膈属肺，从肺系横出腋下，下循臑内，行少阴心主之前，下肘中，循臂内上骨下廉，入寸口，上鱼，循鱼际，出大指之端；其支者，从腕后直出次指内廉，出其端。"

一、"肺手太阴之脉，起于中焦，下络大肠"是手太阴肺经的起始结构。中焦是由腹膜围成的体腔，包括大、小网膜。胃被包裹在小网膜当中，小网膜在完成对胃体的包裹之后，在胃大弯处延续为大网膜，成人大网膜前、后各2层的黏膜与横结肠愈着并形成胃结肠韧带。手太阴肺经的经脉空间起于小网膜的组织间隙当中，向下终止于胃结肠韧带前，然后向上返折到达横膈的食管裂孔处。

二、"还循胃口，上膈属肺"是手太阴肺经在胸腔的循行通道。肺脏起源于原始消化管，从前肠腹侧发育的肺芽位于心包囊和原始消化管之间，肺芽被完整地包裹在原始系膜的腹系膜当中。在肺脏成型的过程中，胸心包隔膜阻断了位于胸腔与心包腔之间的胸膜心包管；同时胸腹膈膜阻断了位于胸腔与腹腔之间的胸腹膜管，胸膜腔由此而成为独立的结构。胸腹膈膜参与横膈的组成，成为横膈的背外侧部，胸腹膜管融入纵隔胸膜并分布于两肺之间，手太阴肺经通过胸腹膜管的遗留结构实现了"上膈属肺"。

三、"从肺系横出腋下"是手太阴肺经在锁骨上三角内循行的通道。手太阴肺经沿食管裂孔和胸腹膜管的遗留结构进入纵隔，并通过肺根连接于肺，然后沿肺动脉和上腔静脉及周围的组织间隙循行。

肺系是指出入肺门的结构，包括了支气管、肺动脉、肺静脉、肺丛和淋巴等。"还循胃口，上膈属肺"是指手太阴肺经沿胸腹膜管遗留的筋膜结构到达肺根，"从肺系横出腋下"则是通过肺门中的血管结构向上肢分布。《黄帝内经》将从头臂静脉角到达肺门的段落称为"肺脉"，"中焦亦并胃中，出上焦之后，此所受气者，泌糟粕，蒸津液，化其精微，上注于肺脉，

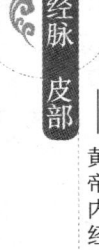

乃化而为血，以奉生身，莫贵于此，故独得行于经隧，命曰营气"，《灵枢·营卫生会》中"上注于肺脉"的部位就是指位于头臂静脉的静脉角，是胸导管和右淋巴导管注入上腔静脉的部位。手太阴肺经从头臂静脉继续沿锁骨下静脉周围的组织间隙进入锁骨上三角当中，通过腋鞘进入上肢体腔。

四、"下循臑内，行少阴心主之前"是手太阴肺经在上臂中循行的通道。肱二头肌是手太阴之筋在上臂的结构主体，手太阴肺经循行在肱二头肌内侧沟当中，其中有贵要静脉穿行。贵要静脉或起自腋窝，或起自上臂中部的肱静脉，但是出现在肱二头肌内侧沟的下半段当中。肱二头肌内侧沟是由肱二头肌内侧缘、肱动脉血管神经束、上臂内侧肌间隔和臂筋膜前部等共同围成的空间，肱二头肌内侧缘位于肱动脉血管神经束的前方，因此被称为"行少阴心主之前"。在上臂，手少阴心经被标定在肱动脉上，手厥阴心包经被标定在肱动脉血管神经束上。

五、"下肘中，循臂内上骨下廉，入寸口"是手太阴肺经在前臂的循行通道。在肘窝当中，手太阴肺经沿肘动脉从肱二头肌内侧沟进入前臂的前骨筋膜鞘当中，并循行在桡动脉及其血管神经束周围。桡动脉在前臂的上 1/3 段穿行于肱桡肌和旋前圆肌之间，下 2/3 段穿行于肱桡肌与桡侧腕屈肌之间，肱桡肌和桡侧腕屈肌是手太阴之筋在前臂的主体结构。在寸口处，手太阴肺经随桡动脉出现在体表，表现为桡动脉的搏动。

六、"上鱼，循鱼际，出大指之端"是指手太阴肺经向拇指分布的通道。手太阴肺经随桡侧腕屈肌经腕桡侧管进入手掌骨筋膜鞘外侧鞘当中。手掌外侧鞘由鱼际筋膜、掌外侧肌间隔和第 1 掌骨组成，拇短屈肌、拇短展肌、拇对掌肌和拇长屈肌腱等位于手掌外侧鞘当中，手太阴肺经最终随拇长屈肌腱进入拇指的指腱鞘，并行止于拇长屈肌腱在末节指骨底附着点周围的指髓间隙中，成为手太阴肺经的终支。

七、"其支者，从腕后直出次指内廉，出其端"是手太阴肺经向食指分布的通道，也是手太阴肺经向手阳明大肠经过渡的终末交通支。在桡骨茎突的尺侧、桡动脉穿过鼻烟窝，在第 1 骨间背侧肌和拇收肌斜头之间进入手掌中，桡动脉进入手掌的体表标志在拇指内收时第 1 骨间背侧肌的隆起处。进入手掌后，桡动脉除了参与掌深弓和掌浅弓的形成之外，同时分出拇主要动脉。拇主要动脉有 3 个分支，分布于拇指掌面两侧缘和食指的桡侧缘。按照手指动脉血管的命名规律，拇主要动脉食指支可以被命名为食指指掌侧固有动脉。手太阴肺经沿拇主要动脉的食指支分布到食指的桡侧，并到达指端的指髓间隙。

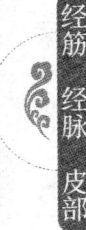

第二节

手阳明大肠经的解剖还原

"大肠手阳明之脉，起于大指次指之端，循指上廉，出合谷两骨之间，上入两筋之中，循臂上廉，入肘外廉，上臑外前廉，上肩，出髃骨之前廉，上出于柱骨之会上，下入缺盆络肺，下膈属大肠；其支者，从缺盆上颈贯颊，入下齿中，还出挟口，交人中，左之右，右之左，上挟鼻孔。"

一、"大肠手阳明之脉，起于大指次指之端，循指上廉，出合谷两骨之间"是手阳明大肠经的起始结构。手阳明大肠经起始于食指的指髓间隙，沿食指指背腱膜桡侧的组织间隙上行，在指背腱膜周围有指背动脉伴行，而且指背动脉通过交通支与指掌侧固有动脉形成血管网。在手掌部，手阳明大肠经循行于第1骨间背侧肌周围的组织间隙当中，第1骨间背侧肌位于第1和第2掌骨之间，当拇指内收时，第1骨间背侧肌的肌腹在体表形成的隆起被命名为合谷。在伸肌支持带下，手阳明大肠经通过包裹桡侧腕长、短伸肌腱的骨纤维管，和包裹指伸肌腱、示指伸肌腱的骨纤维管进入前臂后骨筋膜鞘当中。

二、"循臂上廉，入肘外廉"是手阳明大肠经在前臂的循行通道。桡侧腕长伸肌和示指伸肌是手阳明之筋前臂的主体结构，桡侧腕长伸肌分布在表层，示指伸肌分布于深层；手阳明大肠经则穿行于桡侧腕长伸肌与示指伸肌之间的组织间隙当中。

三"上臑外前廉，上肩，出髃骨之前廉"是手阳明大肠经在上臂的循行通道。伴随着手阳明之筋从桡侧腕长伸肌向肱肌的转移，手阳明大肠经进入上臂前骨筋膜鞘中，并循行在肱二头肌外侧沟当中。肱二头肌外侧沟由肱肌、肱二头肌的桡侧、外侧肌间隔和臂前筋膜围成，头静脉穿行其中。在位于肱骨中、上段的三角肌粗隆周围，手阳明大肠经进入三角肌下，沿三角肌与喙肱肌之间的间隙"上肩"，并到达肩胛喙突以"出髃骨之前廉"。

伴随着三角肌在锁骨外侧、肩峰和肩胛冈的附着，手阳明大肠经从肩部发出了体外和体内 2 条分支。

四、"上肩，出髃骨之前廉，上出于柱骨之会上"是手阳明大肠经沿项筋膜分布的体外通道。手阳明大肠经穿行在斜方肌与项筋膜之间，沿斜方肌的上、中肌束行止于第 7 颈椎以上的棘突上，被《黄帝内经》称为"上出于柱骨之会上"，是手阳明大肠经体外路径的终支。

五、"下入缺盆络肺，下膈属大肠"是手阳明大肠经沿肩胛上动脉循行的体内通道。在斜方肌下，手阳明大肠经沿肩胛上动脉经肩胛切迹进入胸腔，并在锁骨上三角当中汇入锁骨下动脉，实现手阳明大肠经的"下入缺盆"。

"臂丛和锁骨下动脉均由椎前筋膜形成的筋膜鞘包绕[1]"，手阳明大肠经沿包裹臂丛的椎前筋膜鞘进入纵隔，通过肺根"络肺"；沿胸腹膜管遗留的筋膜结构穿过横膈，并通过膈结肠韧带连接横结肠，实现"下膈属大肠"。

六、"其支者，从缺盆上颈贯颊，入下齿中，还出挟口，交人中，左之右，右之左，上挟鼻孔"是手阳明大肠经向头面分布的通道。在锁骨下动脉和颈总动脉的汇合处，手阳明大肠经从锁骨下动脉返折、直接转移到颈总动脉上，并沿颈外动脉上行，手阳明大肠经沿面动脉分布在面颊部，实现了"从缺盆上颈贯颊"。"面动脉在口角处发出上、下唇动脉，它们在肌的深面紧贴于黏膜，邻近上下唇的游离缘。在上、下唇，左、右侧的唇动脉自由吻合形成一围绕口的环[2]。"手阳明大肠经沿上、下唇动脉环绕口唇并与对侧同名动脉吻合，实现了"还出挟口，交人中，左之右，右之左"；沿面动脉的颌下动脉分支进入颏孔当中，实现了手阳明大肠经"入下齿中"；手阳明大肠经继续沿面动脉分布在鼻背和鼻翼处，从而实现了"上挟鼻孔"，并在目内眦延续为内眦动脉。

注解：

手阳明之筋"其支者，上颊，结于頄；直者，上出手太阳之前，上左角，

[1] 王怀经，张绍祥. 局部解剖学 [M]. 北京：人民卫生出版社. 2011, 67.

[2] 徐国成，韩秋生，王志军，等. 美容外科解剖图谱 [M]. 沈阳：辽宁科学技术出版社. 2011, 132.

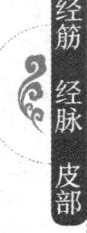

络头，下右颔"，如果手阳明大肠经沿手阳明之筋周围的组织间隙从一侧的颧肌经口轮匝肌对侧口角的笑肌和降口角肌，即使能够满足"挟口，交人中，左之右，右之左"的基本要求，但是不能满足手阳明大肠经"入下齿中"和"上挟鼻孔"等全部条件。因此，手阳明大肠经不能以手阳明之筋在面部形成的组织间隙作为循行路径。

第三节

足阳明胃经的解剖还原

　　"胃足阳明之脉，起于鼻之交頞中，旁纳（一本作约字）太阳之脉，下循鼻外，入上齿中，还出挟口环唇，下交承浆，却循颐后下廉，出大迎，循颊车，上耳前，过客主人，循发际，至额颅；其支者，从大迎前下人迎，循喉咙，入缺盆，下膈属胃络脾；其直者，从缺盆下乳内廉，下挟脐，入气街中；其支者，起于胃口，下循腹里，下至气街中而合，以下髀关，抵伏兔，下膝膑中，下循胫外廉，下足跗，入中指内间；其支者，下廉三寸而别，下入中指外间；其支者，别跗上，入大指间，出其端。"

　　一、"胃足阳明之脉，起于鼻之交頞中，旁纳（一本作约字）太阳之脉，下循鼻外，入上齿中，还出挟口环唇，下交承浆，却循颐后下廉，出大迎，循颊车，上耳前，过客主人，循发际，至额颅"是足阳明胃经在头面部循行的路径，足阳明胃经在面部分布在鼻、口、上齿、下颌和颞等部位。足阳明胃经起源于目内眦处，沿鼻翼及上唇提肌和提口角肌之间的组织间隙从鼻根下行，绕口轮匝肌"下交承浆"，并向对侧的下颌角前分布，进入颊肌和降下唇肌周围的组织间隙中。一方面经颊肌周围组织间隙在上颌支的后缘进入穿牙槽孔中，以"入上齿中"；一方面经降下唇肌和颏肌周围组织间隙在到达下颌角前进入咬肌周围的组织间隙中，从而实现"却循颐后下廉，出大迎"。在下颌关节前，足阳明胃经从咬肌的组织间隙转移到颞区的组织间隙中，经颞浅脂肪垫上行止于头角发迹，颞浅脂肪垫位于颞深筋膜浅层和深层之间，头角发迹是颞筋膜在上颞线附着的前端，从而实现"循颊车，上耳前，过客主人，循发际，至额颅"。

　　二、"其支者，从大迎前下人迎，循喉咙，入缺盆，下膈属胃络脾"是足阳明胃经体内分支的循行通道。足阳明胃经沿上、下唇动脉环绕口唇，沿面动脉到达下颌角，在下颌下腺的深面汇入颈外动脉，颈外动脉下行至平甲状软骨上缘水平汇入颈总动脉，并在人迎处出现动脉搏动。《黄帝内经》将人迎定位在"颈侧之动脉人迎"，将大迎定位在"臂阳明有入頄遍齿者，名曰大迎"。因此，"从大迎前下人迎"描述了足阳明胃经沿面动脉、颈外动脉汇入颈总动脉的过程，足阳明胃经沿两侧的颈动脉"循喉咙"，并经胸廓上口进入纵隔。

迷走神经与颈总动脉伴行在颈动脉鞘当中，当颈动脉鞘行止于上纵隔后，足阳明胃经沿迷走神经继续下行。在纵隔内，左侧迷走神经形成食管前丛，右侧迷走神经形成食管后丛，并包裹在食管的表面，足阳明胃经沿迷走神经形成的组织间隙下行，经食管裂孔进入腹膜内。迷走神经的食管前丛移行为胃前支，分布在胃小弯周围，以实现足阳明胃经"属胃"；迷走神经的食管后丛移行为胃后支和腹腔支，其中腹腔支参与形成腹腔丛，与腹腔干伴行分布于脾、肝、肾等器官，腹腔器官的血管和神经穿行在腹腔的各种韧带当中，足阳明胃经通过胃脾韧带实现"络脾"。

三、"其支者，起于胃口，下循腹里，下至气街中而合"是足阳明胃经的体内分支向体外转移的通道。足阳明胃经的体内分支在"下膈属胃络脾"的同时，通过食管裂孔和胃膈韧带等分布到膈肌的表面。在剑突周围，足阳明胃经进入腹直肌鞘内和腹内斜肌、腹横肌之间的组织空间当中，并在耻骨联合和腹股沟韧带处与足阳明胃经的体腔外分支汇合，足阳明胃经的体腔内、外分支汇合后一起进入大腿的前骨筋膜鞘当中。

四、"其直者，从缺盆下乳内廉，下挟脐，入气街中"是足阳明胃经体腔外分支循行的通道。足阳明胃经随胸锁乳突肌周围的组织间隙到达胸锁关节后，在胸骨柄外过渡到胸骨肌周围的组织间隙中。胸骨肌连接在胸大肌和腹直肌之间，在剑突周围，足阳明胃经从胸骨肌进入腹直肌鞘内和腹内斜肌、腹横肌之间的组织间隙当中，足阳明胃经的体外分支与体腔分支一起通过腹股沟韧带深层的肌腔隙进入下肢前骨筋膜鞘。由于腹内斜肌腱膜在腹直肌的外缘移行为腹直肌鞘的前后层，因此，足阳明胃经分布在腹直肌鞘内和周围。

五、"下至气街中而合，以下髀关，抵伏兔，下膝膑中，下循胫外廉，下足跗，入中指内间；其支者，下廉三寸而别，下入中指外间；其支者，别跗上，入大指间，出其端"是足阳明胃经在下肢循行的通道。足阳明胃经通过肌腔隙进入大腿的前骨筋膜鞘后，循行在股四头肌的4个肌束形成的组织空间中；通过髌韧带的外侧副韧带形成的组织间隙进入小腿的前骨筋膜鞘当中，沿胫前动脉穿行在胫骨前肌和趾长伸肌周围的组织间隙当中。胫前动脉的上 1/3 段穿行在胫骨前肌和趾长伸肌之间，下 2/3 段穿行在胫骨前肌和蹞长伸肌之间。从小腿部，足阳明胃经向足部发出的 3 个终支，分别到达"中指内间""中指外间"和"大指间"。

1."下足跗，入中指内间"是足阳明胃经沿趾长伸肌周围的组织间隙循行的通道。附着在第 3 足趾上的趾长伸肌是足阳明之筋的起始结构，足阳明胃经在小腿前骨筋膜鞘当中，沿趾长伸肌周围的组织间隙穿过伸肌支持带，到达中趾趾端。由于足阳明胃经还有一分支到达"中指外间"，因此沿趾长伸肌到达中趾的足阳明胃经的分布区域被指定在"中指内间"。

2."其支者，别跗上，入大指间，出其端"是足阳明胃经沿足背动脉和第 1 跖背动脉及其周围组织间隙循行的通道。胫前动脉在伸肌上支持带下缘移行为足背动脉，足背动脉的终支"沿蹞长伸肌腱外侧下行，经蹞短伸肌深面到达第 1 跖骨间隙[1]"，然后向蹞趾的两侧和第 2 趾背的内侧份发出趾背动脉，其中分布在蹞趾内侧的足背动脉是独立支，足阳明胃经则沿足背动脉向蹞趾发出的终支分布在蹞趾的两侧。

3."其支者，下廉三寸而别，下入中指外间"是足阳明胃经沿腓浅神经的足背中间皮神经分支循行的通道。腓浅神经在腓骨颈的高度从腓总神经分出，先行于腓骨长、短肌之间，然后循行于腓骨长肌和趾长伸肌之间，在小腿外侧中下 1/3 交点处穿出深筋膜，分成足背中间皮神经和足背内侧皮神经。其中足背中间皮神经分别行止于第 3 趾的外侧，第 4 趾的内、外侧和第 5 趾的内侧。《黄帝内经》将足阳明胃经在小腿中下 1/3 处，沿腓浅神经穿出深筋膜的过程称为"下廉三寸而别"，足阳明胃经沿足背中间皮神经周围的组织间隙行止于第 3 趾外侧，实现"下入中指外间"。

《灵枢·经脉》描述的足阳明胃经的三个终点分别是肌腱、神经和血管的独立支的终点，"下廉三寸而别，下入中指外间"是腓浅神经的足背中间皮神经分支在中趾外侧的独立终支；"下足跗，入中指内间"是趾长伸肌在中趾的附着点；而"别跗上，入大指间，出其端"则是足背动脉分布在蹞趾的终支。

[1] 王怀经, 张绍祥. 局部解剖学 [M]. 北京：人民卫生出版社. 2011, 373.

第四节

足太阴脾经的解剖还原

"脾足太阴之脉，起于大指之端，循指内侧白肉际，过核骨后，上内踝前廉，上踹内，循胫骨后，交出厥阴之前，上膝股内前廉，入腹属脾络胃，上膈，挟咽，连舌本，散舌下；其支者，复从胃，别上膈，注心中。"

一、"脾足太阴之脉，起于大指之端，循指内侧白肉际"是足太阴脾经的起始结构。足太阴脾经起始于踇长屈肌腱在踇趾远节趾骨底附着的足趾端，沿踇长屈肌周围的组织间隙上行。在跖趾关节周围，足太阴脾经进入踇展肌和踇收肌周围的组织间隙中，踇展肌的下缘恰好是足底赤白肉际，因此，赤白肉际成为足太阴脾经在足内侧的体表标志，踇展肌在向舟骨粗隆附着的同时直接连接胫骨后肌；而踇收肌在行止于第2~4跖骨底的同时与胫骨后肌连接。胫骨后肌附着于内、中、外楔骨的跖面以及舟骨粗隆，舟骨粗隆成为足太阴脾经在内踝前的体表标志，被称为"核骨"。

二、"过核骨后，上内踝前廉……交出厥阴之前"是足太阴脾经沿踝内侧动脉循行的通道。足底内侧动脉循行于踇趾内侧到达足跟内侧胫后动脉的起始处，足底内侧动脉是足太阴脾经在足底部的经脉主干。在足底内侧动脉汇入胫后动脉之前，足太阴脾经转移到踝内侧动脉上。踝内侧动脉是胫前动脉的分支，从足背部分出后分布在踝关节的内侧区，并与足底内侧动脉吻合，是胫前动脉和胫后动脉之间的交通支。踝内侧动脉分布于距骨的表面，穿行于内踝与舟骨粗隆之间，《黄帝内经》以"过核骨后，上内踝前廉"描述了足太阴脾经从足跟内侧向踝内侧动脉转移的过程。由于踝内侧动脉在内踝前从大隐静脉下穿过，并在足背的中央汇入胫前动脉，《黄帝内经》将足太阴脾经沿踝内侧动脉从足底向足背分布的特征描述为"交出厥阴之前"。

三、"上踹内，循胫骨后"是足太阴脾经循行在小腿后骨筋膜鞘当中的通道。足太阴之筋所属的胫骨后肌和跚长屈肌都位于小腿后骨筋膜鞘当中，胫骨后肌是足太阴之筋在小腿的主体结构。理论上讲，足太阴脾经只是占据了胫骨后肌和跚长屈肌周围的组织间隙，但是沿胫后动脉循行的足少阴肾经并没有沿趾长屈肌进入小腿后骨筋膜鞘深鞘，而是穿行在趾长屈肌和比目鱼肌的内侧缘，因此，足太阴脾经实际占据了小腿后骨筋膜鞘深鞘当中的所有空间，《黄帝内经》将足太阴脾经在小腿部的分布特点简单地描述为"循胫骨后"，但是足太阴脾经在体表出现在比目鱼肌内侧缘与胫骨内侧缘之间。

四、"上膝股内前廉"是足太阴脾经穿行在缝匠肌周围的组织间隙当中的通道。缝匠肌和胫骨后肌都在胫骨上端的内侧有附着点，足太阴脾经从胫骨后肌过渡到缝匠肌周围的组织间隙当中，并到达缝匠肌附着的髂前上棘。

五、"入腹属脾络胃"是足太阴脾经循行在腹横肌与腹横筋膜之间组织间隙中的通道。腹横肌附着在下位 6 对肋软骨的内面，与膈肌相互连接，足太阴脾经从缝匠肌周围的组织间隙转移到腹横肌与腹内筋膜之间的组织间隙中，并在膈肌上到达脾的附着点周围。"脾由胃脾韧带、脾肾韧带、膈脾韧带、脾结肠韧带、膈结肠韧带等支持固定[1]"，足太阴脾经进入膈脾韧带中连接脾，然后经胃脾韧带到达胃从而实现手太阴脾经"属脾络胃"。

六、"上膈，挟咽，连舌本，散舌下"是足太阴脾经沿咽缩肌循行的通道，足太阴脾经以足太阴之正"上结于咽，贯舌中"的循行路径为基础，从包裹脾脏的腹膜开始，沿食管后系膜形成的结构，从横膈后正中部穿过横膈，沿连接在食管与主动脉之间的筋膜在纵隔当中上行，在甲状软骨水平，足太阴脾经转移到咽缩肌周围的组织空间中，并通过舌咽肌周围的组织间隙实现足太阴脾经的"连舌本，散舌下"。

七、"其支者，复从胃，别上膈，注心中"是经左膈下动脉汇入心脏的足太阴脾经。网膜、系膜、韧带和皱襞等是腹膜由壁层移行于脏层，或由一个脏器移行至另一个脏器的过程中形成的筋膜结构，"这些结构不仅

---

[1] 柏树令. 系统解剖学 [M]. 北京：人民卫生出版社. 2006, 262.

对脏器起着连接和固定的作用，也是血管、神经、淋巴管的出入处[1]"。其中胃脾韧带中有胃短动脉、胃网膜左动脉；在胃膈韧带当中有胃后动脉和左膈下动脉等。足太阴脾经跟随足阳明之正的循行路径在胃膈韧带中沿左膈下动脉汇入腹主动脉，继续沿胸主动脉、主动脉弓直达心脏，从而实现了足太阴脾经的"复从胃，别上膈，注心中"。

[1] 王怀经, 张绍祥. 局部解剖学 [M]. 北京：人民卫生出版社. 2011, 137.

第五节

手少阴心经的解剖还原

"心手少阴之脉，起于心中，出属心系，下膈络小肠：其支者，从心系上挟咽，系目系；其直者，复从心系却上肺，下出腋下，下循臑内后廉，行太阴心主之后，下肘内，循臂内后廉，抵掌后锐骨之端，入掌内后廉，循小指之内出其端。"

手少阴心经"起于心中"，从心系发出了"下膈络小肠""上挟咽，系目系"和"上肺，下出腋下"等3个分支，完全符合心脏通过主动脉弓向全身发出颈总动脉、锁骨下动脉，并移行为胸主动脉和腹主动脉的特点，因此、手少阴心经就是从心脏发出的动脉系统，心系就是发出颈总动脉、锁骨下动脉并移行为胸主动脉和腹主动脉的主动脉弓。

一、"心手少阴之脉，起于心中，出属心系，下膈络小肠"是手少阴心经向腹腔发出的分支。手少阴心经从心脏起源后，经主动脉弓延续为胸主动脉，穿过横膈后更名为腹主动脉，手少阴心经在腹腔当中沿腹腔干、肠系膜上动脉、空肠动脉和回肠动脉进入小肠系膜当中，实现了"下膈络小肠"，成为手少阴心经的腹腔分支。

二、"其支者，从心系上挟咽，系目系"是手少阴心经向头面发出的分支。以左侧颈总动脉为例，从主动脉弓发出后，颈总动脉在甲状软骨的高度分为颈内动脉和颈外动脉，《黄帝内经》以"挟咽"的形式描述了颈总动脉分为颈内动脉和颈外动脉的节点。手少阴心经沿颈总动脉、颈内动脉进入颅内，并通过眼动脉等到达视器和眼副器，实现了"系目系"，颈总动脉和颈内动脉及其周围的组织间隙成为手少阴心经的头面分支。

三、"其直者，复从心系却上肺，下出腋下，下循臑内后廉，行太阴心主之后，下肘内，循臂内后廉，抵掌后锐骨之端，入掌内后廉，循小指之内出其端"是手少阴心经向上肢发出的分支。右侧的手少阴心经经头臂干转移到右锁骨下动脉上，左侧的手少阴心经直接从主动脉弓上转移到锁骨下动脉上。手少阴心经沿锁骨下动脉及其周围的组织间隙跨越肺尖后，经腋鞘沿肱动脉进入上肢的前骨筋膜鞘当中，《黄帝内经》将肱动脉与肱动脉血管神经束的结构关系描述为"行太阴心主之后"，以表示以肱动脉为中心的手少阴心经位于手太阴肺经循行的肱二头肌内侧沟的后面，被包裹在肱动脉血管神经束当中。

沿肘动脉进入肘窝的手少阴心经在旋前肌下进入前壁的前骨筋膜鞘当中，继续沿尺动脉进入尺动脉血管神经束当中，尺动脉及其血管神经束是手少阴心经在前臂循行的主体空间。尺动脉及其血管神经束在前臂的上1/3 段穿行于指浅屈肌的深面，在下 2/3 段穿行于尺侧腕屈肌和指浅屈肌之间，在腕关节的尺侧和尺侧腕屈肌腱的桡侧，可以触摸到手少阴心经在尺动脉的搏动，因此，《黄帝内经》有"女子手少阴脉动甚者，妊子"的描述，并以尺动脉的搏动作为诊断方法。

在屈肌支持带下，手少阴心经沿尺动脉经腕尺侧管进入手掌骨筋膜鞘内侧鞘当中。内侧鞘由小鱼际筋膜、掌内侧肌间隔和第五掌骨围成，包裹着隶属于手少阴之筋的小指短屈肌以及小鱼际肌群的其他肌肉。手少阴心经沿小指尺掌侧动脉从小鱼际肌的表面下降，并移行为小指尺掌侧固有动脉，小指尺掌侧固有动脉是从掌浅弓发出的动脉终支，分布于小指的尺侧缘，并到达小指指端的指髓间隙，从而实现"入掌内后廉，循小指之内出其端"。

第六节

手太阳小肠经的解剖还原

"小肠手太阳之脉，起于小指之端，循手外侧上腕，出踝中，直上循臂骨下廉，出肘内侧两筋之间，上循臑外后廉，出肩解，绕肩胛，交肩上，入缺盆络心，循咽下膈，抵胃属小肠；其支者，从缺盆循颈上颊，至目锐眦，却入耳中；其支者，别颊上颐抵鼻，至目内眦，斜络于颧。"

一、"小肠手太阳之脉，起于小指之端，循手外侧上腕"是手太阳小肠经的起始结构。手太阳小肠经起始于小指的指髓间隙，沿小指伸肌腱尺侧缘的组织间隙上行。

二、"出踝中，直上循臂骨下廉，出肘内侧两筋之间"是手太阳小肠经沿尺侧腕伸肌在前臂的循行通道。手太阳小肠经在伸肌支持带下，穿过包裹尺侧腕伸肌腱的骨纤维管和小指伸肌腱的骨纤维管进入前臂后骨筋膜鞘当中，以"出踝中"。其中"踝"显然是错字，应以腕替代。

在前臂当中，手太阳小肠经穿行尺侧腕伸肌周围的组织间隙当中，由于尺侧腕伸肌紧贴于尺骨的外侧缘，因此被称为"循臂骨下廉"。在尺侧腕伸肌到达肱骨外上髁之前，手太阳之筋通过肘肌从肱骨外上髁转移到尺骨上端的背面和肘关节囊，同时进入尺神经沟。由于尺神经沟的入口由尺侧腕屈肌的 2 条肌腱形成，其中 1 条韧带向肱骨内上髁附着，另外 1 条韧带向尺骨鹰嘴附着，因此沿尺神经进入尺神经沟的手太阳小肠经被描述为"出肘内侧两筋之间"。

三、"上循臑外后廉"是手太阳小肠经在上臂的臂后区循行的通道。手太阳小肠经沿尺神经在上臂循行在肱三头肌内侧头与长头之间，在尺神经穿过内侧肌间隔进入上臂前骨筋膜鞘时，手太阳小肠经没有随尺神经穿过内侧肌间隔，而是在臂后骨筋膜鞘内继续沿肱三头肌长头上行，沿肱三头肌长头周围的组织间隙到达肩胛部。

四、"出肩解，绕肩胛，交肩上"是手太阳小肠经在肩胛部循行的通道。

手太阳小肠经沿肱三头肌长头穿过三边孔时，与旋肩胛动、静脉伴行从大圆肌和小圆肌之间穿出，手太阳小肠经从肱三头肌长头的组织间隙转移到旋肩胛动、静脉周围的组织间隙当中，从而实现手太阳小肠经"出肩解"；手太阳小肠经继续沿旋肩胛静脉从肩胛骨的外侧缘上行，并在肩胛下肌的下缘处汇入腋静脉，从而实现手太阳小肠经"绕肩胛，交肩上"。手太阳小肠经在肩胛部的循行路径与手太阳之筋的路径一致，但是手太阳之筋的"后走腋后廉，上绕肩胛"是指沿肱三头肌长头到达盂下结节。

五、"入缺盆络心，循咽下膈，抵胃属小肠"是手太阳小肠经进入体腔的通道。沿旋肩胛静脉和肩胛下静脉循行的手太阳小肠经在腋下汇入腋静脉，并沿腋静脉进入体腔。手太阳小肠经沿腋静脉、锁骨下静脉和上腔静脉到达心脏，实现了手太阳小肠经"络心"。手太阳小肠经在右心房中从上腔静脉直接转移到下腔静脉上，并沿下腔静脉和门静脉，经肠系膜上静脉进入小肠系膜当中，实现了手太阳小肠经"属小肠"。

门静脉系统包括脾静脉、肠系膜上静脉、肠系膜下静脉、胃左静脉、胃右静脉、胆囊静脉和附脐静脉等分支，肠系膜上静脉是门静脉系统的最大分支。在手太阳小肠经向肠系膜上静脉分布的同时，通过连接在门静脉上的胃左静脉和胃右静脉到达胃体，因此，《黄帝内经》描述的手太阳小肠经在腹腔内能够"抵胃属小肠"。

六、"其支者，从缺盆循颈上颊，至目锐眦，却入耳中；其支者，别颊上䪼抵鼻，至目内眦，斜络于颧"是手太阳小肠经沿颈外静脉循行的通道，手太阳小肠经在头面部发出2条分支。其中"其支者，从缺盆循颈上颊，至目锐眦，却入耳中"是沿下颌后静脉循行的手太阳小肠经分支，这一分支分布在面部的浅层；"其支者，别颊上䪼抵鼻，至目内眦，斜络于颧"是沿翼丛分布的手太阳小肠经分支，这一分支分布在面部的深层。

1. "其支者，从缺盆循颈上颊，至目锐眦，却入耳中"是手太阳小肠经沿颞浅静脉循行的分支。沿肩胛下静脉进入体腔的手太阳小肠经直接从锁骨下静脉转移到颈外静脉上，在下颌角处，颈外静脉发出下颌后静脉、耳后和枕静脉2个分支，手太阳小肠经选择下颌后静脉上行；在腮腺内，下颌后静脉又分成上颌静脉和颞浅静脉2条分支，手太阳小肠经选择颞浅静脉上行；颞浅静脉发出了顶静脉、额静脉、颞中静脉和面横静脉等分支，手太阳小肠经沿表浅的面横静脉及其周围的组织间隙"至目锐眦"，沿进入颞肌深层的颞中静脉及其周围的组织间隙"却入耳中"。从颞浅静脉发出的顶静脉成为足太阳膀胱经"从巅入络脑"的分支。

2."其支者，别颊上䪼抵鼻，至目内眦，斜络于颧"是手太阳小肠经沿翼丛循行的分支。翼丛是分布于翼内肌和翼外肌之间的静脉丛，翼丛的一端经上颌静脉向下汇入下颌后静脉，翼丛的另一端经眼下静脉和面深静脉向上与面静脉相通。手太阳小肠经从上颌静脉进入翼丛后"斜络于颧"，经面深静脉连接面静脉上，然后沿面静脉及其周围的组织间隙循鼻翼外侧以"别颊上䪼抵鼻"，通过翼丛的眼下静脉和面静脉的内眦静脉"至目内眦"。

第七节

足太阳膀胱经的解剖还原

"膀胱足太阳之脉，起于目内眦，上额交巅；其支者，从巅至耳上角；其直者，从巅入络脑，还出别下项，循肩髆内，挟脊抵腰中，入循膂，络肾属膀胱；其支者，从腰中下挟脊贯臀，入腘中；其支者，从髆内左右，别下贯胛，挟脊内，过髀枢，循髀外从后廉下合腘中，以下贯踹内，出外踝之后，循京骨，至小指外侧。"

《黄帝内经》描述的足太阳膀胱经在腰背部分为 2 个分支，一支沿项背部深筋膜的浅层，循行在斜方肌和背阔肌的表面，同时沿项背部深筋膜深层通过胸腰筋膜进入体腔，成为足太阳膀胱经的"其直者，从巅入络脑，还出别下项，循肩髆内，挟脊抵腰中，入循膂，络肾属膀胱"的体腔分支；一支沿项背部深筋膜深层的胸腰筋膜中，后层包裹竖脊肌，并向下肢延续，成为足太阳膀胱经的"其支者，从髆内左右，别下贯胛，挟脊内，过髀枢，循髀外从后廉下合腘中，以下贯踹内，出外踝之后，循京骨，至小指外侧"的体表分支。

一、"膀胱足太阳之脉，起于目内眦，上额交巅"是足太阳膀胱经在头面部的循行通道。足太阳膀胱经起始于枕额肌筋膜在目内眦的附着处，沿帽状筋膜进入到腱膜下疏松结缔组织当中。枕额肌由额腹、枕腹和中间的帽状筋膜构成，由于皮肤、浅筋膜、帽状筋膜等 3 层结构紧密连接，难以分开，故合称为头皮，而腱膜下疏松结缔组织则是位于帽状筋膜和颅骨外膜之间的一个结构间隙，也被称为腱膜下间隙，此间隙前至眶上缘，后达上项线。当腱膜下间隙出血时，"瘀斑可出现于鼻根和上眼睑皮下[1]"，与足太阳膀胱经的起始部完全吻合。

二、"其支者，从巅至耳上角"是足太阳膀胱经沿冠状缝循行的通道。

---

[1] 王怀经，张绍祥.局部解剖学[M].北京：人民卫生出版社.2011，21.

足太阳膀胱经在腱膜下间隙中沿镶嵌在冠状缝当中的骨外膜组织到达翼点，然后沿颞骨和蝶骨之间颞碟缝到达耳上角，足太阳膀胱经沿骨外膜在冠状缝周围形成的组织间隙"从巅至耳上角"，其表面有颞浅静脉到达顶孔的分支。

三、"其直者，从巅入络脑，还出别下项，循肩髆内，挟脊抵腰中，入循膂，络肾属膀胱"是足太阳膀胱经在头、项、背部循行的主干，也是足太阳膀胱经的体腔分支。

1. "从巅入络脑"：颅骨由多块扁骨组成，出生时、扁骨之间相互分离，结缔组织连接在颅骨之间形成颅缝，其中位于两块额骨和两块顶骨汇合处的颅缝较宽，称为颅囟，颅囟在出生时只被结缔组织膜封闭，大约在 1~1.5 岁时闭合。而且在顶骨和枕骨之间形成了矢状缝，在额骨和顶骨之间形成了冠状缝，在顶骨与枕骨之间形成了人字缝，在颞骨与蝶骨之间形成了颞碟缝等。与颅囟的闭合不同、颅缝只有到成年期才完全闭合，少数颅缝，如额缝（占 5%），可终生不闭合，称永存额缝。颅囟和颅缝的存在为足太阳膀胱经"从巅入络脑"提供了解剖基础。

颅缝把颅骨外膜和颅骨内膜紧密地连接在一起。颅骨外膜是颅外结构的最内层，是一层覆盖在颅骨外的致密结缔组织，大部分的颅骨外膜与颅骨表面之间有少量的结缔组织，但是颅骨外膜"与颅缝紧密附着[1]"。足太阳膀胱经通过颅缝进入颅内与颅骨内膜连接，同时足太阳膀胱经还可以通过顶导静脉板障静脉进入的颅内的海绵窦当中，实现了足太阳膀胱经的"从巅入络脑"。

硬脑膜是包裹大脑的一个双层膜，颅骨内膜是硬脑膜的外层，被称为骨膜层；硬脑膜的内层是脑膜层，在硬脑膜的骨膜层和脑膜层之间形成海绵窦。海绵窦连接颈内静脉，向前与眼静脉、翼丛、面静脉和鼻腔静脉交通，向后与基底静脉丛相连，并延续为椎内静脉丛，足太阳膀胱经连接海绵窦，与脑组织存在着广泛地连接；沿椎内静脉丛进入颅内的通道被《黄帝内经》命名为足太阳之正。

足太阳之正"从膂上出于项，复属于太阳"，沿椎内静脉丛上行的足

---

[1] 王怀经,张绍祥.局部解剖学 [M].北京：人民卫生出版社.2011.21.

太阳之正在枕部与枕下静脉丛广泛连接，并进入颅内连接硬脑膜窦的基底窦，沿枕下静脉丛、硬脑膜窦的基底窦和海绵窦，足太阳之正发出了连接视器和眼副器的分支："足太阳有通项入于脑者，正属目本，名曰眼系。"《灵枢·寒热病》描述的足太阳之正在颅内的分支，通过海绵窦与眼静脉、和视网膜中央静脉连接以"正属目本"，通过海绵窦与连接眼上静脉、内眦静脉和面静脉的连接以属"目系"。

2. "还出别下项"描述了足太阳膀胱经从颅内穿出的过程。颅骨内膜是颅内结构的最外层，疏松地附于颅骨内面，但是在颅缝和颅底处附着牢固，很难分离，尤其是在枕骨大孔处颅骨外膜和颅骨内膜融合在一起，足太阳膀胱经一方面向硬脊膜移行，一方面转移到脊柱外的组织间隙当中。

3. "挟脊抵腰中，入循膂"是沿竖脊肌循行的足太阳膀胱经的通道。竖脊肌当中的最长肌附着的枕骨上、下项线和颞骨乳突周围，从枕骨大孔穿出后，足太阳膀胱经进入竖脊肌鞘及其周围的组织间隙当中，沿脊柱的两侧下行，直至骶骨。足太阳膀胱经循行在竖脊肌鞘内，进入胸腰筋膜下间隙。胸腰筋膜下间隙是胸腰筋膜后层与竖脊肌之间的间隙，在腰背部、胸腰筋膜的后、中层筋膜已经成为竖脊肌鞘；在竖脊肌鞘外循行的足太阳膀胱经在腰骶部进入到骨筋膜室内，并借助胸腰筋膜的前层进入腹膜后隙。腰骶部的骨筋膜室是胸腰筋膜后层、中层与腰椎棘突和横突之间的间隙，其中容纳有竖脊肌、横突棘肌群及腰部的神经和血管等结构。

4. "络肾属膀胱"是沿胸腰筋膜进入体腔的足太阳膀胱经的通道。胸腰筋膜在腰区分为前、中、后3层。其中后层覆盖于竖脊肌的表面，与背阔肌和下后锯肌的腱膜愈合；中层位于竖脊肌和腰方肌之间，连接腹横肌的起始腱膜，胸腰筋膜的后、中层形成竖脊肌鞘；前层位于腰方肌的前面，又称腰方肌筋膜。循行在竖脊肌周围的足太阳膀胱经通过胸腰筋膜的前层筋膜进入腹腔，成为足太阳膀胱经的体腔分支。

腰方肌筋膜、腹横筋膜和肾筋膜都隶属于腹内筋膜，因所覆盖结构的不同而被冠以不同的名称。足太阳膀胱经沿腰方肌筋膜进入腹腔后，通过肾后筋膜实现足太阳膀胱经"络肾"。肾筋膜分肾前筋膜和肾后筋膜两层包裹肾脏，在肾的下方呈开放状，肾筋膜与肾纤维膜之间的脂肪囊与直肠后隙相通，足太阳膀胱经在直肠后隙当中通过输尿管到达膀胱底的外上角，沿输尿管周围的组织间隙实现足太阳膀胱经"属膀胱"。

5. "循肩髆内"是沿菱形肌循行的足太阳膀胱经的通道。菱形肌覆盖在竖脊肌的表面，连接于项韧带、第6颈椎到第4胸椎与肩胛骨的内缘之间。足太阳膀胱经沿菱形肌周围的组织间隙到达肩胛骨的内侧缘，成为足太阳膀胱经体表分支的起点。

四、"其支者，从腰中下挟脊贯臀，入腘中"是足太阳膀胱经沿坐骨神经从体腔内穿出的通道。直肠后隙是直肠筋膜和骶前筋膜之间的疏松结缔组织，足太阳膀胱经沿输尿管进入直肠后隙后，沿坐骨神经从梨状肌下孔中穿出，在臀大肌深面、坐骨结节和股骨大转子之间进入股后区并到达腘窝。坐骨神经在股后部股进入到二头肌长头和大收肌之间。

五、"其支者，从髆内左右，别下贯胛，挟脊内，过髀枢，循髀外从后廉下合腘中，以下贯腨内，出外踝之后，循京骨，至小指外侧"是足太阳膀胱经的体表分支。足太阳膀胱经的体表分支以菱形肌为起点分别向肩胛和下肢2个方向延伸，菱形肌周围的组织间隙是足太阳膀胱经体内分支的结构，分布在肩胛骨内侧缘和棘突之间，伴随着菱形肌到达肩胛下角的足太阳膀胱经，沿背阔肌和大圆肌之间的组织间隙到达肩胛，实现了"从髆内左右，别下贯胛"，但是菱形肌只存在于脊柱的肩胛段。足太阳膀胱经的体表分支在菱形肌下进入到背阔肌与竖脊肌之间的组织间隙当中，上、下后锯肌存在于菱形肌、背阔肌与竖脊肌之间，足太阳膀胱经体表分支也在上、下后锯肌周围的组织间隙中跨越竖脊肌，以"挟脊内"。

足太阳膀胱经的体表分支穿行在背阔肌深层的组织间隙当中"从髆内左右，别下贯胛，挟脊内"，在腰背部，足太阳膀胱经的体表分支与体内分支共享竖脊肌鞘外的胸腰筋膜下间隙和腰骶部骨筋膜室。足太阳膀胱经的体表分支始终没有进入竖脊肌鞘和胸腰筋膜下间隙。

胸腰筋膜在髂嵴上附着后向臀筋膜延续，足太阳膀胱经的体表分支从竖脊肌周围的组织间隙进入臀大肌下的组织间隙当中，在臀中肌、臀小肌、梨状肌和闭孔内肌、闭孔外肌之间的组织间隙中与"从腰中下挟脊贯臀，入腘中"的足太阳膀胱经体内分支汇合，继续沿股二头肌周围的组织间隙中到达腘窝，实现了足太阳膀胱经"过髀枢，循髀外从后廉下合腘中"。

六、"以下贯腨内，出外踝之后，循京骨，至小指外侧"是足太阳膀胱经在小腿部循行的路径。足太阳膀胱经一方面进入到小腿后骨筋膜鞘当中的浅鞘中，一方面沿小隐静脉分布在下肢浅筋膜层中，以实现"下贯踹内"。

在腘窝的下角、腓肠肌内、外两头之间，腘静脉穿过腘筋膜移行为小隐静脉，足太阳膀胱经沿小隐静脉分布在小腿后部的体表，绕过外踝足太阳膀胱经到达小隐静脉与背静脉弓和足背外侧静脉连接处。《黄帝内经》中的京骨是指第 5 跖骨粗隆，足太阳膀胱经在第 5 跖骨粗隆处从小隐静脉转移到足背外侧静脉上，并沿小趾外侧趾背静脉到达小趾端，以"循京骨，至小指外侧"。

同时在腘静脉沿胫后静脉进入小腿后骨筋膜鞘的过程中，足太阳膀胱经分布在腓肠肌和比目鱼肌之间和周围的组织间隙当中。腓肠肌和比目鱼肌占据小腿后骨筋膜鞘浅层，在足跟的外侧，足太阳膀胱经沿小隐静脉从小腿后骨筋膜鞘进入足底外侧骨筋膜鞘当中。足底部的外侧骨筋膜鞘中有小趾展肌和小趾短屈肌，足太阳膀胱经沿小趾展肌到达小趾趾端的外侧。

虽然趾足底固有动脉也分布在小趾的外侧，也是从足底外侧动脉发出的独立终支，但是足底外侧动脉从胫后动脉分出后经过足内踝部进入足底，与足太阳膀胱经的"出外踝之后"不符。

第八节

足少阴肾经的解剖还原

"肾足少阴之脉，起于小指之下，邪走足心，出于然谷之下，循内踝之后，别入跟中，以上端内，出腘内廉，上股内后廉，贯脊属肾络膀胱；其直者，从肾上贯肝膈，入肺中，循喉咙，挟舌本；其支者，从肺出络心，注胸中。"

在对足少阴肾经进行解剖还原之前，必须对《黄帝内经》中有关足少阴肾经的2段记载进行甄别。首先在《灵枢·逆顺肥瘦》中描述了"夫冲脉者，五藏六府之海也，五藏六府皆禀焉。其上者，出于颃颡，渗诸阳，灌诸精；其下者，注少阴之大络，出于气街，循阴股内廉，入腘中，伏行骭骨内，下至内踝之后属而别；其下者，并于少阴之经，渗三阴；其前者，伏行出跗属，下循跗入大指间，渗诸络"；同时在《灵枢·动输》中描述了"足少阴何因而动？岐伯曰：冲脉者，十二经之海也，与少阴之大络，起于肾下，出于气街，循阴股内廉，邪入腘中，循胫骨内廉，并少阴之经，下入内踝之后，入足下；其别者，邪入踝，出属跗上，入大指之间，注诸络，以温足胫，此脉之常动者也"。

《灵枢·逆顺肥瘦》和《灵枢·动输》描述了足少阴肾经和冲脉与下肢动脉的密切关系，第一，《素问·气府论》以"气街动脉各一"将冲脉定义在动脉血管上，从气街到腘中、冲脉沿股动脉循行，《黄帝内经》将冲脉从股动脉到腘动脉的节段命名为"少阴之大络"。第二，《灵枢·逆顺肥瘦》指出冲脉在小腿部"渗三阴"，与小腿部有胫后动脉、胫前动脉和腓动脉等3条主干血管相符，其中出现在足背部的"此脉之常动"是指胫前动脉的足背动脉，是冲脉在小腿和足部的标志之一。第三，在《灵枢·动输》和《灵枢·逆顺肥瘦》中2次提到冲脉"并少阴之经"，而且"少阴之经，下入内踝之后，入足下"，说明"少阴之经"是指胫后动脉。因此，《黄帝内经》将大腿部的股动脉称为"少阴之大络"；将小腿部的胫后动脉称为"少阴之经"。

一、"肾足少阴之脉，起于小指之下，邪走足心，出于然谷之下，循内踝之后，别入跟中"是足少阴肾经在足部的循行通道。足少阴肾经起始于小趾趾端，沿附着在小趾的趾长屈肌腱和趾短屈肌进入到足底中间骨筋膜鞘中；起源于趾长屈肌腱的足底方肌也穿行在足底中间骨筋膜鞘中。在舟骨粗隆下、胫后动脉恰好穿行于趾短屈肌和趾长屈肌腱之间，足少阴肾经因此进入胫后动脉及其周围的组织间隙中；在内踝的后方、跟腱的内侧，足少阴肾经沿胫后动脉进入小腿的后骨筋膜鞘当中。

二、"以上腨内，出腘内廉，上股内后廉"是足少阴肾经在下肢的循行通道。胫后动脉穿行于小腿后群浅层和深层肌肉之间，在比目鱼肌和趾长屈肌的内侧缘。在腘肌下、胫后动脉穿过比目鱼肌腱弓进入腘窝，延续为腘动脉。足少阴肾经沿胫后动脉循行在小腿的内后侧，并"出腘内廉"。《黄帝内经》将从足底部经内踝后方到达腘窝的胫后动脉称为"少阴之经"，"少阴之经"也是冲脉在小腿部的分支。

足少阴肾经沿腘股动脉继续上行，以"上股内后廉"，股动脉在股骨内上髁的收肌腱裂孔进入收肌管当中，穿过收肌管进入股三角，股动脉在腹股沟韧带处出现动脉搏动。《黄帝内经》将从腘窝到达腹股沟韧带的股动脉称为"少阴之大络"，"少阴之大络"也是冲脉在大腿部的分支。

三、"贯脊属肾络膀胱"是足少阴肾经在腹腔当中循行的通道。髂腰肌参与形成了股三角的底部，足少阴肾经沿股动脉进入股三角当中后，从股动脉周围的组织间隙转移到髂腰肌周围的组织间隙当中，并沿腰大肌到达腰椎横突的前面。由于"两肾后面的上 1/3 与膈相邻，下部自内侧向外侧与腰大肌、腰方肌及腹横肌相毗邻[1]"，足少阴肾经从腰大肌周围的组织间隙过渡到肾筋膜包裹的脂肪囊当中，并沿输尿管达到膀胱。

四、"其直者，从肾上贯肝膈，入肺中，循喉咙，挟舌本"是足少阴肾经从腹内筋膜向胸内筋膜移行的通道。肾筋膜、腰大肌筋膜和膈下筋膜同属于腹内筋膜，足少阴肾经从腰大肌周围的组织间隙经膈下筋膜延续到横膈上，并通过肝脏的裸面以"贯肝膈"。

---

[1]王怀经，张绍祥.局部解剖学[M].北京：人民卫生出版社.2011, 193.

1. 贯肝　肝脏的形成需要两个部分的参与：一是来自原始消化管的内胚层细胞参与发育成肝窦组织，二是来自原始横膈的间充质分化为肝内结缔组织和肝被膜，因此肝脏不仅有裸面与横膈紧密结合，而且通过肝被膜紧密地悬挂在横膈下。足少阴肾经沿膈下筋膜及其周围的组织间隙到达横膈，通过肝被膜与肝脏发生连接。

2. 贯膈　膈中央部为腱膜，称中心腱，周围部为肌纤维。肌纤维通过左脚、右脚、内侧弓状韧带和外侧弓状韧带等向体壁结构附着，在膈的各个附着点之间无肌纤维，常形成肌间裂隙，裂隙的上、下面仅覆以筋膜和胸膜或腹膜，是膈的薄弱区。包裹腹腔的腹内筋膜在膈下形成膈下筋膜，包裹胸腔的胸内筋膜在膈上形成膈上筋膜，膈上筋膜和膈下筋膜在膈的薄弱区中粘连成一体，足少阴肾经在膈的肌间裂隙当中，从腹内筋膜和胸内筋膜的粘连部进入胸腔。

3. "入肺中"　在纵隔的底部，胸内筋膜移行为纵隔胸膜，足少阴肾经纵隔胸膜到达肺根。肺根由胸膜的双层结构包裹肺门结构而形成，足少阴肾经通过形成肺根的脏胸膜深入肺脏的叶间裂中。

4. "循喉咙，挟舌本"　在纵隔中、足少阴肾经进入气管前间隙当中，气管前间隙是气管前筋膜与气管颈部之间的间隙。形成气管前间隙的气管前筋膜位于舌骨下肌群的深面，包裹咽、喉、颈部食管和气管等结构。在咽喉部、足少阴肾经进入舌骨下肌群周围的组织间隙当中，并沿舌骨舌肌到达舌体。《灵枢·忧恚无言》将足少阴肾经"循喉咙，挟舌本"的过程描述为"足之少阴，上系于舌，络于横骨，终于会厌"。

五、"其支者，从肺出络心，注胸中"是足少阴肾经沿肺根向心脏分布的通道。足少阴肾经沿被包裹在肺根中的肺静脉从肺门注入左心房，成为足少阴肾经"从肺出络心"的核心结构；同时沿肺韧带连接到纵隔和膈肌中心腱的后方，实现了足少阴肾经"注胸中"。肺韧带是包裹肺门的脏、壁胸膜在肺根的下方形成双层筋膜结构。

第九节

手厥阴心包经的解剖还原

"心主手厥阴心包络之脉，起于胸中，出属心包络，下膈。历络三膲；其支者，循胸出胁，下腋三寸，上抵腋. 下循臑内，行太阴少阴之间，入肘中，下臂行两筋之间，入掌中，循中指出其端；其支者，别掌中，循小指次指出其端。"

心主手厥阴心包络之脉的现代名称为手厥阴心包经，手厥阴心包经的命名方式突出了手厥阴心包经作为经脉结构的独立性，但是丢失了"心主"、手厥阴心包经依附于手少阴心经的特点。

一、"心主手厥阴心包络之脉，起于胸中，出属心包络"是手厥阴心包经循行在纵隔当中的通道。纤维心包在包裹心脏时形成了 4 个部分：胸肋部、外侧部、膈部和后部。其中膈部与膈的中心腱紧密附着，外侧部与纵隔胸膜相贴，伴随着足少阴肾经沿肺韧带附着在纵隔胸膜和横膈上，手厥阴心包经起于的纵隔胸膜所围成的纵隔当中，并且通过纤维心包的外侧部与纵隔胸膜的连接，手厥阴心包经直接连接到纤维心包上，并在心脏大血管的出入处，进入到心包腔当中，从而实现了手厥阴心包经"起于胸中，出属心包络"。

二、"下膈，历络三膲"是手厥阴心包经在腹腔当中循行的通道。三焦在《黄帝内经》中涵盖的结构广泛，胰腺是六腑之一，被称为胰腺三焦；纵隔、腹膜腔和腹膜后隙被称为体腔三焦，"其中上焦是胸腔当中的纵隔，中焦是腹腔当中的腹膜腔，下焦则是以直肠周围间隙为中心的腹膜后隙[1]"。起始于纵隔的手厥阴心包经占据了上焦体腔，经过食管裂孔，手厥阴心包经进入到腹膜腔中以连接中焦体腔，进入到腹膜后隙当中而连接下焦体腔，完成了手厥阴心包经"历络三膲"；并且手厥阴心包经在腹

---

[1] 马宁. 三焦与四街 [J]. 北京中医药大学学报, 2018, 41(10)：797-802.

膜后隙当中与胰腺连接。

三、"其支者，循胸出胁，下腋三寸，上抵腋.下循臑内，行太阴少阴之间，入肘中，下臂行两筋之间，入掌中，循中指出其端"是手厥阴心包经在上肢循行的通道。手厥阴心包经沿椎前筋膜从纵隔进入包裹锁骨下动脉的筋膜鞘当中，并通过腋鞘进入上臂的前骨筋膜鞘。

1."循胸出胁，下腋三寸。"腋窝呈锥体状，由一顶、一底和四壁围成，顶部是以腋鞘为标志的腋窝上口；四壁围成腋窝的空间，分别是胸部、肩胛部、前臂和胸壁的软组织结构，腋筋膜封堵腋窝的底部；手厥阴心包经沿形成腋窝四壁的筋膜"循胸出胁"。

《黄帝内经》以腋下三寸标记了腋窝内筋膜覆盖的范围。大圆肌腱和背阔肌是形成腋窝后壁的主要结构，以大圆肌和背阔肌下缘标记的腋后壁恰恰是腋下 3 寸，是腋筋膜连接腋窝四壁体表标志的最低点。手厥阴心包经从腋鞘进入腋窝并分布到腋筋膜上，以实现"下腋三寸"。

2."上抵腋，下循臑内，行太阴少阴之间"是手厥阴心包经沿肱动脉血管神经束循行的通道。在上臂，手太阴肺经循行在肱二头肌内侧沟当中，手少阴心经循行在以肱动脉为中心的血管神经束当中，手厥阴之筋则循行在肱动脉血管神经束包裹的组织空间当中，肱动脉的血管神经束恰好间隔在肱动脉和肱二头肌之间，因此《黄帝内经》将手厥阴心包经在上臂的特点表述为"行太阴少阴之间"。

"营在脉中，卫在脉外"是经脉的典型结构，手少阴心经以肱动脉作为核心结构，穿行在肱动脉血管神经束当中；而手厥阴心包经以肱动脉血管神经束标定了经脉的外围结构，其中包裹了肱动脉，手少阴心经和手厥阴心包经在上臂实际上共用了同一结构。因此、《黄帝内经》在命名手厥阴心包经时标注了"心主"，说明手厥阴心包经的结构从属于手少阴心经。

四、"入肘中，下臂行两筋之间"是手厥阴心包经在前臂沿骨间前血管神经束循行的通道。骨间前血管神经束沿前臂骨间膜前面下行，穿行在拇长屈肌和指深屈肌之间，手厥阴心包经沿拇长屈肌和指深屈肌进入腕管当中。腕管是一个狭窄、坚韧的骨纤维性隧道，由屈肌支持带和腕骨沟共同围成，正中神经、屈肌总腱鞘和指浅、深屈肌腱，以及拇长屈肌腱及其腱鞘等穿越其中。《黄帝内经》将手厥阴心包经沿骨间前血管神经束在拇

长屈肌和指深屈肌之间进入腕管的过程称为"下臂行两筋之间"。

五、"入掌中，循中指出其端"是手厥阴心包经从骨间前动脉进入手掌部的循行通道。骨间前动脉在腕部参与了腕掌网的形成，手厥阴心包经通过掌深弓返支从腕掌网连接到掌深弓上，继续沿掌心动脉进入手掌骨筋膜鞘中间鞘，沿向中指分布的指掌侧固有动脉到达中指指端的指髓间隙。

六、"其支者，别掌中，循小趾次指出其端"是手厥阴心包经沿向四指分布的指掌侧固有动脉向四指分布的分支。手厥阴心包经沿从掌深弓上向四指发出的指掌侧固有动脉到达四指指端的指髓间隙。

注解：

手掌骨筋膜鞘中间鞘由掌腱膜、掌内外侧肌间隔、骨间掌侧筋膜内侧半及拇收肌筋膜共同围成，内有指浅、深屈肌的8条肌腱，4块蚓状肌，屈肌总腱，掌浅弓及其分支等。手掌骨筋膜鞘中间鞘被掌中膈分开，形成掌中间隙和鱼际间隙等两个组织空间，手厥阴心包经分布在掌中间隙当中。掌中间隙位于中间鞘尺侧半，掌中间隙的内侧界为掌内侧肌间隔，外侧界为掌中膈的前部；前界自桡侧起依次为中指、环指和小指屈肌腱，以及2~4指的蚓状肌，后界为掌中膈的前部。

以腕管为中心，手厥阴心包经与上肢末端的组织间隙有着广泛地连接，首先腕管与前臂屈肌后间隙贯通，前臂屈肌后间隙是位于在前臂远端1/4段的一个潜在间隙，其深层界面为旋前方肌，浅层界面为指深屈肌和拇长伸肌腱，尺侧腕屈肌和桡侧腕屈肌之间；同时腕管与手掌骨筋膜鞘中间鞘相连，继续沿蚓状肌鞘与指蹼间隙相连，"掌中间隙向远侧经第2~4蚓状肌鞘与2~4指的指蹼间隙相连，并与指背相通。掌中间隙的近侧达屈肌总腱鞘的深面，可与腕管与前臂屈肌后间隙相交通[1]"，因此，手厥阴心包经在腕关节周围形成了一个容量巨大的组织空间。

在前臂中央同时还有正中血管神经束，分布于骨间前血管神经束的浅层，正中血管神经束包裹正中神经和正中动脉，穿行于指浅屈肌腱和桡侧腕屈肌之间，正中神经和正中动脉在近腕部仅仅位于掌长肌腱下，《黄帝内经》将随正中血管神经束出现在体表的手厥阴之别命名为内关。

---

［1］王怀经，张绍祥. 局部解剖学 [M]. 北京：人民卫生出版社. 2011，313.

第十节

手少阳三焦经的解剖还原

"三焦手少阳之脉，起于小指次指之端，上出两指之间，循手表腕，出臂外两骨之间，上贯肘，循臑外上肩，而交出足少阳之后，入缺盆，布膻中，散落心包，下膈，循属三焦。其支者，从膻中上出缺盆，上项，系耳后直上，出耳上角，以屈下颊至𬼘；其支者，从耳后入耳中，出走耳前，过客主人前，交颊，至目锐眦。"

在《黄帝内经》中以三焦定义的结构非常混乱，但是所有以三焦定义的结构都与胰腺有关，作为"六腑之一"的三焦就是胰腺，并命名为胰腺三焦[1]"。手少阳三焦经中涉及的胰腺三焦和膜后三焦等结构，其中胰腺三焦是指胰腺器官，是人体三焦系统的中心结构；体腔三焦是指包括纵隔、腹膜腔和腹膜后隙在内的 3 个体腔；膜后三焦则是胰腺三焦所处的腹膜后隙，是体腔三焦所属的 3 个体腔之一。

一、"三焦手少阳之脉，起于小指次指之端，上出两指之间，循手表腕"是手少阳三焦经在手部的循行通道。手少阳三焦经起源于指伸肌腱在四指末节指骨背侧的附着点，沿指背伸肌腱尺侧的组织间隙上行，进入手背部的腱膜下间隙当中，穿行于第 4、5 掌骨之间而"上出两指之间"。腱膜下间隙位于骨间背侧筋膜和手背腱膜之间，其中骨间背侧筋膜是手背深筋膜，贴敷于掌骨和骨间背侧肌的表面；手背腱膜是手背浅筋膜，由指伸肌腱和伸肌支持带延伸而来。

手少阳三焦经沿指伸肌腱通过包裹指伸肌腱及腱鞘的骨纤维管穿过伸肌支持带，并在伸肌腱的深面过渡到腕背网及其周围的间隙，腕背网由骨间前、后动脉的末支和尺、桡动脉的腕背支及掌深弓发出的近侧支相互吻

---

[1] 马宁.三焦：以胰腺为中心的中医解剖结构 [J].山东中医药大学学报.2019，43(1):
28-33.

合而成，腕背网发出的 2、3、4 掌背动脉走行于手背深层结构内。手少阳三焦经在腕部沿腕背网广泛分布的过程被称为"循手表腕"。

二、"出臂外两骨之间，上贯肘"是手少阳三焦经在前臂的循行通道。手少阳三焦经从腕背网沿骨间后动脉进入骨间后血管神经束，并穿行在前臂后骨筋膜鞘中的指伸肌和桡侧腕伸短肌之间。

在前臂的上段，骨间后动脉穿过骨间膜进入到前臂前骨筋膜鞘，与骨间总动脉汇合，但是手少阳三焦经没有跟随骨间后动脉穿过骨间膜，而是沿骨间返动脉继续循行在后骨筋膜鞘当中。骨间返动脉是骨间后动脉的分支，骨间返动脉从骨间后动脉发出后进入到肘肌的深面，经鹰嘴与外上髁之间到达肘关节后方，实现"上贯肘"，然后进入上臂的后骨筋膜鞘当中。

三、"循臑外上肩"是手少阳三焦经在上臂的循行通道。骨间返动脉在肘关节的后方与中副动脉吻合，中副动脉是肱深动脉的终支之一。手少阳三焦经从骨间后动脉经骨间返动脉、中副动脉汇入肱深动脉。肱深动脉与桡神经一起进入桡血管神经束，桡血管神经束穿行在由肱三头肌的 3 条肌束与肱骨的桡神经沟围成的肱骨肌管当中。

从肱骨肌管上口穿出后，肱深动脉与桡神经一起穿过肌间隔进入上臂前骨筋膜鞘当中，肱深动脉汇入肱动脉；但是手少阳三焦经还是没有跟随肱深动脉穿过肌间隔，而沿肱三头肌外侧头继续进入三角肌深面，并且通过肩胛下肌周围的组织间隙中从肩胛骨深面到达肩胛骨的上缘和内侧缘。

四、"而交出足少阳之后，入缺盆"是手少阳三焦经进入体腔的通道，手少阳三焦经沿肩胛背动脉及周围的组织间隙进入锁骨上窝，"肩胛背动脉起自锁骨下动脉的第 3 段，向外侧穿过或者越过臂丛，经中斜角肌前面行至肩胛提肌深面，到达肩胛骨上角[1]"。由于足少阳胆经的体表分支沿前斜角肌周围的组织间隙到达胸前，沿肩胛背动脉循行在中斜角肌前的手少阳三焦经符合"交出足少阳之后"的解剖特点。

同时颈浅动脉与肩胛背动脉伴行，颈浅动脉起自甲状颈干，当肩胛背动脉和颈浅动脉共干时，甲状颈干被称为颈横动脉，肩胛背动脉成为颈横

---

[1] 王怀经，张绍祥. 局部解剖学 [M]. 北京：人民卫生出版社. 2011, 264.

动脉的深支，颈浅动脉成为颈横动脉的浅支。颈浅动脉位于肩胛背动脉的外侧并伴行，该动脉跨越膈神经、前斜角肌和臂丛的前方，向后外至颈根部到达肩胛提肌的前缘，然后下降进入斜方肌的深面，因此，手少阳三焦经沿肩胛背动脉和颈浅动脉的通道进入体腔。

五、"布膻中，散落心包"是手少阳三焦经在胸腔内的循行通道。手少阳三焦经循肩胛背动脉和颈浅动脉汇入锁骨下动脉，并进入包裹锁骨下动脉的筋膜鞘中，通过椎前筋膜，手少阳三焦经从锁骨下动脉筋膜鞘进入到纵隔当中，以"布膻中"；并在心脏的大血管的出入处，进入心包腔，实现手少阳三焦经"散落心包"。

六、"下膈，循属三焦"是手少阳三焦经在腹腔当中的循行通道。手少阳三焦经通过到腰肋三角经纵隔进入到腹膜后隙当中，胰腺位于腹膜后隙当中并通过结缔组织固定在腹后壁，手少阳三焦经通过腹后壁的腹内筋膜连接其所属的脏腑、胰腺三焦；同时手少阳三焦经通过食管裂隙进入腹膜腔当中，实现"循属三焦"。

"上行注膻中，散于三焦，从三焦注胆"，《灵枢·营卫生会》当中的三焦就涉及了2个结构："从三焦注胆"符合胰腺汇入胆囊的解剖特征，三焦作为六腑器官之一就是胰腺，并被命名为胰腺三焦；"上行注膻中，散于三焦"当中的三焦则是胰腺所处的腹膜后隙，并被命名为膜后三焦，也是体腔三焦当中的下焦体腔。手少阳三焦经以"布膻中，散落心包，下膈，循属三焦"的形式描述了从上焦体腔进入膜后三焦后，连接并归属于胰腺三焦的过程。

七、"其支者，从膻中上出缺盆，上项，系耳后直上，出耳上角，以屈下颊至颛"是手少阳三焦经沿椎前筋膜向头面分布的通道。手少阳三焦经沿椎前筋膜进入颈后肌群之间的间隙中，并分布于颈后部的表面，从而实现了手少阳三焦经"从膻中上出缺盆，上项"。通过枕颞缝、手少阳三焦经进入颞筋膜下疏松结缔组织当中，颞筋膜下疏松结缔组织位于颞肌和骨膜之间，其间含大量的脂肪组织，颞筋膜下疏松结缔组织经颧弓向下与颞下间隙相通。

颞筋膜下疏松结缔组织的上缘在颞筋膜和帽状腱膜交接处的上颞线，手少阳三焦经沿上颞线绕耳以"系耳后直上"；然后沿耳上韧带"出耳上角"，

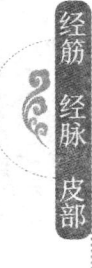
耳上韧带起自颞骨颧弓的根部，止于耳轮和耳屏；手少阳三焦经从颞筋膜下疏松结缔组织进入颞下间隙当中，从而实现了"以屈下颊至颟"。

八、"其支者，从耳后入耳中，出走耳前，过客主人前，交颊，至目锐眦"是手少阳三焦经沿颈外动脉的分支循行的通路。当手少阳三焦经沿椎前筋膜与颈后肌群之间的间隙到达颅底后，在向颞筋膜下疏松结缔组织延伸的同时，转移到耳后动脉及其周围的组织间隙中，耳后动脉分布于乳突和枕骨底，并进入耳内。耳后动脉在耳中与耳前动脉吻合，手少阳三焦经通过耳后动脉和耳前动脉到达耳前。耳前动脉是颞浅动脉的分支，在耳前，手少阳三焦经从耳前动脉及其周围的组织间隙转移到颞浅动脉及其周围的组织间隙当中；沿颞浅动脉下行，在颞浅动脉和上颌动脉从颈外动脉的分叉处，手少阳三焦经从颞前动脉及其周围的组织间隙延续到上颌动脉及其周围的组织间隙当中。眶下动脉从上颌动脉中分出，手少阳三焦经沿眶下动脉及其周围的组织间隙进入眶下裂，并到达目外眦。

颈外动脉沿途发出了甲状腺上动脉、舌动脉、面动脉、咽升动脉、枕动脉和耳后动脉等分支后，在下颌颈处继续分出颞浅动脉和上颌动脉两个终支。其耳后动脉从耳后进入耳内，其颞浅动脉的耳前动脉分支从耳前进入耳内，耳后动脉和耳前动脉在耳内吻合，形成耳内的宗脉，成为手少阳三焦经"从耳后入耳中，出走耳前"的解剖基础。颞浅动脉的位置表浅，在耳屏前可以触摸到动脉的搏动，颞浅动脉在耳前的动脉搏动被称为"客主人"，《黄帝内经》以"出走耳前，过客主人前"的形式表述了上颌动脉位于颞浅动脉前方的解剖特征，手少阳三焦经从颞浅动脉向前方的上颌动脉转移。

第十一节

足少阳胆经的解剖还原

"胆足少阳之脉，起于目锐眦，上抵头角，下耳后，循颈行手少阳之前，至肩上，却交出手少阳之后，入缺盆；其支者，从耳后入耳中，出走耳前，至目锐眦后；其支者，别锐眦，下大迎，合于手少阳，抵于颇，下加颊车，下颈合缺盆以下胸中，贯膈络肝属胆，循胁里，出气街，绕毛际，横入髀厌中；其直者，从缺盆下腋，循胸过季胁，下合髀厌中，以下循髀阳，出膝外廉，下外辅骨之前，直下抵绝骨之端，下出外踝之前，循足跗上，入小指次指之间；其支者，别跗上，入大指之间，循大指岐骨内出其端，还贯爪甲，出三毛。"

颞区的软组织结构分为皮肤、浅筋膜、颞筋膜、颞肌、颞筋膜下疏松结缔组织和骨膜等层次，其中颞筋膜下疏松结缔组织是位于骨膜和颞肌之间的脂肪组织，向下与颞下间隙和颊脂体相通。足少阳胆经循行在头侧面最深层的颞筋膜下疏松结缔组织当中，并且与手少阳三焦经共享了颞筋膜下疏松结缔组织以及与其相连的头面部组织间隙。足少阳胆经的起点在目外眦处，足少阳胆经从目外眦直接发出了体表分支、体腔分支和入耳分支等3个结构。

一、"胆足少阳之脉，起于目锐眦，上抵头角，下耳后，循颈行手少阳之前，至肩上，却交出手少阳之后，入缺盆"是足少阳胆经向枕后分布的体表分支。足少阳胆经起始于目外眦的颞筋膜下疏松结缔组织当中，向上到达颞肌在上颞线的附着部之后，从头角呈弧形向耳后分布，以"上抵头角，下耳后"。在枕底部的颞骨乳突周围，足少阳胆经进入颈项部的软组织间隙当中，分别按照"至肩上"和"入缺盆"两个途径向胸前分布。

1."至肩上"是足少阳胆经沿项韧带形成的组织间隙循行的通道。项韧带是指从颈椎棘突尖向后扩展形成的弹性膜，是一个分布在人体矢状面的三角形筋膜结构。项韧带向上附着于枕外隆凸及枕外嵴，向下达第7颈椎棘突并续于棘上韧带，但是项韧带没有向棘突和横突等任何颈部的骨结构附着，因此项韧带不是真正意义上的韧带结构。项韧带实际上是一双层纤维弹性结构，一侧的项韧带结构连接同侧的项部肌肉的筋膜，而且两侧的项韧带结构融合在颈后部中央，形成颈部椎旁肌的肌间隔。头半棘肌深面的筋膜也连接在项韧带上，使得项韧带有侧翼可通过头半棘肌到达枕颞缝周围，为足少阳胆经在颈部进入项韧带所属的组织间隙提供了通道。

项韧带形成的解剖间隙是：内侧界为项部中线的致密弹性纤维隔，外侧界为两侧肌群靠近中线处的劈裂面，上界为枕骨的枕外隆突和枕外嵴；下界为第 6、7 颈椎的棘突和棘上韧带；前界为寰椎后结节，第 2 至第 5 颈椎棘突，还有寰枕后膜、寰枢后膜和黄韧带；后缘游离，有左、右两侧的深筋膜浅层和斜方肌肌腱在后正中线等附着。

足少阳胆经沿颞筋膜下疏松结缔组织间隙到达枕骨底部后，从乳突周围进入头半棘肌深面的组织间隙当中，沿头半棘肌深面的组织间隙到达项中线，进入项韧带形成的组织间隙当中，然后沿斜方肌上部肌束周围的组织间隙到达肩端及锁骨外侧的 1/3 部，以"至肩上"。由于肩胛提肌和冈上肌完全被覆盖在斜方肌下，《黄帝内经》以"循颈行手少阳之前"的形式描述了足少阳胆经在肩颈部循行的特点：足少阳胆经循行在斜方肌深层的组织间隙中，手少阳三焦经循行的肩胛提肌周围的组织间隙中，足少阳胆经在颈部分布在手少阳三焦经的表面。由于项韧带在颈后部的肌间隔作用，使得两侧的足少阳胆经的经脉结构在颈部各自独立，不能相互连通。

2."入缺盆"则是足少阳胆经沿前斜角肌循行的通道。足少阳胆经在枕底部从颞筋膜下疏松结缔组织进入头长肌周围的组织间隙当中，并在第3~6颈椎转入前斜角肌周围的组织间隙中，沿前斜角肌到达第 1 肋骨的胸前部，实现足少阳胆经"入缺盆"。由于头长肌和颈长肌属于椎前间隙的结构，因此，足少阳胆经可以沿头长肌进入椎前间隙当中，同时可以沿前斜角肌连通足少阳胆经的体表分支。

二、"从耳后入耳中，出走耳前，至目锐眦后"是足少阳胆经的入耳分支，是足少阳胆经从枕后进入耳中的通道。在乳突周围，足少阳胆经通过耳后肌周围的组织间隙进入到耳中，耳后肌起始于乳突，从耳甲隆起进入耳中；经外耳道、足少阳胆经沿耳前肌周围的组织间隙到达目外眦，耳前肌从耳轮脚的前下部连接到颞部的帽状腱膜。

三、"其支者，别锐眦，下大迎，合于手少阳，抵于頔，下加颊车，下颈合缺盆以下胸中，贯膈络肝属胆，循胁里，出气街，绕毛际，横入髀厌中"是足少阳胆经的体腔分支。颞筋膜下疏松结缔组织向下"经颧弓深面与颞下间隙相通，再向前则与面的颊脂体连续[1]"，足少阳胆经的体腔分支从目外眦处通过颞下间隙、翼下颌间隙、颊间隙、咽旁间隙等进入咽后间隙。

1."别锐眦，下大迎，合于手少阳，抵于頔，下加颊车"是足少阳胆经在面部的组织间隙当中循行的通道。

第一，颞下间隙的前界为上颌骨的后面，后界为茎突及茎突诸肌，内侧为蝶骨翼突外侧板，外侧界为下颌支上份及颧弓，上界抵蝶骨大翼的颞下嵴及颞下面，下界为翼外肌的下缘。其中有翼丛，上颌动脉及其分支，翼内、外肌和上、下颌神经的分支等。翼丛、上颌动脉及其分支分布于翼内、外肌的浅部，下颌神经分布于翼内、外肌的深部。颞下间隙向下与翼下颌间隙、颊间隙、咽旁间隙等相通，并可借眶下裂与眶腔、卵圆孔和棘孔与颅内相通，因此，颞下间隙位于面颊部诸间隙的中心。

第二，翼下颌间隙位于翼内肌与下颌支之间，上界为翼外肌下缘，下界为翼内肌在下颌支附着处，前界为颞肌、颊肌，后界为腮腺和下颌支后缘，翼下颌间隙与相邻的颞下间隙、颞间隙、颊间隙、下颌间隙、舌下间隙、咽旁间隙和咬肌诸间隙相通。

第三，颊脂体又称颊脂垫，位于面侧部的组织间隙当中，充填于咀嚼肌和周围的骨性结构之间。颊脂体分为前、中、后三叶，每叶有独立的包膜，其中后叶向周围间隙发出颊突、上颌突、颞突和翼下颌突等4个突起。其中"翼下颌突行于下颌支深面和翼内、外肌浅面之间，向后在下颌颈处绕翼内肌后缘至腮腺深叶深面直达咽旁间隙[2]"。足少阳胆经借助颊脂体的翼下颌突形成的通道从颞下间隙、翼下颌间隙进入咽旁间隙。

第四，咽旁间隙邻近鼻咽及口咽位于颅底和舌骨之间，由头颈部筋膜围成。呈倒锥形，底向颅底由部分岩骨下面构成，尖对舌骨大角。其内侧

---

［1］王怀经，张绍祥.局部解剖学[M].北京：人民卫生出版社.2011,21.

［2］李光武.颊脂体的应用解剖研究[J].安徽医科大学学报.1998,33(6):423-424.

界为咽的外侧壁，为颊咽上缩肌群及筋膜覆盖的腭帆张肌、提肌等；外侧界为翼突内侧板的内侧面、下颌骨升支、腮腺筋膜及部分二腹肌后腹；下界即为舌骨大角；前界由腭筋膜和颊肌筋膜结合、腭下颌裂及下颌下腺后端构成；后界为椎前及椎旁筋膜。

足少阳胆经在颞下间隙、翼下颌间隙、颊间隙、咽旁间隙穿过，实现了足少阳胆经"别锐眦，下大迎，合于手少阳，抵于颅，下加颊车"。由于手少阳三焦的"其支者，从膻中上出缺盆，上项，系耳后直上，出耳上角，以屈下颊至颅"，同样分布在颞下间隙、翼下颌间隙、下颌间隙、咽旁间隙的组织空间当中，因此《黄帝内经》强调了足少阳胆经在面侧部"合于手少阳"。

2."下颈合缺盆以下胸中，贯膈络肝属胆"是足少阳胆经沿咽后间隙进入体腔的通道。足少阳胆经从咽旁间隙进入咽后间隙后，沿食管后间隙到达腹膜后隙。咽后间隙位于颊咽筋膜和椎前筋膜之间，该间隙上达颅底、下续食管后间隙，向咽壁侧方延伸的为咽旁间隙。

咽后间隙在胸腔内移行为食管后间隙，食管后间隙位于食管与脊柱胸段之间，内有奇静脉、副半奇静脉和胸导管等，食管后间隙向下通过膈的裂隙与腹膜后隙相通。足少阳胆经沿咽后间隙、食管后间隙到达横膈并进入到腹膜后隙。

同时，足少阳胆经在沿头长肌和前斜角肌"入缺盆"的过程中，随头长肌进入椎前间隙当中，同样可以沿椎前间隙直达腹膜后隙。椎前间隙恰好位于食管后间隙的后面，食管后间隙和椎前间隙之间仅有椎前筋膜相隔。

由于肝脏有裸面直接附着在横膈上，而且包裹肝脏的腹膜在膈面上形成了许多韧带，包括镰状韧带、冠状韧带、左右三角韧带等将肝脏连接在膈上。足少阳胆经通过镰状韧带中的组织间隙从膈肌到达肝门的左纵沟当中，在肝门的H形横沟中，经肝左右管、肝固有动脉、门静脉等进入肝脏；并通过胆总管连接胆囊，从而实现了足少阳胆经的"络肝属胆"。

3."循胁里，出气街，绕毛际，横入髀厌中"是足少阳胆的体腔分支经腰下三角浅出体腔的通道。腰下三角由髂嵴、腹外斜肌后缘和背阔肌前下缘围成，腰下三角的深面为腹内斜肌，浅面仅覆以皮肤和浅筋膜。

通过腰下三角、足少阳胆经从膈面通过腹横肌外层进入腹外斜肌与腹内斜肌之间的组织间隙当中，并随腹外斜肌的分布范围上达第5肋，下至腹股沟韧带，以"循胁里，出气街"，沿腹股沟韧带到达耻骨结节，从而实现"绕毛际"。

腹外斜肌腱膜与腹部深筋膜紧密连接，伸张于髂前上棘和耻骨结节之间，向后卷曲反折增厚形成腹股沟韧带。同时腹外斜肌腱膜在耻骨结节外上方形成三角形裂隙，即腹股沟管浅环。其内上方的纤维束称内侧角，附着于耻骨联合；其外下方的纤维束外侧角，附着于耻骨结节；浅环的底为耻骨肌。腹股沟浅环处被阴毛覆盖，足少阳胆经在耻骨联合部"绕毛际"。足少阳胆经从腹股沟韧带沿腹部深筋膜连接阔筋膜。在腹股沟韧带下方1~2 cm处，足少阳胆经随腹部深筋膜周围的组织间隙延续到阔筋膜周围的组织间隙当中，以"横入髀厌中"。

四、"其直者，从缺盆下腋，循胸过季胁，下合髀厌中，以下循髀阳，出膝外廉，下外辅骨之前，直下抵绝骨之端，下出外踝之前，循足跗上，入小指次指之间"是足少阳胆经的体表分支从胸锁部向下分布的通道。足少阳胆经的体表分支从目外眦起始后，沿颞筋膜下疏松结缔组织向上绕耳并到达枕后乳突，分别沿前斜角肌从颈侧面到达第一肋骨的内1/3，沿斜方肌上部肌束到达锁骨外1/3和肩关节囊周围，并同时进入前锯肌周围的组织间隙当中，以"从缺盆下腋"。

前锯肌附着在第1~8肋软骨上，位于腹外斜肌和背阔肌之间，并与腹外斜肌和背阔肌相交错。足少阳胆经沿前锯肌周围的组织间隙向前进入到腹外斜肌下的组织间隙当中，并穿行在腹外斜肌与腹内斜肌之间，以"循胸过季胁"，与从腰下三角中浅出的足少阳胆经的体腔分支合并，在下腹部，随腹外斜肌腱膜和腹深筋膜到达腹股沟韧带下一横指，足少阳胆经沿腹深筋膜融入阔筋膜周围的组织间隙当中，实现"下合髀厌中"。

阔筋膜是大腿的深筋膜，包裹整个大腿，并且在大腿的外侧部形成了髂胫束，足少阳胆经从腹部深筋膜深层周围的组织间隙进入髂胫束周围的组织间隙当中。伴随着髂胫束附着在胫骨外侧髁、腓骨头及膝关节囊的同时，足少阳胆经进入到小腿的外侧骨筋膜鞘当中，并随腓骨长肌和腓骨短肌周围的组织间隙下行，腓骨长肌和腓骨短肌全程覆盖在腓骨的外侧面，绕过外踝的后下方到达足底外侧，因此，《灵枢·经脉》描述为"以下循髀阳，出膝外廉，下外辅骨之前，直下抵绝骨之端。下出外踝之前"。

在足底外侧，腓骨短肌附着在第5跖骨粗隆，腓骨长肌腱在腓骨短肌腱的附着处转向足底的内侧，并附着于内侧楔骨和第1跖骨底，足少阳胆经沿腓骨短肌腱到达足背的外侧缘。在骰骨的外侧，趾短伸肌与腓骨短肌腱和腓骨长肌腱并行，足少阳胆从腓骨短肌腱和腓骨长肌腱周围的组织间隙进入到趾短伸肌的组织间隙当中，趾短伸肌穿行于足背筋膜间隙当中，并随附着在第4趾骨上的伸肌腱到达4趾趾端，足少阳胆经随趾短伸肌"循足跗上，入小指次指之间"。

五、"其支者，别跗上，入大指之间，循大指岐骨内出其端，还贯爪甲，出三毛"是沿足背静脉弓及其分支循行的足少阳胆经。趾长伸肌和趾短伸肌穿行于足背筋膜间隙当中，足背筋膜间隙由足背深筋膜的深、浅两层组成，其中有足背动脉及其伴行的静脉穿行。足少阳胆经从趾短伸肌周围的组织间隙转移到与足背动脉伴行的足部深静脉周围，通过足深静脉弓向姆趾内侧分布的足心静脉延伸，继续分布在深层的趾足底静脉和浅层的趾背静脉当中，实现了"入大指之间，循大指岐骨内出其端"。趾背静脉在姆趾末节形成丰富的血管网，其表面有毛发生长，因此足少阳胆经"还贯爪甲，出三毛"。

足少阳胆经之所以选择足背静脉作为循行通道取决于2个方面的因素：第一，冲脉的"邪入踝，出属跗上，入大指之间"具有"此脉之常动者也"，冲脉在足背部循行在足背动脉上；而足阳明胃经"别跗上，入大指间，出其端"，说明足阳明胃经与冲脉共享足背动脉，并分布在足背动脉周围的组织间隙当中，因此足少阳胆经不能使用足背部的动脉作为经脉的中心结构。第二，足底深静脉弓由足底内外侧静脉形成，是足底深层静脉网的中心，足底深静脉弓在延续为足心静脉的同时，通过穿支与浅层的足背侧静脉吻合，经趾背静脉到达足趾表面的静脉丛，成为足少阳胆经在足背循行通路的结构中心。

第十二节

足厥阴肝经的解剖还原

"肝足厥阴之脉，起于大指丛毛之际，上循足跗上廉，去内踝一寸，上踝八寸，交出太阴之后，上腘内廉，循股阴入毛中，过阴器，抵小腹，挟胃属肝络胆，上贯膈，布胁肋，循喉咙之后，上入颃颡，连目系，上出额，与督脉会于巅；其支者，从目系下颊里，环唇内；其支者，复从肝别贯膈，上注肺。"

一、"肝足厥阴之脉，起于大指丛毛之际，上循足跗上廉"是足厥阴肝经在足部的循行通道。足厥阴肝经起源于踇趾趾端的甲床静脉丛，甲床静脉丛的表面有毛发生长。足厥阴肝经沿分布于踇趾的趾背静脉及其周围的组织间隙上行，通过跖背静脉、足背静脉弓和足内侧缘静脉到达内踝的前方，以"上循足跗上廉"。

二、"去内踝一寸，上踝八寸，交出太阴之后"是足厥阴肝经在小腿部的循行通道。足厥阴肝经在内踝的前方 1 cm 处从足背静脉弓的内侧端汇入大隐静脉。大隐静脉的起始部位表浅而且恒定，《黄帝内经》将大隐静脉的起点处描述为"去内踝一寸"。大隐静脉进入隐筋膜室当中，浮行于胫骨内侧面的皮下组织当中；在小腿的中点之上，大隐静脉偏移到胫骨的内后缘，直至股骨内侧髁后方 2 cm 处。

在小腿部，足太阳膀胱经、足少阴肾经和足太阴脾经分布在后骨筋膜鞘当中，其中足太阳膀胱经沿腓肠肌和比目鱼肌循行在浅鞘中；足太阴脾经沿胫骨后肌循行在深鞘当中；而足少阴肾经则沿胫后动脉穿行在比目鱼肌和趾长屈肌之间的间隙当中。由于足少阴肾经并没有占据小腿后筋膜鞘的空间，足太阴脾经实际上占据了小腿后筋膜鞘深鞘的整个空间，而且足太阴脾经的体表投影在胫骨的内后缘与比目鱼肌内侧缘之间。足厥阴肝经从胫骨的内侧面行至胫骨内侧髁后方，尤其是在胫骨中点以上足厥阴肝经逐渐从胫骨内侧缘斜至胫骨内侧髁的后 2 cm，跨过了足太阴脾经在体表的投影区，因此，《黄帝内经》称足厥阴肝经"上踝八寸，交出太阴之后"。

三、"上腘内廉，循股阴"是足厥阴肝经在大腿部的循行通道。在大腿部，大隐静脉开始从膝关节的内后侧逐渐转向大腿前面，最终在耻骨联合外下方 3~4 cm 处的隐静脉裂孔汇入股静脉。足厥阴肝经沿隐筋膜室循行并从隐静脉裂孔中穿出。隐静脉裂孔是阔筋膜在腹股沟韧带中、内 1/3 交界处的下方 1 横指处的一个卵圆形凹陷，其上角止于耻骨结节并与腹股沟韧带和腔隙韧带相延续，下角与耻骨肌筋膜相延续，足厥阴肝经在隐静脉裂孔处从隐筋膜室转移到会阴浅筋膜上。

四、"入毛中，过阴器，抵小腹"是足厥阴肝经沿会阴浅筋膜下组织间隙的循行通道。足厥阴肝经在大隐静脉穿过筛筋膜时从隐筋膜室转移到阔筋膜上，并随阔筋膜移行为会阴浅筋膜。会阴浅筋膜是会阴部的深筋膜，向下延续为阴囊肉膜和阴茎浅筋膜，向上与腹前壁的浅筋膜深层的延续，并向两侧附着于耻骨弓和坐骨结节上，由于会阴部覆以阴毛，足厥阴肝经得以"入毛中"。由于腹壁浅筋膜的深层只存在于脐平面以下的腹壁结构中，足厥阴肝经沿会阴浅筋膜向上延续到腹壁浅筋膜深层的部分仅分布于脐下，消失在腹壁浅筋膜深层与腹外斜肌之间的间隙当中，因此，足厥阴肝经在体壁结构仅仅"抵小腹"。会阴浅筋膜与尿生殖膈下筋膜之间的间隙被称为会阴浅隙，阴茎海绵体和尿道海绵体都在会阴浅隙当中附着，足厥阴肝经在会阴浅隙当中通过会阴浅筋膜与阴囊、阴茎相连以"过阴器"。

足厥阴肝经在盆底部与尿生殖膈的关系密切，并沿尿道穿过尿生殖膈的通路进入体腔。骨盆下口由盆膈和尿生殖膈共同封堵，其中盆膈由盆膈上、下筋膜包裹肛提肌和尾骨肌而成，封闭了骨盆下口的大部，盆膈的后部有肛门通过，前方有尿道和阴道通过。尿道和阴道通过的部位叫作盆膈裂口，位于两侧肛提肌前内侧缘之间。盆膈裂口的下方由尿生殖膈封闭。尿生殖膈由尿生殖膈上、下筋膜包裹尿生殖三角肌而成，其中尿生殖膈上筋膜是由盆膈下筋膜移行而来。盆膈上筋膜在后方与梨状肌筋膜、骶前筋膜向延续。

会阴浅筋膜与尿生殖膈上筋膜和尿生殖膈下筋膜的两侧共同附着于耻骨弓，向后共同愈着于两侧坐骨结节的连线上，会阴浅筋膜覆盖于尿生殖膈的表面，并与尿生殖膈下筋膜之间形成会阴浅隙，会阴浅隙向前上开放，与阴囊、阴茎和腹壁相通。足厥阴肝经在会阴浅隙当中实现"过阴器"的同时，沿尿道和阴道穿过尿生殖膈并进入腹腔。

五、"挟胃属肝络胆……布胁肋"是沿腹膜外筋膜循行的通道。足厥阴肝经在耻骨联合周围从会阴横韧带前进入会阴浅隙，会阴横韧带由尿生殖膈上筋膜和尿生殖膈下筋膜在耻骨联合下愈着而成。在会阴浅隙当中，足厥阴肝经沿尿道和阴道贯穿尿生殖膈和盆膈裂口，并进入盆腔。

足厥阴肝经沿盆脏筋膜的膀胱筋膜进入到耻骨后隙。耻骨后隙又称膀胱前隙，是位于耻骨联合后面和膀胱之间的疏松结缔组织。耻骨后隙的前界是耻骨联合、耻骨上支和闭孔内肌筋膜，后界为膀胱，两侧界为脐内侧韧带。足厥阴肝经沿耻骨后隙向上延续到腹前壁的腹膜外筋膜当中。腹膜外筋膜是位于腹横筋膜与壁腹膜之间的疏松结缔组织，腹膜外筋膜与腹膜后隙和耻骨后隙相通，足厥阴肝经循腹膜外筋膜"布胁肋"，并到达横膈。

足厥阴肝经通过胃膈韧带"挟胃"，通过镰状韧带进入左纵沟并到达肝门，通过肝左右管连接肝脏，通过胆总管与位于右纵沟当中的胆囊连接，实现足厥阴肝经的"属肝络胆"；沿门静脉汇入下腔静脉。《素问·举痛论》的"厥阴之脉者，络阴器系于肝"描述了足厥阴肝经通过腹膜外筋膜从盆底到横隔，连接在阴器和肝脏之间的通道。

足厥阴肝经沿会阴浅筋膜分布时，是腹壁经脉结构的最浅层，但是只分布在小腹的表面；足厥阴肝经沿腹膜外筋膜分布时，是腹壁经脉结构的最深层。

六、"上贯膈，……循喉咙之后，上入颃颡"是足厥阴肝经沿上腔静脉循行的通道。在肝门中，足厥阴肝经连接到肝静脉上，并沿下腔静脉周围的组织间隙上行，穿过横膈上的腔静脉孔后进入纵隔，实现足厥阴肝经"上贯膈"。在右心房中，足厥阴肝经从下腔静脉连接到上腔静脉上；在胸锁关节的后方，上腔静脉移行为头臂静脉，沿颈内静脉继续上行。颈内静脉与颈总动脉和颈内动脉伴行进入颈动脉鞘，直至颅底的颈静脉孔，以"上入颃颡"。"由于颈内静脉壁附着于颈动脉鞘，并通过颈动脉鞘与周围的颈深筋膜和肩胛舌骨肌中间腱相连[1]"，因此足厥阴肝经能够通过

---

[1] 柏树令. 系统解剖学 [M]. 北京：人民卫生出版社. 2006, 240.

颈动脉鞘和颈深筋膜"循喉连接咙"。《灵枢·经脉》以"厥阴者肝脉也，肝者筋之合也，筋者聚于阴气，而脉络于舌本也"的形式描述了足厥阴肝经以肝脏为中心与舌体和阴器等器官连接的规律。

七、"连目系，上出额"是足厥阴肝经在颅内循行的通道。颈内静脉进入颅内后汇入硬脑膜窦当中，位于颈静脉孔处的脑膜窦是乙状窦，乙状窦向前与岩下窦和海绵窦连接。海绵窦一方面连通眼上、下静脉，一方面沿"眼静脉向前在内眦处与面静脉有吻合[1]"，足厥阴肝经通过眼静脉、眼上静脉和眼下静脉达眶外，汇入颅外静脉血管系统中，尤其是通过内眦静脉实现了足厥阴肝经"连目系"。

眼上静脉出眼眶后，与眶上静脉和滑车上静脉一起汇入内眦静脉，眶上静脉和滑车上静脉是面静脉在额顶部的终支。足厥阴肝经沿眼静脉穿出眼眶后并没有向面静脉分布，而是直接向滑车上静脉返折，分布到额骨前方的皮下。滑车上静脉分布在眶上静脉的内侧、额缝的周围，由于滑车上静脉能够跨越额缝与对侧的滑车上静脉形成静脉网，使足厥阴肝经"上出额，与督脉会于巅"。

八、"其支者，从目系下颊里，环唇内"是足厥阴肝经沿眼下静脉循行的通道。眼下静脉起自眶下壁及内侧壁的静脉网，收集泪囊管、眼肌和睑的血液，眼下静脉的一个分支注入眼上静脉，另一分支经眶下裂汇入翼丛。足厥阴肝经从颅内穿出后，从眼上静脉连接到眼下静脉，与泪囊和泪囊管伴行。泪囊位于眶内侧壁前部的泪囊窝当中，向下到达泪囊管开口的下鼻道外侧壁的前部，足厥阴肝经沿眼下静脉汇入鼻周、口周黏膜周围的静脉丛中以"下颊里，环唇内"。

九、"其支者，复从肝别贯膈，上注肺"是足厥阴肝经通过横膈连接肺的通道。足厥阴肝经通过横膈的肌间裂隙从腹膜外筋膜连接胸内筋膜，通过纵隔胸膜到达肺根，并深入肺脏的叶间裂当中，并且通过包裹在肺根当中的肺静脉与肺发生连接。

---

[1] 柏树令. 系统解剖学 [M]. 北京：人民卫生出版社. 2006, 278.

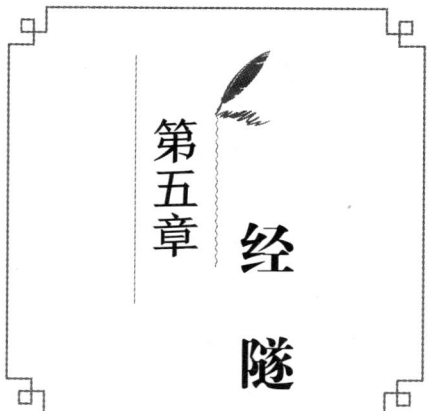

第五章 经隧

　　"经隧"是《黄帝内经》中的一个解剖名词，在《素问》中使用过5次，在《灵枢》中使用过7次。"人之所受气者，谷也；谷之所注者，胃也；胃者，水谷气血之海也；海之所行云气者，天下也；胃之所出气血者，经隧也。经隧者，五脏六腑之大络也"，《灵枢·玉版》在对经隧定义时涉及水谷精微、气血、胃及五脏六腑等内容，包括了人体对水谷的消化、吸收和利用的整个环节，从胃消化水谷的过程中获得的营养和功能物质通过经隧输送给五脏六腑和四肢百骸。说明经隧是以胃为中心向五脏六腑、五官肢节输布营养物质的管道系统，在这个系统当中胃被称为"水谷气血之海"，经隧承载"胃之所出气血"而供养全身，并被称为"五脏六腑之大络"。

第一节

经隧与五脏

"食气入胃，散精于肝，淫气于筋。食气入胃，浊气归心，淫精于脉，脉气流经。经气归于肺，肺朝百脉，输精于皮毛。毛脉合精，行气于府。府精神明，留于四藏，气归于权衡。权衡以平，气口成寸，以决死生。饮入于胃，游溢精气，上输于脾，脾气散精，上归于肺，通调水道，下输膀胱。水精四布，五经并行，合于四时五藏阴阳，揆度以为常也。……四脉争张，气归于肾。"《素问·经脉别论》具体地描述了胃通过经隧向五脏输送水谷精微的过程。

人体从食物中吸收营养实际上经历了被肠黏膜吸收、从消化管道进入血液和淋巴的过程。水、电解质和食物的水解产物通过 2 条途径被肠黏膜吸收：一条是跨细胞途径，另一种是细胞旁途径。跨细胞途径是通过小肠上皮细胞的顶端膜进入细胞，再由细胞基底侧膜转移出细胞，进入血液和淋巴；细胞旁途径是通过上皮细胞间的紧密连接进入细胞间隙然后再转运到血液和淋巴当中。

现代医学对消化过程的研究已经确认：由于胃黏膜缺少绒毛，而且上皮细胞之间紧密连接，胃的吸收能力有限，只能吸收少量的水、无机盐、酒精等；小肠是吸收的主要部位，糖类、蛋白质和脂肪等消化产物绝大多数都在小肠被吸收，水、电解质和食物水解产物被肠黏膜吸收后进入血液和淋巴，并分布到全身各部。

但是《黄帝内经》以胃作为消化水谷并吸收水谷精微的中心，如《灵枢·五味》所述："胃者，五藏六府之海也，水谷皆入于胃，五藏六府皆禀气于胃。五味各走其所喜，谷味酸，先走肝，谷味苦，先走心，谷味甘，先走脾，谷味辛，先走肺，谷味咸，先走肾。谷气津液已行，营卫大通，乃化糟粕，以次传下"，认为水谷入胃之后被分解成 3 个部分：津液、营卫和糟粕，其中五味是从食物当中获得的主要营养成分，五味伴随着营气和津液被输送到各自的脏腑，如《素问·六节藏象论》所述："五味入口，藏于肠胃，味有所藏，以养五气，气和而生，津液相成，神乃自生。"同时也伴随糟粕排出体外。

"饮入于胃，游溢精气，上输于脾"是胃向脾脏输送水谷精微的经隧通道，胃和脾在同一个静脉网络和淋巴网络当中，而且胃脾之间通过胃脾韧带连接。胃脾韧带当中有胃短动脉和胃网膜左动脉以及与之伴行的静脉，胃短静脉和胃网膜左静脉都注入脾静脉；同时胃和脾的淋巴结都汇入腹腔淋巴结，胃与脾当中的淋巴液可能在同一个淋巴结区中进行交换。胃通过胃脾韧带当中的血管和淋巴管向脾输送营气，同时通过胃脾韧带内、动静脉血管之间的间隙向脾输送卫气，连接在胃与脾之间的胃脾韧带，尤其是脾胃韧带当中的静脉血管和淋巴管成为胃向脾输送营养物质的经隧结构。胃能够向脾直接提供营气、卫气和血液等3种形式的营养物质，连接在胃与脾之间的经隧结构恰好是足阳明胃经中"下膈属胃络脾"和足太阴脾经中"入腹属脾络胃"的节段。

"食气入胃，散精于肝，淫气于筋"是胃向肝脏输送水谷精微的经隧通道，胃和肝在同一个静脉网络和淋巴网络当中，而且肝胃之间通过肝胃韧带连接。肝胃韧带当中有肝左动脉和胃右动脉以及与之伴行的胃左静脉和胃右静脉，胃左静脉和胃右静脉都注入门静脉；同时肝和胃的淋巴结都汇入腹腔淋巴结，胃与肝的淋巴结可能在同一个局部淋巴网络中进行交换。胃通过肝胃韧带当中的血管和淋巴管向肝输送营气，通过肝胃韧带内、动静脉血管之间的间隙向肝输送卫气，连接在胃与肝之间的肝胃韧带，尤其是肝胃韧带当中的静脉血管和淋巴管成为胃向肝输送营养物质的经隧结构。胃能够向肝直接提供营气、卫气和血液等3种形式的营养物质，连接在胃与肝之间的经隧结构恰好是足厥阴肝经中"挟胃属肝络胆，上贯膈"的节段。

"脉气流经，经气归于肺"，胃与肺之间的经隧由2个结构组成，通过淋巴管向肺输送营气和通过胸腹膜管遗留的筋膜通道输送卫气。第一，胃通过淋巴管道向肺输送营气的过程被描述为"脉气流经"。水谷精微被消化道黏膜吸收后进入淋巴，注入腹腔淋巴结和肠系膜上淋巴结当中，腹腔淋巴结、肠系膜上淋巴结和肠系膜下淋巴结的输出淋巴管汇入肠干，经乳糜池沿胸导管和右淋巴管分别经左、右静脉角并汇入血流，然后沿头臂静脉、上腔静脉和肺动脉进入肺脏。《灵枢·营卫生会》将营气从胃通过胸导管向肺输送淋巴液的过程描述为："中焦亦并胃中，出上焦之后，此所受气者，泌糟粕，蒸津液，化其精微，上注于肺脉；乃化而为血，以奉生身，莫贵于此，故独得行于经隧，命曰营气。"其中从肠干、乳糜池到头臂静脉的胸导管或右淋巴导管都属于连接在胃与肺之间的经隧结构；从头臂静脉到肺动脉的上腔静脉被称为肺脉；胸导管甚至上腔静脉是连接在胃与肺之间的经隧结构，同时上腔静脉也是手太阴肺经从肺系发出后分布在胸腔内的经脉主干。第二，胃通过闭锁的胸腹膜管周围的组织间隙向肺输送卫气的过程被描述为"经气归于肺"。胃和肺都发生于原始消化管的前肠，被原始系膜包裹，在胃和肺发育成熟之后，胃与肺之间依然被原始系膜遗留的结构连接在一起。在发育的初期，围心腔、初级胸膜腔和初级腹膜腔贯通形成原始体腔，随即原始体腔又被胸心包隔膜和胸腹隔膜阻断，以形成独立的心包腔、胸膜腔和腹膜腔。闭锁后的胸腹膜管仍然连接在胃与肺之间，胸腹膜管周围的组织间隙恰好是手太阴肺经"起于中焦，下络大肠，还循胃口，上膈属肺"的节段。

"食气入胃，浊气归心，淫精于脉，脉气流经"是胃向心脏输送水谷精微的通道。胃与心脏之间最直接的血管通路经左膈下动脉、膈下动脉、腹主动脉、胸主动脉和主动脉到达心脏。沿左膈下动脉的通道是经胃左动脉和其他胃静脉等多个通道当中的捷径，沿左膈下动脉连接心脏的通道在足太阴脾经中被描述为"其支者，复从胃，别上膈，注心中"。心的输出淋巴汇入纵隔前淋巴结，与胃的输出淋巴不在同一个局域网络当中，胃与心之间也不存在着直接的淋巴交通，但是在胃通过肺脉向肺脏输送营气的过程中，营气通过胸导管和右淋巴管进入上腔静脉之后首先进入心脏，是营气"化其精微，上注于肺脉，乃化而为血，以奉生身"的重要步骤。心脏和胃体都有裸面附着在横膈上，心和胃通过形成横膈的食管背系膜部分连接在一起。在胚胎发育的初期，围心腔、初级胸膜腔和初级腹膜腔一度融合形成原始体腔，伴随着横膈的形成，围心腔、初级胸膜腔和初级腹膜腔再次分离，胸心包隔膜切断胸膜心包管并融合在食管腹侧的间充质当中，成为食管系膜的腹侧筋膜，穿行在食管腹侧与上腔静脉之间，《黄帝内经》

以"浊气归心"描述了：通过胸腹膜管和胸膜心包管遗留的结构从胃向心输送卫气的通道。胃与心脏之间的筋膜连接在《黄帝内经》中被描述为足太阴之正，足太阴之正"与别俱行"分支沿食管背系膜和胸腹膜管遗留的筋膜结构从腹腔进入胸腔，并在纵隔当中连接心包和包裹食管，并到达舌体。

"四脉争张，气归于肾"，孤立地出现在《素问·经脉别论》当中，与上下文没有任何关联，但是反映了肾与其他四脏之间的关系：在完成对脾、肝、心和肺等4脏的灌注之后，水谷精微才能注入肾，这与胃、肾之间的解剖结构有直接的关系。由于肾脏发育较晚，胃与肾之间没有血管的直接连接，而且所属的淋巴结和输出管也不在同一区域，甚至在筋膜和韧带之间也没有直接连接。水谷精微从胃分别注入心肝脾肺等4脏之后，通过心主血脉、肺主呼吸、肝主藏血和脾主运化等实现了"府精神明，留于四藏"的基本生理条件，但只有当水谷精微继续向肾脏灌注的时候，才能实现五脏生理的全部功能，进入"水精四布，五经并行"的状态。

首先注入肾的水谷精微已经完全转化成气血的形式，尤其是通过血管从心向肾输布的血液，肾与四脏之间没有营气运行的专门通道；同时被气血灌注之后的肾开启了"脾气散精，上归于肺，通调水道，下输膀胱"的营血、水液全身循环和代谢的过程，《黄帝内经》将有肾脏参与的经隧系统称为"水精四布，五经并行，合于四时五藏阴阳，揆度以为常也"。

综上所述，经隧是胃向五脏输布营血和卫气的通道，与现代医学以心脏为中心的循环学说不同，《黄帝内经》展示了以胃为中心的气血循环学说。胃通过经隧向肝、脾、心、肺等4脏逐一输送营气、血液和卫气等营养和能量物质，然后通过心脏灌注肾脏以实现气血精微向全身的输布。

第二节

经隧与六腑

"气独行五藏，不荣六府，何也？岐伯答曰：气之不得无行也，如水之流，如日月之行不休，故阴脉荣其藏，阳脉荣其府，如环之无端，莫知其纪，终而复始。其流溢之气，内溉藏府，外濡腠理。"《灵枢·脉度》提出六腑与经隧之间关系的问题，《素问·五藏别论》的解答是："胃者，水谷之海，六府之大源也。五味入口，藏于胃，以养五藏气。"六腑是消化水谷的完整系统，胃是消化系统的中心，六腑协助胃完整消化水谷的整个过程。

"肝心脾肺肾五藏，皆为阴。胆胃大肠小肠膀胱三焦六腑，皆为阳。"从胚胎发育的角度认识六腑：胆、胃、大肠、小肠、膀胱、三焦（胰腺）都从原始消化管发育而来，胃、小肠、大肠本身就是一条完整的消化管道，胆和三焦（胰腺）都直接连接在消化道上，膀胱的一部分来源于属于后肠的泄殖腔，而且通过分隔泄殖腔的尿直肠膈的残迹连接在直肠上。

六腑所属的大部分器官都分布在门静脉的范围内，门静脉的重要属支包括：胃左静脉、胃右静脉、脾静脉、肠系膜上静脉、肠系膜下静脉、胆囊静脉和附脐静脉等。其中胃左静脉、胃右静脉、肠系膜上静脉和肠系膜下静脉分布在从食管腹段到肛管以上的消化管道上，胆囊有胆囊静脉分布，胰静脉则是脾静脉的分支，六腑器官的胃、小肠、大肠、胆囊和三焦（胰腺）都连接在门静脉系统当中。唯独分布于膀胱的静脉隶属于膀胱静脉丛。膀胱静脉丛、直肠静脉丛、子宫静脉丛和阴道静脉丛等隶属于髂内静脉丛，由于直肠静脉丛可以通过直肠上静脉与门静脉相连，膀胱静脉丛也可能通过直肠上、下静脉连接到门静脉系统当中。

六腑器官的淋巴网络不在同一的区域内。六腑器官按照不成对的腹腔器官淋巴回流方式汇集在淋巴系统当中。胃淋巴引流注入腹腔干周围的腹腔淋巴结，空肠和回肠的淋巴引流注入肠系膜上动脉根部的肠系膜上淋巴结，降结肠、乙状结肠和直肠的淋巴引流注入肠系膜下动脉根部的肠系膜下淋巴结，胰腺的淋巴引流分别注入腹腔淋巴结和肠系膜上淋巴结，腹腔淋巴结、肠系膜上淋巴结和肠系膜下淋巴结的输出淋巴管合成肠干，胃、小肠、大肠、直肠和胰腺分布在同一淋巴区域内。但是胆囊的淋巴引流汇入腹主动脉旁淋巴结，最终汇入胸导管；膀胱的淋巴回流注入髂外淋巴结，按照髂总淋巴结、腰淋巴结、左右腰干的顺序到达乳糜池。因此，六腑器官的淋巴回流不在同一个淋巴区域内，不能形成以胃为中心向六腑器官提供营气的网络。

《素问·逆调论》指出"胃者六府之海"，在以胃为中心的六腑模型中、胃通过门静脉系统的静脉血管将水谷精微输送给小肠、大肠、胆、三焦（胰腺）和膀胱等器官，同时消化过程所产生的卫气也直接输送给小肠、大肠、胆、三焦（胰腺）与胃直接连接的器官，并通过尿直肠膈的残迹输送给膀胱。胃所产生的水谷精微以气血的形式提供给六腑。六腑在接受来自胃的水谷精微之后，以气血的形式注入各自所属的经脉当中。

但是在胃与小肠、大肠、胆、三焦（胰腺）和膀胱之间没有形成明确的经隧结构，而且除胃以外的六腑器官只参与水谷的代谢，不参与全身的生理活动，如"大肠者，传道之官，变化出焉。小肠者，受盛之官，化物出焉。……三焦者，决渎之官，水道出焉。膀胱者，州都之官，津液藏焉，气化则能出矣"，因此，胃与其他六腑器官之间既不存在完整的经隧结构，也不能完整地承担经隧的生理功能；但是以五脏为中心向全身输布气血的过程必须有六腑和六腑所属经脉的参与，没有六腑及所属经脉的参与将出现"气之不得无行也"的结果，气血通过五脏六腑和所属的经脉实现"阴脉荣其藏，阳脉荣其府，如环之无端，莫知其纪，终而复始。其流溢之气，内溉藏府，外濡腠理"。

第三节

经隧与经脉

"愿闻脉度。岐伯答曰：手之六阳，从手至头，长五尺，五六三丈。手之六阴，从手至胸中，三尺五寸，三六一丈八尺，五六三尺，合二丈一尺。足之六阳，从足上至头，八尺，六八四丈八尺。足之六阴从足至胸中，六尺五寸，六六三丈六尺，五六三尺，合三丈九尺。跷脉从足至目，七尺五寸，二七一丈四尺，二五一尺，合一丈五尺。督脉任脉各四尺五寸，二四八尺，二五一尺，合九尺。凡都合一十六丈二尺，此气之大经隧也。"《灵枢·脉度》中将经脉称为"气之大经隧"，通过其中经脉各部的长度可以辨别经隧与经脉的不同。

"脉度言经脉之长短，何以立之？伯高曰：先度其骨节之大小广狭长短，而脉度定矣。"《灵枢·骨度》指出骨度是计算脉度的基础，通过对比骨度与脉度之间的差异可以确定经脉的分布特点，并确定经脉的长度。

"足之六阴，从足至胸中，六尺五寸。"下肢阴经循行路径当中的骨度是：下肢内侧的"横骨上廉以下至内辅之上廉长一尺八寸，内辅之上廉以下至下廉长三寸半，内辅下廉下至内踝长一尺三寸"和"足长一尺二寸"，计四尺六寸半；胸腹部的"缺盆以下至长九寸，以下至天枢长八寸，天枢以下至横骨长六寸半"，计二尺三寸半，足之阴经循行范围内骨度的计量长度为七尺，与《灵枢·脉度》记载的平均脉度六尺五寸相似。

"足之六阳，从足上至头，八尺。"第一，足太阳膀胱经循行路径的骨度包括"颅至项尺二寸""项发以下至背骨长二寸半，脊骨以下至尾骶二十一节长三尺""髀枢以下至膝中长一尺九寸""膝腘以下至跗属长一尺六寸"和"足长一尺二寸"，计九尺一寸半；第二，足少阳胆经循行路径的骨度包括"角以下至柱骨长一尺，行腋中不见者长四寸，腋以下至季胁长一尺二寸，季胁以下至髀枢长六寸，髀枢以下至膝中长一尺九寸，膝以下至外踝长一尺六寸，外踝以下至京骨长三寸"和"足长一尺二寸"，计八尺二寸；第三，足阳明胃经循行路径的骨度包括"颅至项尺二寸""结喉以下至缺盆中长四寸，缺盆以下至长九寸""以下至天枢长八寸""天枢以下至横骨长六寸半""髀枢以下至膝中长一尺九寸，膝以下至外踝长一尺六寸"和"足长一尺二寸"，计八尺六寸半。足之阳经循行范围内骨度的计量总长合计二十六尺，每条足阳经的平均骨度为八尺六寸，与《灵枢·脉度》记载的八尺相近。

"手之六阴，从手至胸中，三尺五寸。"按照"肩至肘长一尺七寸，肘至腕长一尺二寸半，腕至中指本节长四寸，本节至其末长四寸半"，手之阴经仅上肢部的骨度就达三尺八寸，比手之阴经到达胸中的整条经脉的脉度还长。

"手之六阳，从手至头，长五尺。"手之阳经分布区域的骨度包括了上肢骨度的三尺八寸、和头颈部"发所复者，颅至项尺二寸"以及"项发以下至背骨长二寸半"的长度，计五尺二寸半，与《灵枢·脉度》记载的手之阳经"从手至头，长五尺"的平均脉度相当。

对比经脉的脉度和经脉分布路径的骨度发现两大特点：第一，手之三阴的脉度比骨度短，说明手之阴经的脉度没有包括进入胸腔内的长度，如"两乳之间广九寸半"和"缺盆以下至髑骭长九寸"等。第二，足之三阳的脉度与骨度相近，显然没有包括3条足之阳经进入体内的脏腑分支的长度，如足阳明胃经"从大迎前下人迎，循喉咙，入缺盆，下膈属胃络脾"的体腔分支的长度，足少阳胆经"下颈合缺盆以下胸中，贯膈络肝属胆，循胁里，出气街，绕毛际，横入髀厌中"的体腔分支的长度和足太阳膀胱经"挟脊抵腰中，入循膂，络肾属膀胱"的体腔分支的长度。从《灵枢·经脉》记载的经脉长度分析，《黄帝内经》将经脉仅限定为循行于四肢和躯干表面的部分，没有包括循行于体腔内的部分，督脉和任脉的长度代表了经脉在躯体的脉度。

"凡都合一十六丈二尺，此气之大经隧也。"《黄帝内经》将整个经脉系统称为经隧，原因在于：经隧是以胃为中心的人体能源系统，胃从消化水谷当中获得营养和功能物质，以气血的形式通过经隧输送给五脏，五脏在气血的作用下一方面发挥各自的生理功能，以保证生命的精神活动；一方面通过五脏所属的经脉结构输送给五官和五体，以濡养四肢百骸、五官七窍；同时五脏协同六腑将生命所必需的营养和功能物质通过十二经脉输送到人体各部，以实现人体的各项生理功能。

《灵枢·脉度》将经脉仅限定于分布在躯干四肢的、运行气血的通道，说明经脉只是向四肢百骸、五官七窍输送气血的管道，位于体腔内的管道则被视为经隧。经隧在体腔内包括了 3 个部分：一是胃向五脏输送气血的通道，二是五脏六腑向头面四肢输送气血的管道，三是胃向奇经和奇恒之府输送气血的通道。而且在经隧系统当中，胃是能量和系统的核心，五脏六腑只是能量分布的中继站，尤其是通过五脏向五官和五体有序和合理地分配气血，而且通过五脏六腑、奇恒之府、经脉和奇经之间的相互连接实现了人体营养和功能物质的循环。

"中焦亦并胃中，出上焦之后，此所受气者，泌糟粕，蒸津液，化其精微，上注于肺脉，乃化而为血，以奉生身，莫贵于此，故独得行于经隧，命曰营气。"经隧是运行营气的专门通道，与现代解剖的淋巴管道吻合，因此，经隧是以胃为中心的循环系统，是向全身输布营养和功能物质的通道，经隧包括了淋巴管和血管等系统，首先经隧是胃向五脏输送营养和功能物质的通道，同时经隧是十二经脉分布于体腔内的部分；经隧包括了分布于躯体和四肢的十二经脉和奇脉，五脏六腑通过经隧将营气输送到躯体以濡养五官和五体。

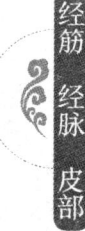
第四节

经隧与五官、五体

"人有精气津液，四支、九窍、五藏十六部、三百六十五节，乃生百病，百病之生，皆有虚实。今夫子乃言有余有五，不足亦有五，何以生之乎？岐伯曰：皆生于五藏也。夫心藏神，肺藏气，肝藏血，脾藏肉，肾藏志，而此成形。志意通，内连骨髓，而成身形五藏。五藏之道，皆出于经隧，以行血气，血气不和，百病乃变化而生，是故守经隧焉。"《素问·调经论》强调了经隧对人体生理功能和生命活动的重要性，其中的"五藏之道，皆出于经隧"描述了经隧与五脏之间的关系，并以"心藏神，肺藏气，肝藏血，脾藏肉，肾藏志"描述了经隧通过五脏对生命活动和生理功能的影响，经隧的生理功能表现在精神、运动和气血等方面，人体通过经隧向五脏、五体和五官等直接输送气血，并对人体的精神活动和生理功能有着决定性的影响。

一、经隧与五脏

"心藏神""肾藏志"代表人体的精神活动，《素问·宣明五气》中具体地描述为"心藏神，肺藏魄，肝藏魂，脾藏意，肾藏志"，精神活动是人类生命的特征，《黄帝内经》认为人类的精神活动是在心的主导下、五脏生理功能的具体表现，并将人体的精神状态描述为神魂魄意志等 5 种状态，每一种精神状态都由不同的五脏器官所掌控，只有气血通过经隧送达五脏之后，人类的生命活动才能展示出神魂魄意志等各种精神状态和完整的精神世界。

二、经隧与五体

"脾藏肉"代表人体的解剖结构，人体结构由皮、肉、筋、骨、脉等 5 类物质组成，"心主脉，肺主皮，肝主筋，脾主肉，肾主骨"，五脏通过经隧为各自所属的一类物质提供营养，以保持人体的形态和运动能力。

三、经隧与五官

"肝，开窍于目""心，开窍于耳""脾，开窍于口""肺，开窍于鼻""肾，开窍于二阴"。《黄帝内经》认为五官七窍是五脏的外在器官，水谷精微通过五脏被有目的地送往五官，以保证人体的感知功能。即使在同一个感官器官中五脏所提供的营养物质也具有不同的生理功能，如"肝为泣"是润滑眼器的水谷精微，"悲哀则泣"是泪腺大量产生的泪液，而"泣涕着脑也"则是灌注于眼中的房水等。

四、经隧与气血

"肺藏气，肝藏血。"气血是生命的营养和功能物质，是维持人类生命活动的基础，也是五脏六腑、四肢百骸、五官七窍实施生理功能的能量，气血是营卫气血的简称，除呼吸之气通过肺获得之外，营气、卫气、津液和血液的生成都与胃的消化功能有关，而且呼吸之气也要融入营血，通过营卫和气血的形式发挥生命功能，因此，《灵枢·五味》曰："胃者，五藏六府之海也，水谷皆入于胃，五藏六府皆禀气于胃。"胃是人类获得营养和能量的根源。

"酸入肝，辛入肺，苦入心，咸入肾，甘入脾。"胃在从食物当中获得水谷精微的同时，按照五味的形式分别向五脏提供营养和能量，然后通过五脏所属的经脉输布到五体和五官，使全身各部的器官和结构组织都得以供养，从而发挥其各自的生理功能。《黄帝内经》认为人体的生理功能"皆生于五藏也"，而"五藏之道，皆出于经隧"，生命活动依赖于气血，气血之源皆源于胃，"胃者，水谷之海，六府之大源也。五味入口，藏于胃，以养五藏气"，经隧是向五脏六腑、五官肢节、经脉奇经输送营养物质的通道。

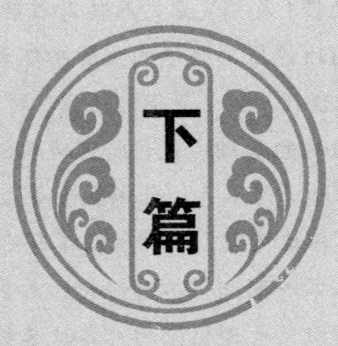

下篇

经　络

从字面意义上讲，经络是一个由经和络组成的专用结构名词；从结构的角度，经络是经和络等人体结构系统的总称，同时也是多种经筋、经脉、血脉等结构的总成。经络是以经为主干，络为连接的人体结构网络系统。

首先，经的原义具有纲领和经纬的意思，如《灵枢·九针十二原》的"易用难忘，为之经纪"，经就是指纲领和纲纪；而《灵枢·卫气行》以"子午为经，卯酉为纬"设定经纬，将南北两极之间、固定不移的轨迹称为经，将横向连接于诸星之间的轨迹称为纬。

"九者，经巽之理，十二经脉阴阳之病也。"《黄帝内经》中九者为野，巽者为风，"经巽之理"是指复杂的人体外表能以经纬的规律划片分区，人体可以按照十二经的理论区别经络的生理功能和病理表现。"经脉留行不止，与天同度，与地合纪。"《灵枢·痈疽》则以经脉为例明确地指出：经纬同样是划分人体结构的基础。先哲将宇宙轨迹的划分规律称为经纬，将人体结构的划分规律称为经络，"余闻上古圣人，论理人形，列别藏府，端络经脉，会通六合，各从其经，气穴所发各有处名，谿谷属骨皆有所起，分部逆从，各有条理，四时阴阳，尽有经纪，外内之应，皆有表里，其信然乎。"《素问·阴阳应象大论》中的"各从其经"强调了经络在联络人体脏腑和肢节、经脉和谿谷、气穴之间的重要作用，人体的各种脏腑、器官、组织结构只有在被经络有序地连接成一个整体的状况下，才能形成气血在体内的循环通道，从而促成"阴阳已张，因息乃行，行有经纪，周有道理，与天合同，不得休止"，实现人体的各项生理功能和生命活动，因此，经是人体当中的纵行结构，是人体结构系统的主干，也是气血在体内循环的主要通道。

络，源自丝线，具有连接和网络的意义。《黄帝内经》中的"少阴脉贯肾络肺"和"皆属于带脉，而络于督脉"等都是连接和联络的意思。络作为经络的一部分是指连接在人体主干结构和主要通道之间的结构分支，络横向分布于人体的结构主干之间，起着沟通和联络的作用，"夫十二经脉者，皆络三百六十五节。"《素问·调经论》以经脉为例说明人体通过经络连接肢节各部。

在以经命名的结构中，经筋是以筋膜为主体连接其他五体结构形成的系统；经脉是以血脉为主体在体内形成的组织间隙；经水则是经脉当中运行卫气和津液的通道，经隧则是五脏向五官和五体输送水谷精微的途径。

以络命名的结构包括经脉的络脉和血脉的络脉2类结构。经脉的络脉是连接在阴阳对应的经脉之间的交通支，经脉的络脉以经别和正别的结构为基础；血脉的络脉既可以是表浅血管、又可以是主干血管的分支。

经络是经筋、经脉、血脉、经隧、经水、皮部和络脉等人体结构系统的总称。

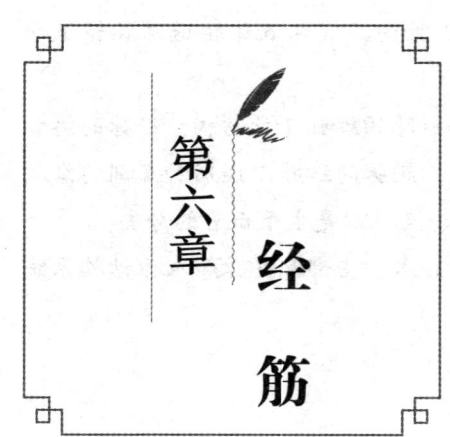

第六章 经筋

　　经筋是机体的组织结构在相互连接的过程中形成的结构系统，组成经筋的基础结构是筋膜，肌肉、韧带、神经和血管等是经筋的载体，经筋是筋膜在连接肌肉、韧带、神经和血管等各种组织结构的过程中形成的结构链，经筋以经脉的路径为基础选择筋膜在肌肉、韧带、神经和血管之间连接的方式，而且经筋将脏腑、器官和肢体结构连接为一体，将机体当中的各种结构连接成一个稳定、有序的整体。

　　筋膜是构成经筋的关键性组织，筋膜是五体之一，被《黄帝内经》称为筋，筋膜内附于骨，外连于皮，包裹在肌肉、血脉的表面，将不同形式的组织结构连接成一个整体。筋膜的基本作用是包裹肌肉、血管和神经，使之相互分离，以保持其结构的独立性，同时对肌肉、血管和神经等结构进行固定，使之保持在人体结构中的恒定位置；同时筋膜本身可以形成独立的筋膜或者韧带结构，而且筋膜通过融入肌腱，或者向关节韧带的附着，成为肌腱和韧带的组成部分。

　　筋膜以 2 种形式参与经筋的形成：一种是以独立的筋膜和韧带结构参与经筋的组成，一种是以包裹肌肉、血管和神经的形式参与经筋的形成。在经筋结构中、筋膜和韧带是经筋结构的主体，被包裹在筋膜当中的肌肉、血管和神经是经筋的载体。

　　筋膜和皮肤一样是一层完整的结构，但是筋膜形成的各种主体和载体结构却具有典型的节段性。包裹肌肉的筋膜通过肌腱和韧带附着在骨和关节周围，包裹神经和血管的筋膜也在关节周围附着以增加稳定性；同时增厚的筋膜结构和韧带都是体内独立的解剖结构，存在于特定的解剖结构之间。

　　筋膜在骨与关节周围的附着点被称为结，通过结的连接，经筋的主体和载体结构形成一个筋膜链；由于在一个骨性标志或者关节周围可以有多个结构附着，因此结经筋可以通过结选择连接不同的结构。结既是经筋延续的结点，也是经筋在不同的载体间转换的结构。由于结的存在使神经和血管等系统性结构具备了节段性。

　　经筋作为体内的筋膜系统包括了经筋、经别和正别等三个组成部分。经筋是分布在四肢和体壁当中的筋膜主干，经别是连接在阴阳属性对应的经筋之间的交通支，正别是将分布在四肢和躯干的经筋与其所主和所属脏

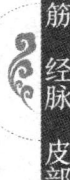
腑连接的脏腑支。

经筋系统中共有十二条经筋，按照经筋的起点首先被分为手、足经筋，然后按照经筋分布的部位被分为阴、阳经筋。经筋无一例外地向心性分布，从手足末端起始，行止于头面和胸腹。

第一节

经筋结构的主体和载体

经筋是筋膜在包裹肌肉、血管和神经的过程中连接而成的筋膜链，筋膜是经筋的主体，被包裹在筋膜当中的肌肉、血管和神经是经筋的载体，筋膜对肌肉、血管和神经起到分隔和保护作用，肌肉、血管和神经等赋予经筋有型的结构，"筋为刚，肉为墙"，《灵枢·经脉》以筋膜和肌肉为例形象地描述了经筋系统中筋膜和肌肉、血管和神经之间的关系。

筋膜不仅仅以依附于肌肉、血管和神经的形式存在，而且以增厚的筋膜结构和韧带等形式存在。增厚的筋膜和韧带对人体结构起着隔离和保护作用，并且对器官和结构起到固定作用，增厚的筋膜结构和韧带是经筋中的独立结构。筋膜、增厚的筋膜和韧带是经筋的主体，被筋膜包裹的肌肉、血管和神经等只是经筋的载体。

一、筋膜是形成的经筋主体结构

1. 筋膜增厚形成的片状结构

筋膜在体内增生和增厚形成许多独立的解剖结构，如咬肌筋膜、颞筋膜、颈筋膜、项筋膜、胸腰筋膜等，由筋膜增厚形成的这些结构在分隔人体的结构组织和组织间隙中起着重要的作用，同时这些增厚的筋膜结构也是经筋循行路径上的独立节段。

"其直者，结于枕骨，上头下颜，结于鼻。"足太阳之筋在头部分布在帽状筋膜上，帽状腱膜是枕额肌的中间部分，枕额肌的前部是额腹，后部是枕腹，帽状腱膜是增厚的筋膜结构，并向两侧延续为颞筋膜。

2. 筋膜增厚形成的韧带。韧带连接在骨与骨之间，或者体壁与脏器之间，起到固定和稳定的作用。颞下颌关节就是一个典型的由复杂的韧带系统固定的关节，固定颞下颌关节的 3 条韧带包括：颞下颌韧带、碟下颌韧带和茎突下颌韧带等，而且颞下颌韧带、碟下颌韧带和茎突下颌韧带分属于不同的经筋。

手太阳之筋和手少阳之筋沿肩胛提肌和头夹肌到达耳后乳突后，必须通过颞下颌韧带向耳前转移。颞下颌韧带包括外侧斜行部和内侧水平部2个部分，尤其是内侧水平纤维附着于关节盘的后部，符合"结于耳后完骨"的要求，成为手太阳之筋和手少阳之筋跨越颞下颌关节的关键结构。手太阳之筋和手少阳之筋沿经颞下颌韧带到达耳前后，沿碟下颌韧带循行于下颌骨的深面，并附着于下颌小舌周围。而足阳明之筋沿胸锁乳突肌到达耳后乳突后，选择茎突下颌韧带直接到达下颌角、下颌骨的浅面，因此，颞下颌韧带和碟下颌韧带隶属于手太阳之筋和手少阳之筋，茎突下颌韧带隶属于足阳明之筋。

3. 筋膜形成的鞘膜

筋膜在体内形成的鞘膜结构包括血管神经束、肱骨肌管和收肌管等。

第一，血管神经束是筋膜组织包裹血管和神经形成的管套结构，血管神经束的作用就是通过对血管和神经进行包裹，使血管和神经与周围的肌肉、骨骼等分隔，对血管和神经组织进行固定和保护。手厥阴之筋"上臂阴，结腋下，下散前后挟胁"就是通过包裹肱动脉的血管神经束实现的。在上臂的前骨筋膜鞘中共有3组软组织结构，浅层的肱二头肌、深层的肱肌和喙肱肌，以及包裹肱动脉和神经的血管神经束。当手太阴之筋占据了肱二头肌、手阳明之筋占据了肱肌和喙肱肌之后，血管神经束以及其中的血管和神经成为手厥阴之筋和手少阴之筋唯一可以依托的结构。手厥阴之筋沿包裹肱动脉的血管神经束上行，在肱动脉穿过筛状筋膜时，手厥阴之筋转移到筛状筋膜上，并通过腋筋膜连接到胸部深筋膜上。

第二，收肌管是位于股部中1/3段的管状裂隙，是连接股三角与腘窝之间的通道，缝匠肌、股内侧肌和长收肌、大收肌参与了收肌管的形成，收肌管具有了足太阴之筋、足阳明之筋和足少阴之筋的属性，尤其是足少阴之筋"并太阴之筋而上循阴股"，说明足少阴之筋在缝匠肌下，沿收肌管从腘窝内侧到达收肌管的下口，收肌管隶属于足少阴之筋。

二、肌肉、血管和神经是经筋结构的载体

1. 经筋的肌肉载体

"肉有柱"，《黄帝内经》中肉是指肌肉的肌腹，肌腹的两端延续为肌腱，肌肉通过肌腱向骨和关节附着，附着于骨和关节的肌腱与韧带融合，

由于肌腱具有筋的属性，肌肉实际上仅指肌腹，肌腹被筋膜完全包裹，而且肌腹的两端通过肌腱融入经筋链当中，筋膜在包裹肌肉的过程中通过肌腱和韧带实现经筋结构的连接。肌肉只是经筋的载体，而且绝大多数的经筋结构都是在包裹肌肉的筋膜上延续的。

第一，手太阴之筋在前臂"结于鱼后，行寸口外侧，上循臂，结肘中"，是一个沿手掌桡侧、前臂桡侧达肘关节的结构，与之对应的最佳结构应该是肱桡肌，手太阴之筋通过肱桡肌筋膜从包裹大鱼际肌群的筋膜转移到肱二头肌筋膜上，形成手太阴之筋在前臂的主体结构，而肱桡肌只是手太阴之筋在前臂的载体。

第二，按照经筋分布的需要，《黄帝内经》对肌肉的认识与现代解剖在某些方面存在着不同的观点，主要的分歧表现在对斜方肌、肱三头肌、臀大肌和阔筋膜张肌的认识上。

斜方肌在现代解剖中是一个完整的肌肉，按3条肌束方向附着，但是在《黄帝内经》中斜方肌被划分为手阳明经筋的2条分支。"绕肩胛，挟脊"是指沿附着在第7颈椎以下、斜方肌的中下部肌束，"从肩髃上颈"是指向项韧带、枕外隆凸附着的、斜方肌上部肌束，显然《黄帝内经》将斜方肌看作2个结构。

肱三头肌是一个具有3条肌腹的肌肉，手太阳之筋沿肘肌过渡到肘内侧后，沿肱三头肌的内侧头和长头的筋膜上行，其中肱三头肌内侧头"入结于腋下"，肱三头肌长头"后走腋后廉，上绕肩胛"；而手少阳之筋则从肱骨外上髁转移到肱三头肌的外侧头上，以"上绕臑外廉，上肩"，《黄帝内经》将肱三头肌分属为手太阳之筋和手少阳之筋。

阔筋膜张肌和臀大肌是2块独立的肌肉，但是在《黄帝内经》中阔筋膜张肌和臀大肌共同隶属于足少阳之筋。髂胫束是一条纤维增厚的扁带，髂胫束的下端附着于胫骨外侧髁、腓骨头和膝关节囊，上部向前沿阔筋膜包裹阔筋膜张肌，向后与臀大肌腱相延续，通过臀筋膜包裹臀大肌，足少阳之筋以"其支者，别起外辅骨，上走髀，前者结于伏兔之上，后者结于尻"，将臀大肌和阔筋膜张肌视为一个肌肉结构。

2. 经筋的血管载体

在腋窝中，手少阴之筋"上入腋"，手厥阴之筋"结腋下"，说明手少阴之筋没有像手厥阴之筋一样向腋筋膜转移，而是通过腋鞘进入胸腔，由于胸小肌、锁胸筋膜和胸大肌等紧贴在腋动脉的前方，手少阴之筋能够从腋动脉壁直接转移到胸小肌、锁胸筋膜和胸大肌的筋膜上，因此、手少阴之筋在上臂循行的结构是肱动脉壁，沿腋动脉到达腋鞘，并向包裹胸小肌、锁胸筋膜和胸大肌的筋膜转移。手少阴之筋以肱动脉和腋动脉为载体，沿肱动脉和腋动脉的外膜分布和转移。

3. 经筋的神经载体

公元 131~201 年的 Galen "认为肌腱与神经是同一种组织，神经进入肌肉，再从肌肉穿出后汇总成白色索条样结构即神经[1]"，直到 1752 年，Haller 在修复肌腱的手术中证实了肌腱与神经是两种不同类型的组织。与 Galen 同时代的《黄帝内经》同样没有将神经组织从五体当中独立出来，神经组织被归属为筋的范畴。

手太阳之筋中"肘内锐骨之后，弹之应小指之上"描述了尺神经的存在。"手太阳之别，……其别者，上走肘，络肩髃"就是沿尺神经分布的经筋结构，手太阳之别"上走肘，络肩髃"，沿尺神经从上臂后骨筋膜鞘穿过肌间隔，进入上臂前骨筋膜鞘后汇入臂丛。因此，手太阳之别是以尺神经为载体的经筋结构。

经筋是筋膜组织在连接机体的各种组织结构时形成的筋膜链，筋膜通过自身的增生形成增厚的筋膜、韧带和鞘膜成为筋膜链的主体，被筋膜包裹的肌肉、血管和神经等结构则是构成筋膜链的载体。筋膜被有序地连接成筋膜链后实现了 3 个方面的生理功能：将人体中不同的组织结构进行包裹，使之成为独立的组织结构；连接各种组织结构并形成完整的链状结构，实现对各种组织结构的固定；对结构组织进行分隔，间隔人体的组织间隙并形成贯通的经脉空间。

---

[1] 王澍寰. 手外科学 [M]. 北京：人民卫生出版社. 2014, 397.

第二节
结在经筋链当中的作用

肌肉具有明显的节段性，血管、神经甚至筋膜本身在通过关节时由于向骨和关节的附着也呈现出节段性的特点，筋膜、肌肉、血管和神经在骨和关节上的附着被《黄帝内经》称为"结"。结是将人体各种组织结构连接成链的重要结构，也是经筋能够在不同组织结构之间转移的关键，结是经筋结构的重要组成部分。由于解剖术语的严重匮乏，《黄帝内经》只能通过突出的体表标志对"结"进行定位，解剖还原发现：经筋当中的结具有以下结构特点。

1.经筋结构的直接转移

"手太阳之筋，起于小指之上，结于腕，上循臂内廉，结于肘内锐骨之后。"手太阳之筋在手掌部的主体结构是小指展肌，在前臂的主体结构是尺侧腕伸肌和小指伸肌，在腕掌关节的尺侧，小指展肌附着于豌豆骨和豆钩韧带的尺侧，而尺侧腕伸肌附着于第5掌骨底，手太阳之筋在掌腕关节的尺侧直接从小指展肌的附着点向尺侧腕伸肌的附着点上转移。

2.经筋结构的跨关节过渡

"手太阴之筋，起于大指之上，循指上行，结于鱼后，行寸口外侧，上循臂，结肘中。"手太阴之筋在手掌部的主体结构是拇短展肌和拇短屈肌，在前臂的主体结构是肱桡肌，拇短展肌和拇短屈肌附着于桡腕关节和腕骨间关节的腕侧，而肱桡肌附着于桡骨茎突，手太阴之筋必须通过包裹腕关节的韧带实现从拇短展肌和拇短屈肌向肱桡肌的过渡。

3.经筋结构的跨结构过渡

《黄帝内经》中的完骨是指颞骨乳突和茎突的复合结构。"上挟脊上项；其支者，别入结于舌本；……其支者，入腋下，上出缺盆，上结于完骨。"足太阳之筋在颞骨乳突的附着范围较大，沿竖脊肌到达颅底的足太阳之筋经茎突舌肌到达舌体，茎突舌肌附着在颞骨茎突上；沿菱形肌到达肩部的足太阳之筋经肩胛舌骨肌到达舌骨，然后沿二腹肌后腹返回颞骨乳突。足太阳之筋在枕后的附着点明显地分散在颞骨乳突和茎突2个结构上，但是乳突是在出生之后才开始发育的结构，以茎突舌肌和二腹肌为代表的舌骨上肌群起源于茎突的周围，伴随着乳突的发育，茎突舌肌和二腹肌等附着点才出现结构的分离，茎突舌肌在茎突的附着点和二腹肌在乳突的附着点之间始终存在着结构的连接。

4.经筋结构的滑囊连接

肩髃又称髃、肩前髃，手阳明之筋、手太阴之筋和足太阳之筋都在肩髃处附着，肩髃是一个位于上臂骨端的复杂结构。

"手阳明之筋，……上结于肘外，上臑，结于髃，其支者，绕肩胛，挟脊；直者，从肩髃上颈。"手阳明之筋沿肱肌到达肩髃后，分别向喙肱肌和三角肌转移，肱肌的附着点在肱骨中段的前面，喙肱肌的附着点在肱骨中段的内侧，三角肌的附着点在肱骨中段的三角肌粗隆，出现在手阳明之筋当中的肩髃可以定位于以三角肌粗隆为中心的肱骨中段。

"手太阴之筋，……结肘中，上臑内廉，入腋下，出缺盆，结肩前髃，上结缺盆。"手太阴之筋在肩关节周围形成2个结，"上结缺盆"是指沿肱二头肌短腱在肩胛喙突上的附着，而"结肩前髃"则是胸大肌在肱骨大结节嵴上的附着。手太阴之筋在肩髃部实现从肱二头肌筋膜向胸大肌筋膜的转移，出现在手太阴之筋当中的肩髃可以定位于肱骨大结节嵴周围。

"足太阳之筋，……其支者，从腋后外廉，结于肩髃；其支者，入腋下，上出缺盆，上结于完骨。"足太阳之筋从竖脊肌向肩关节发出2条分支：背阔肌分支和菱形肌分支。背阔肌直接附着在肱骨小结节嵴上，菱形肌分支最终通过大圆肌也附着于肱骨小结节嵴上，出现在足太阳之筋当中的肩髃可以定位于肱骨小结节嵴周围。

因此，肩髃分布于外科颈和三角肌粗隆之间的肱骨大结节嵴和肱骨小结节嵴上，肩髃由胸大肌、三角肌、喙肱肌、大圆肌和背阔肌的附着点围成，这个区域被三角肌附着处滑囊、肱结节间沟和肱二头肌短头滑膜鞘覆盖，手阳明之筋、手太阴之筋和足太阳之筋就是通过由三角肌附着处的滑囊和肱结节间沟滑膜鞘进行结构之间转换的，肱结节间沟滑膜鞘通过包裹肱二头肌短头与肩关节囊相通，因此，肩髃是一个面积较大、结构复杂的解剖结构。

5. 经筋借用短小肌肉的过渡

"上循臂内廉，结于肘内锐骨之后，弹之应小指之上，入结于腋下。"手太阳之筋沿尺侧腕伸肌和小指伸肌到达肱骨外上髁后，必须向具有"弹之应小指之上"效应的肱骨内上髁方向转移，肘肌起自肱骨外上髁和桡侧副韧带，止于尺骨上端背面和肘关节囊，手太阳之筋通过肘肌实现了在肱骨内、外上髁之间的过渡。

因此，经筋通过肌肉附着点之间的直接转移，跨关节的连接，通过滑囊的连接和短肌的连接等多种形式完成经筋结构之间的延续，通过筋膜在骨和关节的附着实现向不同载体之间的转移，从而形成筋膜链当中的结，结的存在成为筋膜连接各种载体形成经筋链的关键。

第三节

以筋膜为主体的经筋结构

由筋膜增厚形成的片状筋膜结构包括腮腺咬肌筋膜、颞筋膜、帽状腱膜、颈筋膜、项筋膜、胸腰筋膜、椎前筋膜、胸内筋膜和腹内筋膜、盆筋膜、气管前筋膜、咽后筋膜、颊咽筋膜、腹膜皱襞等，这些命名的筋膜结构都参与了经筋的组成。

一、头部的经筋结构

头顶部的筋膜结构是帽状腱膜，帽状腱膜是枕额肌的中间部分，帽状筋膜向两侧的颞筋膜延续。

颞部拥有 3 层筋膜，分别为颞浅筋膜、颞中筋膜和颞深筋膜，而且颞深筋膜又分为浅深 2 层。颞浅筋膜是面部表浅肌肉腱膜系统（SMAS）向颞区的延伸；颞中筋膜来自腮腺筋膜，从腮腺上缘起始，沿面神经颞支的前、后支分布，包裹面神经前位颞支的颞中筋膜在眼轮匝肌外缘连接眼轮匝肌、并与眼轮匝肌相接处的额肌颞支相连，包裹面神经后位颞支的颞中筋膜与耳前肌和额肌相连；颞深筋膜起始于上颞线，向下覆盖在颞肌的表面；在颞浅脂肪垫上缘处颞深筋膜分为浅深 2 层，颞深筋膜浅层覆盖于颞浅脂肪垫的浅面，过颧弓之后与咬肌筋膜延续，在眶上缘和外缘处与颞深筋膜深层融合后移行为骨膜；向后在颞窝后界也移行为骨膜；颞深筋膜深层向下分隔颞浅、深脂肪垫，在颧弓上缘深面移行为颧弓深面和上缘的骨膜，向前至颞窝前界和眶上外缘、向后至颞窝后界，与颞深筋膜浅层融合后移行为骨膜。

颊部的筋膜可分为 3 层，包括表浅肌肉腱膜系统、腮腺咬肌筋膜、和颊咽筋膜等，其中夹有翼内肌和翼外肌。表浅肌肉腱膜系统下连颈阔肌，向上通过颞浅筋膜与帽状腱膜相连，并与眼轮匝肌、耳上肌、耳后肌、颧肌和笑肌等连接。腮腺咬肌筋膜中包裹腮腺的部分被称为腮腺筋膜，覆盖在咬肌表面的被称为咬肌筋膜，腮腺咬肌筋膜向上附着于颧弓，向下与颈阔肌之间的连接更为紧密，有些学者甚至将腮腺咬肌筋膜称为"原始颈阔肌"。颊咽筋膜覆盖在颊肌和咽缩肌的表面，颊肌紧贴口腔侧壁，咽缩肌包裹咽喉。绝大多数的表情肌和翼内、翼外肌表面均无深筋膜，只有肌外膜。

1. 足太阳之筋 "其直者，结于枕骨，上头下颜，结于鼻；其支者，为目上网，下结于颅"，足太阳之筋在上项线周围从最长肌筋膜转移到枕额肌筋膜上，位于枕肌和额肌之间的帽状腱膜覆盖于头顶部的大部分区域，在两眉之间下降，进入眼睑并连接鼻肌；从目外眦穿出后，足太阳之筋在颧骨上连接翼内肌筋膜，并沿翼内肌的筋膜到达下颌角。

2. 手阳明之筋 "从肩髃上颈；其支者，上颊，结于颅；直者，上出手太阳之前，上左角，络头，下右颌"，在肩峰端，手阳明之筋从三角肌的筋膜转移到颈阔肌后，从颈阔肌转移到浅表肌肉腱膜系统上，跨过颧弓后移行为颞浅筋膜到达上颞线的头角部，沿颧肌转移到口轮匝肌上，并通过笑肌和降口角肌到达对侧的下颌，与对侧的颈阔肌相连。

3. 足阳明之筋 "至缺盆而结，上颈，上挟口，合于颅，下结于鼻，上合于太阳，太阳为目上网，阳明为目下网"，足阳明之筋通过2个途径向面部筋膜转移，一方面包裹胸锁乳突肌的封套筋膜向上直接包裹腮腺移行为腮腺筋膜，一方面通过茎突下颌韧带从乳突到达下颌角。在下颌角处足阳明之筋通过腮腺咬肌筋膜到达颧弓后继续沿颞深筋膜浅层到达上颞线，与足太阳之筋所属的帽状腱膜连接，并随额肌到达目内眦；同时足阳明之筋在下颌角处通过颊肌连接口轮匝肌，从口轮匝肌上经提口角肌和提上唇肌分布于鼻和颧弓周围，沿鼻翼及上唇提肌到达目内眦，与沿额肌到达目内眦的足阳明之筋再次汇合。"其支者，从颊结于耳前"是沿颞中筋膜循行的足阳明之筋，腮腺筋膜在包裹腮腺之后继续包裹面神经从而形成颞中筋膜，其中包裹面神经前位颞支的颞中筋膜连接眼轮匝肌，包裹面神经后位颞支的颞中筋膜与耳前肌和额肌相连，并通过耳前肌到达耳前。

4. 手太阳之筋 "直者，出耳上，下结于颔，上属目外眦"和"本支者，上曲牙，循耳前，属目外眦，上颔，结于角"，首先，在乳突周围的枕颞缝当中手太阳之筋从头夹肌筋膜转移到颞筋膜上，沿上颞线从耳后到头角，继续沿颞深筋膜深层从颞肌的表面下行，在颧弓处转移到翼内肌和翼外肌的外膜上并到达下颌角；与颞深筋膜浅层融合并附着在眶上缘和

外缘处的骨膜上，手太阳之筋通过睑外韧带到达目外眦。同时手太阳之筋"上曲牙，循耳前，属目外眦，上颔，结于角"的分支从耳下跨越下颌关节囊，通过蝶下颌韧带转移到翼内肌和翼外肌的外膜上，伴随着翼外肌在颧骨的附着，手太阳之筋转移到颞深筋膜深层上行，与颞筋膜浅层愈合并附着于上颞线。

5. 手少阳之筋"当曲颊入系舌本；其支者，上曲牙，循耳前，属目外眦上乘颔，结于角"，与手太阳之筋一起从耳下跨越下颌关节囊后，手少阳之筋分布在翼内肌和翼外肌深层，翼内肌和翼外肌所处的颞下间隙的结缔组织与面部的颊脂体和上部的颞筋膜下疏松结缔组织相连，手少阳之筋沿颊脂体筋膜进入颞肌下方，并在颞肌的深层沿颞筋膜下疏松结缔组织的表面向上到达上颞线的头角处。在翼窝内，手少阳之筋从翼内肌和翼外肌外膜转移到翼突下颌韧带上，以翼突下颌韧带为中点，向前沿颊肌及筋膜到达口角周围的皮下，向后延咽上缩肌及筋膜到达咽后壁的顶端；手少阳之筋沿覆盖咽上缩肌的颊咽筋膜到达咽后壁，并通过咽上缩肌的分支、舌咽肌到达舌体。

6. 足少阳之筋"循耳后，上额角，交巅上，下走颔，上结于頄；支者，结于目眦为外维"，伴随着头长肌、头前直肌和头侧直肌附着在枕骨底，足少阳之筋通过椎前肌在枕骨底的广泛附着点转移到枕骨的颅骨外膜上，并跨越颞骨乳突；在颞窝的下角，足少阳之筋转移到颞肌深部的筋膜上，并沿颞肌的方向从耳后分布到耳前，在上颞线处连接帽状腱膜，下降至额骨颧突时通过睑外侧韧带连接眶筋膜，向下附着于下颌骨喙突并延伸到下颌支的前缘至下颌角，转移到翼外肌外膜上到达下颌关节。

因此，足太阳之筋占据了头顶部，手阳明之筋、足阳明之筋、手太阳之筋、手少阳之筋和足少阳之筋分布在面侧部。手阳明之筋分布在表浅肌肉腱膜系统上，位于最浅部，足阳明之筋分布于腮腺咬肌筋膜、颞中筋膜和颞深筋膜的浅层，手太阳之筋分布在颞深筋膜的深层上，手少阳之筋分布在颊脂体和颞筋膜下疏松结缔组织的表面，足少阳之筋分布在颞区的骨膜上，而且手太阳之筋、手少阳之筋、足少阳之筋和足太阳之筋通过翼内肌和翼外肌的外膜到达各自所属的部位，尤其是手少阳之筋通过颊咽筋膜连接咽上缩肌和舌咽肌。

二、颈部的经筋结构

颈部筋膜分为浅筋膜和深筋膜，颈浅筋膜是颈部的皮下组织，颈深筋膜位于颈阔肌的深面，又称颈筋膜，颈筋膜分为浅、中、深三层，颈筋膜都呈束套装包裹在颈部的器官和结构上，三层筋膜之间有重叠或者连接部分。

1. 分布在颈部浅筋膜上的经筋结构

手阳明之筋"其支者，绕肩胛，挟脊；直者，从肩髃上颈"，手阳明之筋在颈前和颈后分布在不同的筋膜层上。在颈前部，手阳明之筋"从肩髃上颈"，其载体是颈阔肌，颈阔肌是颈部的皮肌，颈部浅筋膜覆盖在颈阔肌的表面。颈部浅筋膜延续为面部表浅肌肉腱膜系统；在颈后部，手阳明之筋"绕肩胛，挟脊"，沿颈深筋膜的浅层覆盖在斜方肌的表面。颈深筋膜浅层属于封套筋膜，封套筋膜在面部延续为腮腺咬肌筋膜，腮腺咬肌筋膜和表浅肌肉腱膜系统都附着在下颌角周围，手阳明之筋沿覆盖在斜方肌表面的颈深筋膜浅层到达颞骨乳突后，转移到表浅肌肉腱膜系统上并向面部分布。

2. 分布在颈筋膜浅层——封套筋膜上的经筋结构

足阳明之筋"至缺盆而结，上颈，上挟口"，足阳明之筋在颈部的主体结构是胸锁乳突肌，胸锁乳突肌被颈筋膜浅层，即封套筋膜包裹，足阳明之筋随胸锁乳突肌的鞘膜到达颞骨乳突，然后转移到腮腺咬肌筋膜上。

3. 分布在颈筋膜中层——内脏筋膜上的经筋结构

颈筋膜中层又称气管前层，或者内脏筋膜，包括气管前筋膜和颈动脉鞘2个主要结构。以环状软骨为界，气管前筋膜向前下部覆盖咽、喉、甲状腺、气管和食管等器官，向下越过气管的前面和两侧进入胸腔与纤维心包融合；从环状软骨向上覆盖颊肌和咽缩肌的被称为颊咽筋膜。

第一，手阳明之正"从手循膺乳，别于肩髃，入柱骨下，走大肠，属于肺，上循喉咙，出缺盆，合于阳明也"。通过膈结肠韧带连接横结肠之后，手阳明之正通过残留在腹膜腔和胸膜腔之间的胸腹膜管的遗迹进入胸腔，分布在纵隔胸膜上，沿气管前筋膜上行到达咽喉，在肺尖部通过胸膜上膜到达脊柱。

第二，手太阴之正"别入渊腋少阴之前，入走肺，散之太阳，上出缺盆，循喉咙，复合阳明"，沿腋静脉进入体腔后，手太阴之正从包裹锁骨下静脉的筋膜转移到肺尖部的胸内筋膜上，沿纵隔胸膜进入纵隔，通过气管前筋膜到达咽喉；在肺尖部沿胸膜上膜到达脊柱。

第三，足少阴之正"直者，系舌本，复出于项"，覆盖在肾脏表面的肾筋膜和膈下筋膜都是腹内筋膜的一部分，足少阴之正通过膈下筋膜连接横膈，在横膈的肌肉薄弱处与胸内筋膜融合并进入纵隔，足少阴之正在纵隔当中沿气管前筋膜上行到达咽喉，气管前筋膜覆盖在舌骨下肌群的表面并附着于舌骨，足少阴之正通过舌骨舌肌连接于舌体；继续沿颊咽筋膜到达颅底并连接项韧带。

第四，足阳明之正"属胃，散之脾，上通于心，上循咽出于口颐，上頞，还系目系，合于阳明也"，足阳明之正通过胃膈韧带连接胃体，沿胃脾韧带连接脾，通过位于胃膈韧带当中的左膈下动脉汇入腹主动脉，继续沿胸主动脉、主动脉弓直达心脏，继续沿颈总动脉进入颈动脉鞘，随颈外动脉出颈动脉鞘，沿面动脉到达口角，继续沿面动脉的鼻旁分支到达目内眦，通过内眦动脉进入眼内，并与足阳明胃经的起始结构连接。

4. 分布在颈筋膜深层——椎前筋膜上的经筋结构

深筋膜深层又称椎前筋膜，被覆在椎前肌，前、中斜角肌，肩胛提肌的表面，向两侧形成包裹臂丛及锁骨下血管的鞘膜，并与腋鞘相续。向上附着于颅底，向下与脊柱的前纵韧带融合。

第一，"手少阳之正，指天，别于巅，入缺盆，下走三焦，散于胸中也"，手少阳之正的起点应该在颅底，手少阳之正在翼窝中转移到翼下颌缝上，沿咽上缩肌附着在枕骨基底咽结节，覆盖咽上缩肌的筋膜被称为颊咽筋膜。咽颊筋膜和椎前筋膜围成咽后间隙，咽颊筋膜是咽后间隙的前壁，椎前筋膜是咽后间隙的后壁。手少阳之正沿形成咽后间隙的筋膜上达颅底，向下沿椎前筋膜进入胸腔，并在上纵隔中移行为纵隔胸膜和前纵韧带，通过腰肋三角后移行为壁层腹膜，通过食管裂孔移行到腹膜上，以实现下走三焦。

第二，"手心主之正，别下渊腋三寸，入胸中，别属三焦，出循喉咙，出耳后，合少阳完骨之下"，手厥阴之正从腋筋膜汇入腋鞘，进入体腔后移行到包裹臂丛神经和锁骨下动脉的筋膜鞘上，该筋膜鞘由椎前筋膜围成，手厥阴之正沿椎前筋膜进入纵隔，继续沿前纵韧带下行，穿过横膈的食管裂孔连接腹膜，通过腰肋三角后移行为壁层腹膜；同时手厥阴之正沿椎前筋膜在头夹肌的表面行止于枕后乳突周围的枕颞缝当中。

5.分布在食管周围的经筋结构

食管周围的筋膜结构由包裹前肠的原始系膜形成，原始系膜只分布在食管的中下段，食管的上段没有系膜覆盖。由于发育的初期，心脏和肺脏都处于食管腹系膜当中，发育成熟后的心包膜、胸膜和食管腹系膜都保持着连接，尤其是食管腹系膜参与形成纵隔并分布在两肺之间；而食管后系膜成为位于横膈背部的正中部分，同时沿连接在食管和主动脉之间的筋膜结构上行。

足太阴之正"上结于咽，贯舌中"，包裹脾脏的系膜由原始系膜的背系膜发育而来，足太阴之正由食管后系膜形成的结构从横膈进入纵隔，沿连接在食管与主动脉之间的筋膜上行，在甲状软骨的水平，转移到咽缩肌上，经舌咽肌的黏膜连接舌体。

三、项背部的经筋结构

项区深筋膜分为浅、深2层，浅层覆盖于斜方肌和背阔肌的表面；深层为项筋膜，位于斜方肌的深面，项筋膜向内附于项韧带，向上附于枕骨的上项线，向下移行为胸腰筋膜的后层。

胸腰筋膜是胸腰部的深筋膜，从项筋膜延续而来。胸腰筋膜分为三层，后层位于竖脊肌的表面，与背阔肌和下后锯肌的腱膜愈合并附着于髂嵴，中层位于竖脊肌和腰方肌之间，胸腰筋膜的中、后层筋膜共同形成竖脊肌鞘；胸腰筋膜的前层位于腰方肌的前面，又称腰方肌筋膜。

第一，手阳明之正"从手循膺乳，别于肩髃，入柱骨下，走大肠"，在肩端，手阳明之正沿项筋膜分布于斜方肌和背阔肌的深面，并移行为胸腰筋膜，手阳明之正通过胸腰筋膜的前层连接腹内筋膜，通过膈下筋膜到达横膈，然后经膈结肠韧带连接大肠。

第二，足太阳之正"从膂上出于项，复属于太阳"，沿闭孔内肌和梨状肌进入盆腔后，足太阳之正从盆壁筋膜转移到盆脏筋膜上，并沿盆脏筋膜上行覆盖膀胱，沿盆壁筋膜上行覆盖肾脏，并通过腰方肌筋膜向胸腰筋膜转移，足太阳之正转移到竖脊肌鞘上，与足太阳之筋汇合到达枕骨上项线。

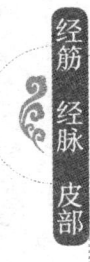

四、盆膈和尿生殖膈筋膜上的经筋结构

骨盆下口的大部由盆膈封闭，前部由尿生殖膈封闭。盆膈的后部有肛管通过，尿生殖膈中有尿道和阴道通过。

1. 分布在尿生殖膈上的经筋结构

尿生殖膈由尿生殖膈上筋膜和尿生殖膈下筋膜、并包裹尿生殖三角肌形成，尿生殖膈上筋膜和尿生殖膈下筋膜之间的间隙被称为会阴深隙，由于尿生殖膈上筋膜和尿生殖膈下筋膜前后愈合，会阴深隙实际上是一个密闭的间隙。尿生殖膈上筋膜和尿生殖膈下筋膜与会阴浅筋膜在耻骨联合下相互愈着，并增厚形成会阴横韧带，会阴浅筋膜与尿生殖膈下筋膜之间形成会阴浅隙。在会阴浅隙当中，阴茎海绵体附着于坐骨支和耻骨下支的边缘，尿道海绵体附着于尿生殖膈下筋膜的下表面。

足厥阴之筋"上循阴股，结于阴器，络诸筋"，沿包裹大隐静脉的隐筋膜室上行的足厥阴之筋在隐静脉裂孔处转移到阔筋膜上，阔筋膜上方附着于腹股沟韧带及髂嵴，并与臀筋膜和会阴筋膜相续，足厥阴之筋则沿会阴浅筋膜进入会阴浅隙，连接到阴茎海绵体和尿道海绵体的附着部。

2. 分布在盆膈上的经筋结构

盆膈由盆膈上筋膜和盆膈下筋膜包裹肛提肌和尾骨肌形成。盆腔上、下筋膜隶属于盆壁筋膜，共同附着于肛提肌腱弓上，覆盖在肛提肌和尾骨肌上表面的盆壁筋膜为盆膈上筋膜，其前方和两侧起于肛提肌腱弓，后方与梨状肌筋膜和骶前筋膜相延续；覆盖在肛提肌和尾骨肌下表面的盆壁筋膜为盆膈下筋膜，其两侧起于肛提肌腱弓，向后与肛门外括约肌的筋膜延续，向前与尿生殖膈上筋膜延续。在盆腔器官穿过盆膈和尿生殖膈的部位，盆壁筋膜向上返折移行为盆脏筋膜，呈鞘状包裹盆腔脏器，并形成膀胱筋膜、直肠筋膜和前列腺鞘等；盆壁筋膜本身向上继续延伸为髂筋膜和腹内筋膜。

第一，足太阳之正"下尻五寸，别入于肛，属于膀胱，散之肾"，足太阳之正沿覆盖闭孔内肌和梨状肌的筋膜进入盆腔，梨状肌筋膜和闭孔筋膜都属于盆壁筋膜；足太阳之正在肛提肌腱弓处分布到盆膈下筋膜和盆膈上筋膜上，尤其是沿盆膈下筋膜向后连接肛门外括约肌的筋膜，并通过盆膈下筋膜向前连接尿生殖膈筋膜；在肛门、尿管和阴道穿过盆膈和尿生殖膈的部位，盆膈上、下筋膜上返折成为盆脏筋膜，足太阳之正沿直肠和尿道进入盆腔，并分布在膀胱筋膜和直肠筋膜上。

第二，足少阴之正"别走太阳而合，上至肾，当十四，出属带脉"，跟随足太阳之正沿闭孔内肌和梨状肌进入盆腔，足少阴之正沿盆壁筋膜移行为髂筋膜和腹内筋膜，足少阴之正通过腹内筋膜的肾筋膜部分附着于腰椎的侧突。

五、腹内筋膜和胸内筋膜上的经筋结构

体腔内有一层筋膜分隔在体壁结构和内脏结构之间，在胸腔当中这层筋膜被称为胸内筋膜，在腹腔当中被称为腹内筋膜，在盆腔当中被称为髂筋膜和盆壁筋膜；腹内筋膜和胸内筋膜通过膈肌周边的肌肉薄弱处相互融合，胸内筋膜、腹内筋膜和盆壁筋膜被解剖学作为一个完整的体壁结构，《黄帝内经》则通过足少阴之正和足少阴之别的形式将胸内筋膜、腹内筋膜和盆筋膜的完整性体现出来。

足少阴之正"别走太阳而合，上至肾，当十四，出属带脉；直者，系舌本，复出于项"，沿足太阳之正的路径通过梨状肌和闭孔内肌进入盆腔后，从梨状肌和闭孔内肌的筋膜移行为盆筋膜，继续沿梨状肌筋膜和骶前筋膜等盆壁筋膜上行，出盆腔后更名为腹内筋膜，通过腹内筋膜的肾筋膜部分覆盖肾并附着于脊柱；继续沿腹内筋膜的膈下筋膜部分到达横膈，在横膈的肌肉薄弱处与胸内筋膜融合并进入纵隔，足少阴之正沿气管前筋膜上行并到达咽喉，继续沿颊咽筋膜到达颅底。

足少阴之别"并经上走于心包，下外贯腰脊"同样是沿腹内筋膜和胸内筋膜分布的，足少阴之别从腰大肌筋膜转移到腹内筋膜上后通过横膈的肌间裂隙转移到胸内筋膜上。在胸腔内，足少阴之别连接纤维心包；在腹腔内，足少阴之别通过胸腰筋膜到达体壁的竖脊肌鞘。

六、腹膜上的经筋结构

脐带是胚盘向腹侧卷折时将卵黄管、体蒂以及体蒂内的尿囊、尿囊动脉、尿囊静脉挤压在一起形成的圆柱状结构。脐带被切断后，不仅脐动脉、脐静脉被固定在脐中，腹壁肌层的筋膜和壁腹膜都被固定在脐周结构当中。以脐为中心，壁腹膜在上腹部形成了镰状韧带，镰状韧带内有肝圆韧带。在下腹部形成了3个皱襞：位于中央的脐正中皱襞内含脐中韧带；位于两

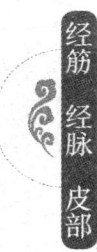

侧的脐内侧襞内含脐动脉索；和位于最外侧的 2 条脐外侧皱襞内含腹壁下动脉。

　　"任脉之别，名曰尾翳，下鸠尾，散于腹"，"下鸠尾"就是沿镰状韧带分布的任脉之别分支，"散于腹"就是沿脐正中皱襞、脐内侧襞和脐外侧襞分布的任脉之别分支。

第四节

以血管神经束为主体的经筋结构

血管神经束是筋膜组织包裹血管和神经形成的套管结构，血管神经束的作用就是通过对血管和神经进行包裹，使其与周围的肌肉、骨骼等分隔，对血管和神经组织进行固定和保护。在"经筋的主体和载体"一节中，已经介绍了手厥阴之筋与肱动脉血管神经束的关系，其他部位的血管神经束同样成为经筋的结构，如尺动脉血管神经束、正中动脉血管神经束、骨间前动脉血管神经束和骨间后动脉血管神经束等，下肢的血管神经束或者血管鞘包括收肌管和隐筋膜室等。

1.手厥阴之筋"结于肘内廉，上臂阴，结腋下"。伴随着掌长肌和指浅屈肌到达肱骨内上髁，手厥阴之筋转移到肱动脉的血管神经束上，在腋窝的底部，通过筛筋膜转移到腋筋膜上，并向形成腋窝四壁的筋膜上转移。手厥阴之筋和手厥阴之别共用肱动脉的血管神经束循行在上臂内侧。

2.手厥阴之别"去腕二寸，出于两筋之间，循经以上系于心，包络心系"。手厥阴之别循行正中动脉的血管神经束和肱动脉的血管神经束上，经腋鞘进入胸腔后，手厥阴之别转移到包裹锁骨下动脉的筋膜鞘上，并通过椎前筋膜进入纵隔。

3.手少阳之筋"结于肘，上绕臑外廉，上肩走颈，合手太阳"。在上臂部、手少阳之筋沿包裹肱三头肌外侧头的筋膜循行在上臂后骨筋膜鞘的外侧，肱三头肌的3个头共同围成了肱骨肌管，管内有桡神经以及伴行的肱深血管。虽然手太阳之筋循行在肱三头肌长头和内侧头的筋膜上，同样参与了肱骨肌管的形成，但是桡神经是手少阳之别的载体，而且手少阳三焦经沿肱深动脉进入肱骨肌管，因此，可以将肱骨肌管归属于手少阳之筋。

4.足厥阴之筋"起于大指之上，上结于内踝之前，上循胫，上结内辅之下，上循阴股"，《黄帝内经》描述的足厥阴之筋是一个从内踝、经膝内到达大腿根内侧的结构，大隐静脉是符合这一特点的唯一解剖结构，足厥阴之筋循行在包裹大隐静脉的隐筋膜室上，从内踝直至大腿根部的隐静脉裂孔。隐筋膜室是大腿的浅、深筋膜在大隐静脉周围融合形成的间隙，在隐静脉裂孔处移行为大腿的阔筋膜。

5.足少阴之筋"并太阴之筋而上循阴股"。在大腿部，足太阴之筋循行在包裹缝匠肌的筋膜上，足厥阴之筋循行在隐筋膜室包裹长收肌、耻骨肌等内收肌群的筋膜上，足少阴之筋循行在包裹大收肌、短收肌等内收肌的筋膜上。缝匠肌和内收肌参与了收肌管的形成，并成为收肌管的前壁和后壁，足少阴之筋所属的大收肌和短收肌筋膜与足太阴之筋所属的缝匠肌筋膜一起参与形成了收肌管。由于足少阴肾经沿股动脉穿行在收肌管当中，因此，可以将收肌管归为足少阴之筋。

第五节

以韧带为主体的经筋结构

　　许多韧带作为主体结构出现在经筋链中，在"经筋结构的主体和载体"
一节中已经讨论过：茎突下颌韧带隶属于足阳明之筋，颞下颌韧带和碟下
颌韧带隶属于手太阳之筋和手少阳之筋等，作为独立结构参与经筋形成的
韧带还包括骶结节韧带、足背韧带、腹股沟韧带等，同时位于体腔内的韧
带如胸膜上膜、膈结肠韧带，肝胃韧带、胃脾韧带、胃膈韧带等也参与了
经筋的形成。

　　一、位于骨关节之间的韧带参与经筋链的形成

　　1. 骶结节韧带：足太阳之筋"结于臀，上挟脊上项"，当足太阳之筋
沿股二头肌、半筋肌和半膜肌的筋膜附着在坐骨结节时，必须通过骶结节
韧带从坐骨结节过渡到骶骨上，然后沿竖脊肌筋膜上达枕部，骶结节韧带
是足太阳之筋上的独立结构。

　　2. 足背韧带：足阳明之筋"起于中三指，结于跗上，邪外上加于辅骨，
上结于膝外廉"，足阳明之筋需要通过足背韧带实现在跖骨间关节的表
面从中趾向内侧楔骨和第 1 跖骨底过渡，足阳明之筋必须通过参与形成
足横弓的跗跖背侧韧带、跖骨背侧韧带和骰舟背侧韧带等完成这一跨越，
实现从第 3 骨间背侧肌向胫骨前肌的过渡，足背韧带是足阳明之筋上的独
立结构。

　　3. 腹股沟韧带：足少阳之正"绕髀入毛际，合于厥阴"，腹股沟韧带
是腹外斜肌腱膜下缘增生形成的韧带，足少阳之正在髂前上棘从髂胫束发
出后，沿腹股沟韧带到达耻骨结节并与足厥阴之筋连接，成为足少阳之正
上的独立结构。

　　二、位于脏腑器官与体壁之间的韧带参与经筋链的形成

　　胃膈韧带、胃脾韧带、肝胃韧带、脾肾韧带和膈结肠韧带都是壁腹膜
移行为脏腹膜，或者是腹膜由一个脏器移行至另一个脏器时形成的结构。

1. 胃膈韧带和胃脾韧带：足阳明之正"入于腹里，属胃，散之脾"，伴随着腹直肌在剑突部的附着，足阳明之正从腹直肌鞘后层转移到膈下筋膜上，并在胃裸区的边缘移行为胃膈韧带，通过胃膈韧带连接胃，继续沿胃脾韧带连接脾。

2. 膈结肠韧带和脾肾韧带：足太阴之正"上至髀，合于阳明，与别俱行"，足太阴之正的循行路径中强调了"与别俱行"，说明足太阴之正选择足太阴之别的路径进入腹膜腔。足太阴之别"入络肠胃"，可以通过膈结肠韧带、胃结肠韧带和胃脾韧带的通路，或者通过脾肾韧带、胃脾韧带的通路等到达胃；膈结肠韧带、胃结肠韧带和脾肾韧带等都是足太阴之正和足太阴之别上的韧带结构。

3. 手阳明之正"别于肩髃，入柱骨下，走大肠"，手阳阴之正也是通过膈结肠韧带连接大肠，但是手阳明之正是沿项筋膜和胸腰筋膜后层到达并进入体腔，而足太阴之别和足太阴之正则是沿腹横肌、胸腰筋膜的中前两层到达并进入腹腔。

三、胸膜上膜

1. 手阳明之正"别于肩髃，入柱骨下，走大肠，属于肺，上循喉咙，出缺盆，合于阳明也"。手阳明之正通过项筋膜、胸腰筋膜和膈结肠韧带连接大肠后，沿胃结肠韧带和胸腹膜管的遗留结构到达纵隔，在肺尖部，沿壁层胸膜增厚形成的胸膜上膜到达第7颈椎横突。

2. "手太阴之正，别入渊腋少阴之前，入走肺，……复合阳明。"手太阴之正沿贵要静脉壁进入体腔后，移行到包裹锁骨下静脉的筋膜上，在前斜角肌处、手太阴之正转移到达胸膜顶，沿胸膜上膜到达第7颈椎，与手阳明之筋结合。

第六节

经筋结构中的肌肉载体

　　肌肉是经筋结构中最主要的载体，经筋的绝大多数结构都是在包裹肌肉的过程中形成的，肌肉出现在经筋链当中遵循以下原则。

一、上肢经筋遵循浅表肌肉的原则

　　分布在浅层，可以在体表触及是经筋分布遵循的一个重要原则，这一特点在上肢经筋的分布中更为突出，分布在前臂的经筋结构都分布在浅层肌肉的筋膜上，虽然经别的结构一般分布于深层结构的筋膜上，但是《黄帝内经》标记的经别往往是肌肉从深层透出并成为浅层结构的部位。

　　1. 手太阴之筋起源于拇指屈肌腱，分布在拇短展肌和拇短屈肌上，并沿拇长屈肌延伸，拇短展肌和拇短屈肌属于大鱼际肌群的浅表肌肉；肱桡肌属于前臂屈肌群的浅层肌肉，只有拇长屈肌属于前臂屈肌群的深层肌肉；肱二头肌是上臂的浅层肌肉。手太阴之筋在手掌部以拇短展肌、拇短屈肌为载体，在前臂以肱桡肌为载体，在上臂以肱二头肌为载体。手太阴之别以拇长展肌为载体，虽然拇长展肌是前臂伸肌群的深层肌肉，但是在列缺周围透出并成为表浅结构。手太阴之正没有使用肌肉作为载体而进入体腔。

　　2. 手少阴之筋起源于小指屈肌腱，沿小指展肌和小指短屈肌分布，并沿指深屈肌延伸，小指展肌和小指短屈肌属于小鱼际肌群的浅表肌肉；尺侧腕屈肌属于前臂屈肌群的浅表肌肉，指深屈肌属于前臂屈肌群的深层肌肉；手少阴之筋在手掌部以小指展肌和小指短屈肌为载体，在前臂以尺侧腕屈肌为载体。手少阴之筋、手少阴之别和手少阴之正在上臂都没有使用肌肉作为载体。

　　3. 手厥阴之筋起源于中指屈肌腱，并直接"结于肘内廉"，掌长肌和指浅屈肌属于前臂屈肌群的浅层肌肉，指深屈肌是前臂屈肌群的深层肌肉，手厥阴之筋在手掌和前臂以浅表结构的掌长肌和指浅屈肌为载体。手厥阴之筋在上臂和手厥阴之别、手厥阴之正一样，都没有以肌肉作为载体。

4. 手阳明之筋起源于食指伸肌腱，沿第一骨间背侧肌分布，并沿示指伸肌和指伸肌延伸，骨间背侧肌属于手背的局部肌肉，桡侧腕伸肌属于前臂伸肌群的浅层肌肉，示指伸肌则是前臂伸肌群的深层肌肉，手阳明之筋在手背和前臂以表浅结构的第一骨间背侧肌和桡侧腕伸肌为载体；在上臂手阳明之筋以肱肌为载体，在肩背部以三角肌和斜方肌为载体，肱肌是上肢的深层结构，但是浅出于肱二头肌的桡侧，三角肌和斜方肌是肩背部的浅层肌肉。手阳明之别分别以拇短伸肌和喙肱肌为载体，拇短伸肌是前臂伸肌群的深层肌肉，但是在偏历周围透出并成为表浅结构；手阳明之正没有以肌肉为载体。

5. 手太阳之筋起源于小指伸肌腱，分布在小指展肌上，并沿指伸肌和小指伸肌延伸。小指展肌属于小鱼际肌群的表浅肌肉，尺侧腕伸肌和指伸肌属于前臂伸肌群的浅表肌肉，小指伸肌属于前臂伸肌群的深层肌肉，手太阳之筋在手背以小指展肌为载体，在前臂以尺侧腕伸肌和指伸肌为载体，在上臂手太阳之筋以肱三头肌的长头和内侧头为载体，肱三头肌的长头和内侧头都是上臂的表浅结构。手太阳之别以小指伸肌为载体，小指伸肌是前臂伸肌群的深层肌肉，但是在支正周围透出并成为表浅结构。手太阳之正则没有使用肌肉作为载体。

6. 手少阳之筋起源于四指的伸肌腱，分布在第四骨间背侧肌上，并沿指伸肌延伸，第四骨间背侧肌属于手背的局部肌肉，桡侧腕短伸肌属于前臂的浅表肌肉，手少阳之筋在手背和前臂以第四骨间背侧肌和桡侧腕短伸肌为载体，在上臂以肱三头肌的外侧头为载体。手少阳之正在咽喉部以咽缩肌为载体，手少阳之别则没有依赖肌肉作为载体。

二、下肢经筋遵循阳性经筋在外的原则

分布在下肢的经筋遵循阳性经筋分布于浅表的肌肉结构，阴性经筋分布于深层肌肉结构的原则。

1. 足阳明之筋起源于中趾伸肌腱，分布在第三骨间背侧肌上，并沿趾长伸肌和胫骨前肌延伸。第三骨间背侧肌属于足背的局部肌肉，胫骨前肌、趾长伸肌循行在小腿前骨筋膜鞘中，是体表结构；在大腿部足阳明之筋以股四头肌为载体，股四头肌同样位于大腿的表层。第三骨间背侧肌、胫骨前肌、趾长伸肌和股四头肌是足阳明之筋的载体。足阳明之别以第三腓骨

肌为载体，而足阳明之正则没有以肌肉作为载体。

2. 足少阳之筋起源于四趾上的伸肌腱，沿趾短伸肌分布，并沿趾长伸肌延伸。趾短伸肌是足背的浅表肌肉，腓骨长肌是小腿外侧骨筋膜鞘当中的浅表肌肉，足少阳之筋在足背和小腿部以趾短伸肌和腓骨长肌为载体；在大腿部足少阳之筋以髂胫束为载体。足少阳之别以姆长伸肌为载体，姆长伸肌在光明处从胫骨前肌和趾长伸肌之间穿出成为浅表结构，而足少阳之正则没有以肌肉作为载体。

3. 足太阳之筋起源于小指屈肌腱，分布在小趾展肌和足底腱膜上，通过跟腱连接到腓肠肌、比目鱼肌和跖肌上，腓肠肌和比目鱼肌都是小腿后骨筋膜鞘浅鞘当中的结构，小趾展肌、足底腱膜、腓肠肌、比目鱼肌和跖肌是足太阳之筋在下肢的载体；股二头肌、半膜肌和半腱肌都是大腿后区的表浅结构，是足太阳之筋在大腿部的载体。足太阳之别以腓骨短肌为载体，腓骨短肌位于腓骨长肌的深面，在飞阳周围腓骨长肌延伸为肌腱，使得腓骨短肌的肌束在腓骨长肌前后成为浅表结构。足太阳之正沿梨状肌和闭孔内肌的筋膜进入体腔，位于臀部深层的小收肌、臀中肌、臀小肌、股方肌、梨状肌和闭孔内肌都是足太阳之正的载体。

4. 足少阴之筋起源于小指屈肌腱，沿趾短屈肌分布，并沿趾长屈肌延伸。趾短屈肌、趾长屈肌腱和姆收肌都属于足底中间骨筋膜鞘的结构，都可以出现在足底的表层，但是在小腿部趾长屈肌进入小腿后骨筋膜鞘深鞘当中，在趾长屈肌进入小腿后骨筋膜鞘深鞘之前，足少阴之筋连接比目鱼肌的筋膜而"与太阳之筋合"，趾长屈肌在胫骨内侧缘与比目鱼肌都是表层结构，趾短屈肌、趾长屈肌和比目鱼肌是足少阴之筋的载体；在大腿部足少阴之筋以大收肌和短收肌为载体，大收肌和短收肌都是大腿内侧的深层结构。足少阴之别以足底方肌为载体。足少阴之正从腘窝开始，以股二头肌、半膜肌和半腱肌为载体，沿足太阳之正的路径循行，在臀部足少阴之正同样以臀部深层肌肉为载体，沿梨状肌和闭孔内肌筋膜进入体腔。

5. 足太阴之筋起源于姆趾屈肌腱，分布在姆展肌和姆收肌上，并且沿姆长屈肌延伸，同时足太阴之筋在舟骨粗隆和楔骨的跖面从姆展肌过渡到胫骨后肌上，并进入小腿后骨筋膜鞘的深鞘当中，姆展肌、姆收肌和出现在足跟内侧的姆长屈肌以及胫骨后肌都是体表结构，是足太阴之筋的载体；

在大腿部足太阴之筋以缝匠肌为载体，缝匠肌是大腿部的表浅结构。足太阴之筋、足太阴之别和足太阴之正在腹部都以腹横肌为载体，足部的足太阴之别则以姆短屈肌为载体。

6. 足厥阴之筋和足厥阴之别完全按照大隐静脉的隐筋膜室路径循行，其循行路径上没有肌肉结构。

三、多层肌肉区域的经筋分层

1. 面部结构的经筋层次

手阳明之筋、手少阳之筋、手太阳之筋、足阳明之筋、足少阳之筋和足太阳之筋分布在头面部，其中足太阳之筋分布在枕额肌覆盖的范围内，手太阳之筋、手少阳之筋和足少阳之筋分布在颞肌覆盖的范围内，手阳明之筋、足阳明之筋、手太阳之筋和手少阳之筋分布在咬肌、翼内肌和翼外肌覆盖的面颊部。

第一，足太阳之筋"结于枕骨，上头下颜"，足太阳之筋沿包裹枕额肌的筋膜到达两眉之间，足太阳之筋在头面部以枕额肌为载体。

第二，手阳明之筋"上出手太阳之前，上左角，络头，下右颔"，手阳明之筋在面部可以分为筋膜层和肌肉层2个部分，其中的肌肉层以颧肌、笑肌和降口角肌等表情肌浅层肌肉为载体，并通过口轮匝肌到达对侧的面颊。

第三，足阳明之筋"至缺盆而结，上颈，上挟口，合于頄，下结于鼻，上合于太阳"，足阳明之筋在面部分布在咬肌，以及面部表情肌的深层肌肉上，足阳明之筋以咬肌、颏肌、提口角肌、提上唇肌和鼻翼及上唇提肌等肌肉为载体，足阳明之筋与口轮匝肌相连。

第四，手太阳之筋在面侧部的分布范围以颧弓为界可以分为2个部分："出耳上，下结于颔，上属目外眦"是手太阳之筋在颧弓上分布的分支，手太阳之筋沿颞深筋膜的深层循行，颞深筋膜深层位于颞浅脂肪垫的深面，通过颧弓之后，手太阳之筋沿翼内肌和翼外肌的外膜循行。"上曲牙，循耳前，属目外眦，上颔，结于角"的分支通过蝶下颌韧带转移到翼内肌和翼外肌的筋膜上，伴随着翼外肌在颧骨的附着，手太阳之筋转移到颞深筋膜深层上行。手太阳之筋在面侧部的肌肉载体与翼内肌、翼外肌相关。

第五，手少阳之筋"当曲颊入系舌本；其支者，上曲牙，循耳前，属目外眦，上乘颌，结于角"，跟随手太阳之筋从耳下跨越下颌关节囊后，手少阳之筋分布在翼内肌、翼外肌和颞肌深层，翼内肌和翼外肌的深部是颊脂体，颞肌的深部是颞筋膜下疏松结缔组织。通过翼突下颌韧带，手少阳之筋转移到覆盖在咽上缩肌的颊咽筋膜上，并到达咽后壁的顶端，然后沿舌咽肌达舌体。手少阳之筋在面部的肌肉载体与翼内肌、翼外肌、咽上缩肌和舌咽肌有关。

第六，足少阳之筋"循耳后，上额角，交巅上，下走颌，上结于顽；支者，结于目眦为外维"，伴随着头长肌、头前直肌和头侧直肌附着在枕骨底，足少阳之筋通过椎前肌在枕骨底的附着点转移到枕骨的颅骨外膜上，沿颞肌的深面从耳后分布到耳前，在上颞线处连接帽状腱膜，通过睑外侧韧带连接眶筋膜，在翼突窝内转移到翼内肌的外膜上到达下颌角，转移到翼外肌的膜上到达下颌关节。足少阳之筋在面部的肌肉载体与颞肌、翼内肌和翼外肌有关。

因此，在面颊部，手阳明之筋以表情肌浅层肌肉为载体，足阳明之筋以表情肌深层肌肉和咬肌为载体，手太阳之筋、手少阳之筋和足少阳之筋分布在翼内肌、翼外肌以及颞肌的浅面或者深面，唯独手少阳之筋依靠咽上缩肌向深层结构转移，足太阳之筋以枕额肌为载体分布在头顶部

2. 腹壁结构的经筋层次

腹壁肌肉分为腹外斜肌，腹内斜肌和腹横肌等3层，《黄帝内经》将每一层肌肉都赋予了不同的经筋属性，足少阳之筋分布在腹外斜肌上，足阳明之筋分布在腹内斜肌上，足太阴之筋分布在腹横肌上。

第一，足少阳之筋"其直者，上乘季胁，上走腋前廉，系于膺乳，结于缺盆"，足少阳之筋沿髂胫束到达髂嵴后以腹外斜肌为载体分布在腹部。腹外斜肌的后缘与前锯肌和背阔肌交错，腹外斜肌的上缘到达第5肋下与胸大肌和乳房相邻，包裹腹外斜肌、腹直肌和胸大肌的筋膜融为一体上达胸锁乳突关节，腹外斜肌是足少阳之筋的载体。

第二，足阳明之筋"上结于髀，聚于阴器，上腹而布，至缺盆而结"，符合腹内斜肌与腹横肌一起形成的提睾肌向下到达睾丸，向内参与腹直肌鞘的组成，在剑突部转移到胸骨肌上到达胸锁关节等解剖特点，腹内斜肌是足阳明之筋的载体。

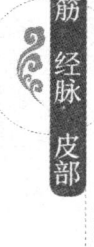

第三，足太阴之筋"结于髀，聚于阴器，上腹，结于脐，循腹里，结于肋，散于胸中；其内者，著于脊"，腹横肌与腹内斜肌共同形成提睾肌向下到达睾丸以"聚于阴器"是足太阴之筋的第一个特征，腹横肌向上附着于肋软骨的内面，并延续为胸横肌分布到胸廓内是足太阴之筋的第二个特点；腹横肌通过胸腰筋膜向脊柱附着，是足太阴之筋的第三个特点。腹横肌是足太阴之筋在腹部的载体。

3. 背肌的经筋分布

第一，足太阳之筋在背部分布在竖脊肌、菱形肌和大圆肌上，竖脊肌是背部的表层结构；但是当竖脊肌延伸到颅底时，头最长肌和头棘肌等肌束成为颈部的深层结构，足太阳之筋在颈背部以竖脊肌、菱形肌和大圆肌为载体。

第二，足少阴之筋沿腰大肌进入腹腔，并在脊柱的侧突之间转移到棘突横肌上，沿棘突横肌到达枕部，腰大肌位于腹腔内，棘突横肌是背部的深层结构，足少阴之筋在腰背部以腰大肌和棘突横肌为载体。

4. 臀肌的经筋层次

臀肌由 7 块肌肉组成，包括浅层的臀大肌，中层的臀中肌、梨状肌、闭孔内肌和股方肌，以及深层的臀小肌、闭孔外肌。其中臀大肌是臀部的表层肌肉，归属于足少阳之筋，臀中肌、臀小肌、梨状肌、股方肌、闭孔内肌和闭孔外肌等 6 块肌肉是髋关节的固定肌，类似于肩关节的肌腱袖，被归属为足太阳之正，是臀部的深层肌肉。

第一，足太阳之正 "足太阳之正，别入于腘中，其一道下尻五寸，别入于肛，属于膀胱，散之肾，循膂当心入散"，足太阳之正沿小收肌和股方肌等从股转子间嵴向坐骨结节转移，然后沿梨状肌和闭孔内肌进入盆腔，同时沿臀中肌和臀小肌到达骶髂关节，臀中肌、臀小肌、梨状肌、股方肌、闭孔内肌和闭孔外肌等是足太阳之正的载体。

第二，足少阳之筋 "别起外辅骨，上走髀，前者结于伏兔之上，后者结于尻"，足少阳之筋以臀大肌为载体实现"后者结于尻"，以阔筋膜张肌为载体实现"结于伏兔之上"。

四、肌肉并排区域的经筋分类

分布在肩胛部的肌肉包括了三角肌、斜方肌、冈上肌、冈下肌、肩胛下肌、小圆肌、大圆肌、背阔肌和前锯肌等 9 块肌肉，其中的冈上肌、冈下肌、肩胛下肌、小圆肌、大圆肌和背阔肌等并排地分布在肩胛骨的外侧，其中的冈上肌、冈下肌、肩胛下肌、小圆肌被统称为肩袖肌。

1. 手太阳之筋"后走腋后廉，上绕肩胛，循颈出走太阳之前，结于耳后完骨"，手太阳之筋沿肱三头肌长头连接到冈下肌、小圆肌和冈上肌上并分布在肩胛骨的表面，冈上肌、冈下肌和小圆肌是手太阳之筋的载体。

2. 手少阳之筋"上肩走颈，合手太阳"，手少阳之筋在三角肌的后缘从肱三头肌外侧头转移到肩胛下肌上，肩胛下肌分布在肩胛骨的深面，肩胛下肌是手少阳之筋的载体。

3. 足太阳之筋的背阔肌分支"从腋后外廉，结于肩髃"，沿背阔肌到达肱骨小结节；足太阳之筋的大圆肌分支"入腋下，上出缺盆，上结于完骨"，沿菱形肌、大圆肌到达肱骨小结节嵴，继续向肩胛舌骨肌和二腹肌延伸并返回颞骨乳突；大圆肌和背阔肌是足太阳之筋在肩部的载体。

4. 足少阳之筋"上出腋，贯缺盆"，足少阳之筋在腋下从腹外斜肌转移到前锯肌上，经肩胛下附着在肩胛骨内侧缘，前锯肌是足少阳之筋的载体。

5. 手阳明之筋"结于髃……绕肩胛"，手阳明之筋在肩胛部从三角肌转移到斜方肌上，三角肌和斜方肌是手阳明之筋的载体。

在腋下，背阔肌、大圆肌、小圆肌、肩胛下肌和前锯肌从外而内依次排列在肩胛骨的外缘，分别隶属于足太阳之筋、手太阳之筋、手少阳之筋和足少阳之筋；覆盖在肩关节表面的三角肌是手阳明之筋和手少阳之筋的载体。

第七节

经筋结构当中的血管载体

经筋系统中的许多节段循行在血管上，血管成为经筋的载体，经筋通过血管壁的外膜与经筋链上的其他结构进行连接。在"经筋的主体和载体"一节中，以肱动脉为例介绍了手少阴之筋的血管结构，手少阴之筋占用的是肱动脉的外膜，而不是肱动脉的管道。几乎每一条经筋链中都有血管载体的参与，尤其是多数正别都是通过血管进入体腔的。

一、手少阴所属的经筋系统中的血管载体

1. 手少阴之筋"上结肘内廉，上入腋"，手少阴之筋从尺侧腕屈肌筋膜转移到肘动脉的外膜上，并沿肱动脉和腋动脉的外膜进入腋鞘，肱动脉和腋动脉的管壁是手少阴之筋在上臂的载体。

2. 手少阴之别"去腕一寸半，别而上行，循经入于心中，系舌本，属目系"，手少阴之别在腕后从尺侧腕屈肌筋膜转移到尺动脉的外膜上，沿尺动脉、肱动脉、腋动脉、锁骨下动脉和主动脉的外膜直达心脏；在主动脉弓上手少阴之别从锁骨下动脉向颈总动脉返折，沿颈外动脉的舌动脉分支进入舌体，沿面动脉、内眦动脉分布于眼睑等组织，因此，沿尺动脉、肱动脉、腋动脉、锁骨下动脉、主动脉的管壁和颈总动脉、颈外动脉的管壁都是手少阴之别的载体。

3. 手少阴之正"别入于渊腋两筋之间，属于心，上走喉咙，出于面，合目内眦"，手少阴之正在腋鞘中从手少阴之筋所属的腋动脉外膜转移到腋静脉外膜上，继续沿锁骨下静脉和上腔静脉的外膜到达心脏，在锁骨下静脉汇入上腔静脉之前，手少阴之正从锁骨下静脉向颈外静脉返折，沿面静脉和内眦静脉到达目内眦，因此，腋静脉、锁骨下静脉、上腔静脉和颈外静脉、面静脉、内眦静脉的管壁都是手少阴之正的载体。

二、手太阴所属的经筋系统中的血管载体

手太阴之正"别入渊腋少阴之前，入走肺"，在三角肌胸大肌间沟当中，手太阴之正从包裹肱二头肌的筋膜转移到贵要静脉的外膜上，沿腋静脉进入胸腔，手太阴之正在沿锁骨下静脉通过前斜角肌时，从锁骨下静脉的外膜转移到胸膜顶上，因此，贵要静脉在肩前段是手太阴之正的载体。

三、手太阳所属的经筋系统中的血管载体

手太阳之正"别于肩解，入腋走心，系小肠也"，在肩胛骨的表面，手太阳之别从肩胛表面的肌腱袖肌筋膜转移到肩胛血管网的外膜上，并沿旋肩胛静脉、腋静脉、锁骨下静脉，头臂静脉和上腔静脉到达心脏，继续沿下腔静脉、门静脉、肠系膜上静脉下行，在小肠系膜中与小肠连接；因此、旋肩胛静脉、腋静脉、锁骨下静脉，头臂静脉、上腔静脉和下腔静脉、门静脉、肠系膜上静脉都是手太阳之正的载体。

四、手阳明所属的经筋系统中的血管载体

手阳明之别"其别者，入耳合于宗脉"，手阳明"颊车"之别沿上颌动脉的耳深动脉与鼓室前动脉分支进入外耳道、鼓室等处，耳深动脉与鼓室前动脉的管壁是手阳明之别的载体。

五、足阳明所属的经筋系统中的血管载体

足阳明之正"属胃，散之脾，上通于心，上循咽出于口颒，上颒，还系目系，合于阳明也"，在胃膈韧带中足阳明之正沿左膈下动脉汇入到腹主动脉，继续沿胸主动脉、主动脉弓直达心脏，继续沿颈总动脉进入到颈动脉鞘当中，在颈内动脉和颈外动脉的分叉处，足阳明之正沿颈外动脉的管壁上行，经面动脉及其鼻外侧支到达目内眦，通过内眦动脉进入眼内。因此、左膈下动脉、腹主动脉、胸主动脉、主动脉、和颈总动脉、颈外动脉、面动脉、内眦动脉的管壁是足阳明之正的载体。

六、足少阳所属的经筋系统中的血管载体

足少阳之正"循胸里属胆，散之上肝贯心，以上挟咽，出颐颔中，散于面，系目系"，足少阳之正从肝圆韧带经静脉韧带连接到下腔静脉的管壁上，然后沿下腔静脉到达心脏；足少阳之正沿上腔静脉的管壁上行，经颈外静脉、下颌后静脉、上颌静脉、翼丛和眶下静脉进入眼球，因此，下腔静脉、上腔静脉、颈外静脉、下颌后静脉、上颌静脉和眶下静脉的管壁是足少阳之正的载体。

七、足厥阴所属的经筋系统中的血管载体

1. 足厥阴之筋"结于内踝之前，上循胫，上结内辅之下，上循阴股"，大隐静脉是符合循行于胫骨表面的唯一结构，是足厥阴之筋的载体。

2. 足厥阴之别"去内踝五寸，别走少阳"，大隐静脉的"外踝"前弓支是能够满足从小腿内侧跨越胫骨到达足背外侧的唯一结构，因此，大隐静脉的"外踝"前弓支是足厥阴之别的载体。

3. 足厥阴之正"别跗上，上至毛际，合于少阳，与别俱行"，足厥阴之正沿足少阳之正的"别者，入季胁之间，循胸里属胆，散之上肝贯心，以上挟咽，出颐颔中，散于面，系目系，合少阳于外眦也"循行进入腹腔后，通过肝脏的左纵沟连接下腔静脉，分布在下腔静脉、上腔静脉、颈外静脉、下颌后经脉、上颌静脉、眶下静脉和眼静脉的血管壁到达眼球，成为足厥阴之正的载体，与足少阳之正的循环路径重合。

八、足太阳所属的经筋系统中的血管载体

足太阳之正"散之肾，循膂当心入散；直者，从膂上出于项，复属于太阳"，足太阳之正经腹内筋膜包裹肾脏之后，通过肾前筋膜转移到肾静脉血管的外膜上，直接进入下腔静脉，并沿下腔静脉的管壁到达心脏；同时沿左肾静脉的肾外属支进入脊髓，沿椎内静脉丛前丛上行，在枕骨大孔处，足太阳之正借椎静脉出脊椎汇入枕下静脉丛，同时入颅内进入硬脑膜窦；在颅内，足太阳之正通过板障静脉穿出颅骨，分布在帽状腱膜等头皮结构当中，肾静脉和椎内静脉丛的管壁是足太阳之正的载体。

九、督脉所属的血管载体

"督脉之别，名曰长强，挟膂上项，散头上，下当肩胛左右，别走太阳"，督脉之别沿椎外静脉前丛到达枕部，沿枕下静脉丛分布在枕部，沿椎外静脉后丛下行，分布在脊椎的两侧，椎外静脉丛和枕下静脉丛是督脉之别的载体。

十、脾之大络所属的血管载体

"脾之大络，名曰大包，出渊腋下三寸，布胸胁。"脾之大络以胸脐皮穿支为载体成为"此脉若罗络之血者"的血管部分，胸脐皮穿支连接在胸背动脉皮穿支和腹壁下动脉皮穿支之间，是人体最长的皮穿支，是脾之大络的血管载体。

第八节

经筋当中的神经载体

以神经为载体的经筋结构多出现在上肢的后骨筋膜鞘中。

一、手少阴之别中的神经载体

"手少阴之别，名曰通里，……取之掌后一寸，别走太阳也"，手少阴之别在腕后通里处从手少阴之筋分出，沿尺神经手背支向小指背侧分布形成了手少阴之别的离心分支，尺神经手背支是手少阴之别的载体。

二、手太阳之别中的神经载体

"手太阳之别，名曰支正，……其别者，上走肘，络肩髃"，手太阳之别在支正处从手太阳之筋分出，以尺神经为载体形成了手太阳之别向心分支，手太阳之别沿尺神经穿行在前臂和上臂的后骨筋膜鞘当中，并在上臂中点的上方、与伴行的尺侧上副动脉一起穿越内侧肌间隔，进入上臂前骨筋膜鞘，并在肩髃处汇入臂丛神经的内侧束。

三、手少阳之别中的神经载体

"手少阳之别，名曰外关，去腕二寸，外绕臂，注胸中"，手少阳之别在外关处从手少阳之筋上分出，沿骨间后神经循行在前臂前骨筋膜鞘当中，并汇入桡神经，在上臂的中、上 1/3 处桡神经伴随着肱深动脉穿过上臂外侧肌间隔，进入到上臂前骨筋膜鞘中并汇入臂丛，骨间后神经和桡神经是手少阳之别的载体。

四、足阳明之筋中的神经载体

足阳明之筋"其支者，从颊结于耳前"，腮腺咬肌筋膜在完成包裹腮腺后，移行为颞中筋膜，包裹面神经前位颞支的颞中筋膜连接眼轮匝肌，包裹面神经后位颞支的颞中筋膜到达耳前肌；因此，面神经前位颞支和后位颞支都是足阳明之筋在面部的载体。

第九节

经筋的起始结构

经筋结构都起始于附着在四肢末端的肌腱结构，依照分布的部位而被分类为手、足经筋，同时根据所属的伸肌腱和屈肌腱的不同，经筋又被赋予不同的阴阳属性，而且《灵枢·经筋》通过对经筋起始部位的精确描述，确定了经筋起始结构的解剖特征。

一、手之经筋的起始结构

分布在上肢的经筋结构非常规律，基本遵循阳性经筋循行于伸肌群、阴性经筋循行于屈肌群的规律。经筋在手部的结构特点都是起始于指端，行止于腕关节的周围，只有手部的肌结构能够符合这一特点，手部的其他结构如骨、神经和血管等都不能满足这一要求，因此，经筋在手部的主体结构以手部的肌肉及其附属的肌腱为主体。

1. 手之三阳经筋的起始结构

手之三阳经筋包括手阳明之筋、手太阳之筋和手少阳之筋，分别以示指伸肌腱、指伸肌腱和小指伸肌腱为代表。示指伸肌腱是食指上的独立结构，食指的背面被选作手阳明之筋的起始部位；小指伸肌腱是小指上的独立结构，小指的背面被选作手太阳之筋的起始结构；手少阳之筋则选择分布在四指背面的指伸肌腱作为起始结构。

位于指背的指总伸肌腱是一个复合结构，参与指总伸肌腱形成的不仅有指伸肌、示指伸肌腱、小指伸肌等前臂伸肌肌群，而且手部肌群的骨间肌和蚓状肌等都参与了肌腱的形成。指总伸肌腱在跨越掌指关节后移行为指背腱膜，指背腱膜是一个具有 3 条纤维束的结构，"肌腱跨越掌指关节时，肌腱深面有部分纤维附着于掌指关节囊背面，大部分肌腱经掌指关节后分为三束。中央束止于中节指骨基底背侧，两侧束汇总骨间肌、蚓状肌的肌腱斜行经过近侧指间关节两侧，在关节轴的背侧向中节指骨背侧集中，并融合中央束组成终腱，抵止末节指骨基底背侧[1]"。由指总伸肌腱与骨间肌和蚓状肌在掌指关节的背侧形成的三角形膜状结构被称为腱帽。

第一，"手阳明之筋，起于大指次指之端，结于腕"，参与食指指总伸肌腱形成的结构包括指伸肌腱、示指伸肌腱、骨间肌和蚓状肌等。手阳明之筋从附着在食指末节指骨底的指总伸肌腱终腱起始后沿指背腱膜上行，首先在食指中节的指间关节周围从指背腱膜移行到示指伸肌腱上，并沿示指伸肌进入到前臂后骨筋膜鞘当中；然后在掌指关节周围，手阳明之筋通过腱帽转移到第1骨间背侧肌上，"第1背侧骨间肌起自第1、2掌骨相邻骨干，其肌腱一部分止于示指近节指骨基底桡背侧，一部分肌腱移行于侧腱束[2]"，手阳明之筋沿第一骨间背侧肌行止于第1、2掌骨及掌指关节间，成为手部经筋结构的主体；同时在腕掌关节的第2掌骨背面、手阳明之筋从第一骨间背侧肌向桡侧腕长肌转移，形成手阳明之筋在腕部的结。

第二，"手太阳之筋，起于小指之上，结于腕。"参与小指指总伸肌腱形成的结构包括指伸肌腱、小指伸肌腱、小指展肌、骨间背侧肌和蚓状肌等。手太阳之筋从附着在小指末节指骨底的指总伸肌腱终腱起始后，沿指背腱膜上行，在小指中节周围从指背腱膜转移到小指伸肌腱上，并沿小指伸肌进入前臂后骨筋膜鞘当中；然后在小指掌指关节周围通过腱帽移行到小指展肌上，小指展肌"起自豌豆骨远端、豆钩韧带及屈肌支持带，肌纤维斜向下内，止于小指近节指骨底尺侧和小指指背腱膜[3]"，是手太阳之筋在手掌部的主体结构，通过第5腕掌关节，手太阳之筋从小指展肌过渡到尺侧腕伸肌上，并形成手太阳之筋在腕部的结。

第三，"手少阳之筋，起于小指次指之端，结于腕"，参与四指指总伸肌腱形成的结构包括指伸肌腱、骨间背侧肌和蚓状肌等。手少阳之筋从四指末节指骨底的指总伸肌腱终腱起始后，沿指背腱膜上行，在四指中节的周围转移到第4骨间背侧肌上，并行止于第4、5掌骨及关节间，成为手少阳之筋在手掌部的主体结构；在掌指关节周围，手少阳之筋从第4骨

［1］王澍寰．手外科学 [M]．北京：人民卫生出版社．2014，404．

［2］王澍寰．手外科学 [M]．北京：人民卫生出版社．2014，405．

［3］王澍寰．手外科学 [M]．北京：人民卫生出版社．2014，521．

间背侧肌转移到桡侧腕短伸肌上，形成手少阳之筋在腕部的结。同时手少阳之筋沿指伸肌进入前臂后骨筋膜鞘当中，由于指伸肌腱参与了手阳明之筋、手太阳之筋和手少阳之筋的起始过程，因此，指伸肌腱的本身不具备经筋属性的特点。

2. 手之三阴经筋的起始结构

手之三阴经筋包括手太阴之筋、手少阴之筋和手厥阴之筋。由于拇指有独立的拇长屈肌附着，手太阴之筋被选择在拇指的掌侧；手厥阴之筋起于中指直至肘关节，符合中指屈肌腱的特点，手厥阴之筋被选择在中指的掌侧；小指的掌侧有独立的小指短屈肌分布，成为手少阴之筋选择小指掌侧的基础。

第一，"手太阴之筋，起于大指之上，循指上行，结于鱼后。"沿拇指掌侧分布的经筋结构有不同的特点。拇指屈肌腱的终腱附着在拇指末节指骨底的屈面，但是拇短屈肌和拇短展肌中"有少部分肌腱止于拇指背侧伸腱扩张部[1]"，拇短屈肌和拇短展肌向拇指背侧附着的解剖特点能够更确切地反映手太阴之筋"起于大指之上"的特点。按照《黄帝内经》的原文、手太阴之筋的起点可以精确到拇短屈肌和拇短展肌在拇指伸肌腱的附着点上，手太阴之筋从位于近节指骨背侧起始后，沿拇短屈肌和拇短展肌上行，通过舟骨结节和桡骨茎突之间的关节韧带过渡到肱桡肌上，拇短屈肌和拇短展肌是手太阴之筋的起始结构和在手掌部的主体。

第二，"手心主之筋，起于中指，与太阴之筋并行，结于肘内廉。"手厥阴之筋起始结构的特点是"结于肘内廉"，手厥阴之筋的起始结构在腕部没有附着点，直接止于肘关节的内侧，说明手部肌群的骨间掌侧肌和蚓状肌等都没有参与手厥阴之筋的构成。参与中指屈肌腱形成的结构包括指深屈肌腱、指浅屈肌腱和掌长肌等，其中掌长肌的腱纤维和手掌深筋膜浅层融合形成掌腱膜，掌腱膜分成4个纵性纤维束与2~5指的指纤维鞘和掌指关节的侧副韧带连接，并附着于近节指骨底的两侧。因此，手厥阴之筋的起始结构可以精确到掌长肌在中指近节节指骨底的附着点，与分布在中指的指浅屈肌和指深屈肌一起，行止于肘部。

---

［1］王澍寰．手外科学 [M]．北京：人民卫生出版社．2014, 521．

第三，"手少阴之筋，起于小指之内侧，结于锐骨。"手少阴之筋起始结构的特点是"起于小指之内侧"，符合小指展肌和小指短屈肌附着于小指近节指骨底尺侧缘的特点，由于小指展肌被手太阳之筋占用，而且"小指短屈肌位于小指展肌桡侧，起自钩骨钩和屈肌支持带，止于小指近节指骨底掌面[1]"，成为手少阴之筋在手部的主体结构。参与小指屈肌腱形成的结构包括：前臂肌群的指深屈肌腱、指浅屈肌腱和手部肌群的小指短屈肌、骨间掌侧肌等，手少阴之筋的起始点可以精确到小指短屈肌腱在近节指骨底尺侧的附着点，伴随着小指短屈肌腱在钩骨的附着，手少阴之筋通过腕掌关节过渡到尺侧腕屈肌上，在钩骨和豌豆骨之间的韧带连接成为手少阴之筋在腕部的结；同时手少阴之筋继续沿指深屈肌进入前臂前骨筋膜鞘当中。

二、足之经筋的起始结构

由于上肢的前臂有2个骨筋膜鞘，手之经筋可以按照伸肌和屈肌的结构划分出明显的阴阳属性；但是小腿部有3个骨筋膜鞘，而且小腿的后骨筋膜鞘又具有深鞘和浅鞘，前群肌肉分布在小腿的前骨筋膜鞘当中，外侧群肌肉分布在小腿的外侧骨筋膜鞘当中，后群肌肉分布在小腿的后骨筋膜鞘的深浅鞘当中，《黄帝内经》选择循行在小腿表层骨筋膜鞘当中的肌肉作为阳性经筋的载体，而阴性经筋则循行于小腿后骨筋膜鞘深鞘的肌肉以及其他软组织结构上。

1.起始于踇趾的经筋

足厥阴之筋和足太阴之筋均起始于踇趾，与经筋分布的一般规律不同，足厥阴之筋分布在踇趾背侧的软组织结构上。

第一，"足厥阴之筋，起于大指之上，上结于内踝之前。""起于大指之上"是足厥阴之筋起始结构的显著特点，踇趾的伸肌腱由踇长伸肌腱和踇短伸肌腱组成。足厥阴之筋在踇趾的末节趾骨底背侧的附着点起始后，沿踇长伸肌腱上行，在踇趾近节趾骨底周围从趾背腱膜转移到踇短伸肌的筋膜上，足厥阴之筋沿踇短伸肌和踇长伸肌分布在足背的表面，并转移到分布于足背部表面的足背静脉弓上，在内踝前汇入大隐静脉，继续沿包裹

[1]丁自海，王增涛.手外科解剖学图鉴[M].济南：山东科学技术出版社.2013,90.

大隐静脉的隐筋膜室上行。从𧿹短伸肌、𧿹长伸肌向足背静脉弓和大隐静脉转移到过程形成了足厥阴之筋在足部的结。

第二，"足太阴之筋，起于大指之端内侧，上结于内踝。""起于大指之端内侧"是足太阴之筋起始结构的特点。参与𧿹趾屈肌腱形成的结构包括𧿹长屈肌腱和𧿹短屈肌、𧿹展肌、𧿹收肌等结构，其中𧿹展肌和𧿹短屈肌的内侧头都起始于𧿹趾近节趾骨底的内侧，足太阴之筋的起点可以精确到𧿹展肌在𧿹趾近节趾骨底的附着点。伴随着𧿹展肌行止于舟骨粗隆和跟骨结节，足太阴之筋从𧿹展肌转移到胫骨后肌的筋膜上。𧿹展肌和胫骨后肌同时在舟骨粗隆上的附着成为足太阴之筋在足部的结。

2. 起始于小趾的经筋

足太阳之筋和足少阴之筋起始于小趾，由于足太阳之筋和足少阴之筋都循行于小腿后骨筋膜鞘当中，因此足太阳之筋不可能按照常规沿小趾的伸肌腱延伸，《黄帝内经》将循行在足底骨筋膜鞘中间鞘当中的结构定义为足少阴之筋，将循行在足底骨筋膜鞘外间鞘当中的结构定义为足太阳之筋。

第一，"足太阳之筋，起于足小指上，结于踝。""起于足小指上"是足太阳之筋起始结构的特点，分布于足底外侧的小趾展肌和连接在第5跖骨外侧的足底腱膜都具有从小趾之上向小腿后骨筋膜鞘分布的可能，足太阳之筋的起点可以精确到小趾展肌在小趾近节关节的附着处，小趾展肌起始于小趾近节趾骨底的外侧，并连接在小趾的趾背腱膜上。足太阳之筋在沿小趾展肌循行的同时，在第5跖骨的外侧转移到足底腱膜上，在足跟的外侧足太阳之筋从小趾展肌向小腿三头肌上过渡，足底腱膜向跖肌转移。小趾展肌、足底腱膜、小腿三头肌和跖肌等在足跟外侧的连接成为足太阳之筋在足部的结。

第二，"足少阴之筋，起于小指之下，并足太阴之筋，邪走内踝之下，结于踵。"足少阴之筋起于小趾的跖面，小趾的屈肌腱由趾长屈肌腱、趾短屈肌腱等组成，并且能够与小趾短屈肌和小趾展肌等连接。足少阴之筋起始于小趾屈肌腱在末节趾骨底的附着点，在小趾的中节趾骨底周围、足少阴之筋转移到趾短屈肌的筋膜上，并沿趾短屈肌行止于足跟，趾短屈肌和趾长屈肌在内踝部交错的部位是足少阴之筋在足跟部的结。

3. 循行在足背筋膜间隙中的经筋

足背筋膜间隙是位于足背深筋膜的深、浅两层之间的间隙，浅层为伸肌下支持带的延续，深层紧贴于骨间背侧肌表面及跖骨骨膜，又名骨间背侧筋膜，两层间有趾长伸肌腱、趾短伸肌腱以及足背动脉等血管神经穿行，足阳明之筋和足少阳之筋分布在足背筋膜间隙当中。根据《黄帝内经》描述的特征，足阳明之筋选择趾长伸肌作为起始结构，足少阳之筋选择趾短伸肌作为起始结构。

第一，"足少阳之筋，起于小指次指，上结外踝。"足少阳之筋起始于4趾趾背，分布在4趾的伸肌腱有趾长伸肌、趾短伸肌、骨间背侧肌等结构组成。足少阳之筋起始于伸肌腱在4趾末节趾骨的趾骨底，在近节趾骨底处，足少阳之筋从趾背腱膜转移到趾短伸肌的筋膜上，在行止于外踝前方的同时向腓骨长肌筋膜转移。趾短伸肌和腓骨长肌在第5跖骨粗隆周围的交错处成为足少阳之筋在足背的结。

第二，"足阳明之筋，起于中三指，结于跗上，邪外上加于辅骨，上结于膝外廉。"足阳明之筋起始于趾伸肌腱在中趾末节趾骨底的附着点，中趾伸肌腱同样有趾长伸肌、趾短伸肌、骨间背侧肌等附着。在近节趾骨的趾骨底周围，足阳明之筋从趾背腱膜转移到第3骨间背侧肌上，第3骨间背侧肌在向跖骨和跖骨间关节附着的同时，经跗跖背侧韧带过渡到胫骨前肌上，跗跖背侧韧带成为足阳明之筋在足背部的结，也是足阳明之筋"结于跗上"的特征性结构。

第十节

经筋的终止结构

经筋终支的分布规律是：手之阴筋止于胸，足之阴筋止于腹，手之阳筋和足之阳筋止于头，而且手之阳筋和足之阳筋在头面部形成闭环。

一、手之阴筋

1. 手太阴之筋"入腋下，出缺盆，结肩前髃，上结缺盆，下结胸里，散贯贲，合贲下，抵季胁"。手太阴之筋从肩部发出 2 条终支：手太阴之筋的第一条分支从肱二头肌筋膜转移胸大肌筋膜上，作为胸部深筋膜的浅层终止于胸骨缘；手太阴之筋的第二条分支在肩胛喙突上从肱二头肌筋膜转移到胸小肌、锁骨下肌的筋膜和锁胸筋膜等胸部深筋膜的深层上；在胸大肌下胸部深筋膜的浅层和深层融合为一体并向腹直肌鞘延续。

2. 手厥阴之筋"结腋下，下散前后挟胁；其支者，入腋，散胸中，结于臂"。手厥阴之筋从肱动脉血管神经束转移到腋筋膜后，分别沿腋筋膜的浅、深层分布：浅层向前移行为胸大肌筋膜，向后移行为冈上肌、冈下肌、小圆肌、大圆肌和背阔肌的筋膜；深层向前移行为胸小肌筋膜和锁胸筋膜，并在腋窝的内侧覆盖前锯肌和肋间肌，向后连接肩胛下肌筋膜。手厥阴之筋通过腋悬韧带从腋筋膜转移到胸小肌筋膜和锁胸筋膜，并行止于肩胛喙突，成为手厥阴之筋的终点。

3. 手少阴之筋"上入腋，交太阴，挟乳里，结于胸中，循臂，下系于脐"。手少阴之筋从腋动脉的外膜转移到包裹胸小肌的筋膜上，在沿锁胸筋膜分布的同时与包裹胸大肌的胸部深筋膜浅层融合，继续沿腹直肌鞘的深层延续，并汇集于脐周结构当中，手少阴之筋的终点在脐。

手太阴之筋的终点沿胸大肌筋膜附着在胸骨缘，手少阴之筋的终点沿腹直肌鞘附着于脐，手厥阴之筋的终点沿锁胸筋膜附着于肩胛喙突。

二、足之阴筋

1. 足厥阴之筋"结于阴器，络诸筋"。足厥阴之筋沿隐筋膜室到达大腿根部的隐静脉裂孔，通过阔筋膜与腹股沟韧带、臀筋膜和会阴浅筋膜连接，足厥阴之筋沿会阴浅筋膜向下进入到会阴浅隙中，并连接阴茎根和海绵体，向上沿会阴浅筋膜弥散在下腹部的体壁当中；足厥阴之筋在体表的终点应该在腹股沟韧带上。

2. 足太阴之筋"结于髀，聚于阴器，上腹，结于脐，循腹里，结于肋，散于胸中；其内者，著于脊"。足太阴之筋沿腹横肌的分布方向有以下 4 个终点：向下沿提睾肌到达睾丸，向内通过腹直肌鞘膜连接于脐和腹白线，向后通过胸腰筋膜附着于脊柱，向上通过胸横肌行至于胸廓到内壁。

3. 足少阴之筋"循脊内挟膂，上至项，结于枕骨"。足少阴之筋沿棘突横肌上行，经头半棘肌附着于枕骨的后缘。

足少阴之筋的终点最高，在枕骨的上项线，足厥阴之筋的终点最低在腹股沟韧带，足太阴之筋的终点沿胸横肌到达胸腔当中。

三、手、足之阳筋

上肢阳筋的手阳明之筋、手少阳之筋、手太阳之筋，和下肢阳筋的足阳明之筋、足少阳之筋、足太阳之筋都分布并终止于头面部，形成闭环是阳性经筋在头面部分布的重要特点，阳性经筋在形成闭环的过程中出现一个结点，并且从这一结点发出终支以到达终点。

1. 手阳明之筋和足阳明之筋的终点

第一，手阳明之筋的终点、结点和闭环

手阳明之筋有 1 个终点和 1 个闭环："其支者，绕肩胛，挟脊"，手阳明之筋沿斜方肌筋膜行止于脊椎，成为手阳明之筋的终点。"其支者，上颊，结于颃；直者，上出手太阳之前，上左角，络头，下右额。"手阳明之筋在头面的表浅肌肉腱膜系统、颧肌、口轮匝肌和笑肌之间形成一个闭环通路，其中笑肌来自对侧的手阳明之筋；下颌角、颧弓和口角是手阳明之筋面部闭环当中的重要结点。

第二，足阳明之筋的终点、结点和闭环

足阳明之筋在面部有 1 个终点和 2 个闭环：其中"至缺盆而结，上颈，上挟口，合于颃，下结于鼻，上合于太阳，太阳为目上网，阳明为目下网"，足阳明之筋在腮腺咬肌筋膜、颞深筋膜浅层、鼻翼及上唇提肌、口轮匝肌和颊肌之间形成一个闭环通路，下颌角、头角、目内眦和口角是足阳明之筋闭合通路的重要结点，"其支者，从颊结于耳前"是沿颞中筋膜分布的终支，尤其是沿颞中筋膜前支进入目外眦，与从目内眦连接眼轮匝肌下部的足阳明之筋终支相连，形成第二个闭环通路。

2. 手太阳之筋和足太阳之筋的终点

第一，足太阳之筋的终点、结点和闭环

足太阳之筋有5个向头面分布的分支，舌骨和颞骨乳突是2个重要的结点。其中3条足太阳之筋分支汇集于舌骨，舌骨是足太阳之筋的结点之一。"其支者，从腋后外廉，结于肩髃。"足太阳之筋可以沿背阔肌到达肩前，并与"其支者，入腋下，上出缺盆，上结于完骨"。足太阳之筋的菱形肌分支汇合于肩前，2条分支一起沿肩胛舌骨肌到达舌骨。"其支者，出缺盆，邪上出于頄。"胸骨舌骨肌、甲状舌骨肌和胸骨甲状肌等也到达舌骨，成为在舌骨汇集的足太阳之筋的第3条分支。

颞骨乳突是足太阳之筋的第2个结点。"其直者，结于枕骨，上头下颜。"足太阳之筋沿竖脊肌到达上枕线之后，附着在颞骨乳突周围。"其支者，入腋下，上出缺盆，上结于完骨。"沿肩胛舌骨肌分布的足太阳之筋在到达舌骨后，沿二腹肌后腹到达到颞骨乳突，足太阳之筋在竖脊肌、菱形肌、大圆肌、肩胛舌骨肌和二腹肌之间形成了一个闭合通路。

以舌骨为中心，足太阳之筋沿二腹肌前腹向下颌骨的前端附着，成为足太阳之筋的第1个终点；沿胸骨舌骨肌、甲状舌骨肌和胸骨甲状肌向胸骨柄附着，成为足太阳之筋的第2个终点；沿下颌舌骨肌到达下颌骨，并继续沿翼内肌到达颧骨，颧骨成为足太阳之筋的第3个终点。同时到达颞骨乳突的足太阳之筋沿茎突舌肌"别入结于舌本"，舌体成为足太阳之筋的第4个终点。

第二，手太阳之筋的终点、结点和闭环

手太阳之筋在面部有1个闭环和一个终点。"直者，出耳上，下结于颔，上属目外眦。"手太阳之筋沿颞深筋膜深层从耳后至耳上，沿颞肌的表面下行，在颧弓下沿翼内肌和翼外肌的外膜下行并到达下颌角；"本支者，上曲牙，循耳前，属目外眦，上颔，结于角"，手太阳之筋沿颞下颌韧带到达下颌角后，沿翼内肌和翼外肌的外膜上行，在颧弓处转移到颞深筋膜深层，并到达上颞线，因此手太阳之筋从耳上和耳下同时交汇到颞深筋膜的深层和翼内肌、翼外肌的外膜上，并形成闭环。"其支者，入耳中。"
手太阳之筋在颞骨乳突处沿耳后肌入耳，成为手太阳之筋的终点。

3. 手少阳之筋和足少阳之筋之间的终点

第一，手少阳之筋的终点、结点和闭环

手少阳之筋在面侧部有 1 条终支和一个终点。"其支者，上曲牙，循
耳前，属目外眦，上乘颌，结于角。"手少阳之筋从颞下颌韧带跨过下颌
关节并到达下颌角后，沿翼内肌、翼外肌和颞肌的深层到达上颞线的头角。
"其支者，当曲颊入系舌本"，手少阳之筋在翼窝中转移到附着在翼突钩
的翼突下颌韧带上，并沿覆盖咽上缩肌的颊咽筋膜到达咽后壁，通过咽上
缩肌的分支、舌咽肌到达舌体，成为手少阳之筋的终点。

第二，足少阳之筋的终点、结点和闭环

足少阳之筋在面侧部有 1 条终支和一个终点。"直者，上出腋，贯缺盆，
出太阳之前，循耳后，上额角，交巅上，下走颌，上结于頄。"伴随着椎
前肌筋膜在颅底部的附着，足少阳之筋沿颅骨外膜跨越颞骨乳突后，进入
到颞肌的深面，从耳后上行到达颞上线的头角部，沿颞肌的分布区域下行，
附着于下颌骨的喙突，并有肌束延伸到下颌支的前缘、第三磨牙处，通过
翼内肌和翼外肌到达颧骨下的翼窝当中。"支者，结于目眦为外维"，足
少阳之筋通过被镶嵌在颧骨额突和额骨颧突之间的骨膜连接睑外侧韧带，
并进入眼眶，成为足少阳之筋的终点。

第三，手少阳之筋和足少阳之筋之间的闭环通路

手少阳之筋和足少阳之筋共同分布在翼内肌、翼外肌和颞肌的深面，
尤其是手少阳之筋从下而上、足少阳之筋自上向下循行在颞肌深面的筋膜
上，手少阳之筋和足少阳之筋绕耳形成了一个闭合的经筋通路。

因此，手阳明之筋和足太阳之筋分布在头面的最浅层，手阳明之筋循
行于表浅肌肉腱膜系统和颞浅筋膜上，同时手阳明之筋覆盖表情肌的浅层
肌肉；足太阳之筋分布在帽状腱膜上；足阳明之筋分布在腮腺咬肌筋膜上，
覆盖表情肌的深层肌肉，并沿颞深筋膜浅层上行；手太阳之筋分布在颞深
筋膜深层，和翼内肌、翼外肌浅层；手少阳之筋和足少阳之筋分布在颞肌
的深部和翼内肌、翼外肌的深层；足太阳之筋以舌骨为中心分布在舌骨上、
下肌群上，手少阳之筋沿颊咽筋膜到达咽部。

第十一节

经筋与五官七窍

经筋与五官七窍有着不同形式的连接。

一、经筋与耳

1. 手太阳之筋与耳的连接最为直接和密切，以颞骨乳突为中心，手太阳之筋"出耳上，下结于颔"，手太阳之筋沿枕颞缝转移到颞深筋膜深层上，从耳后至耳上，沿颞肌的表面在耳前下行，经翼内肌、翼外肌的外膜到达下颌角；同时手太阳之筋"上曲牙，循耳前，属目外眦，上颔，结于角"，手太阳之筋跨过下颌关节后，从下颌角沿翼内肌、翼外肌的外膜上行，在颧弓处转移到颞深筋膜深层上，并到达上颞线的额角处，从而实现绕耳一周。而且手太阳之筋沿耳后肌"入耳中"，终止于耳中。

2. 手阳明之别"入耳合于宗脉"，沿咬肱肌、颈阔肌到达下颌后，手阳明之别沿颈外动脉、上颌动脉、耳深动脉和鼓室前动脉进入外耳道、鼓室等处，并汇入由耳后动脉和颞浅动脉在耳中吻合的血管网当中，与耳中宗脉汇合。

3. 足阳明之筋"从颊结于耳前"，腮腺咬肌筋膜在包裹腮腺之后，移行为颞中筋膜，其中包裹面神经后位颞支的颞中筋膜到达耳屏前。

4. 手厥阴之正"出循喉咙，出耳后"，沿椎前筋膜到达颅底后，手厥阴之筋随镶嵌在枕颞缝当中的椎前筋膜行止于耳后。

二、经筋与目

"足太阳有通项入于脑者，正属目本，名曰眼系。"《灵枢·寒热病》中将视器分为目本和目系两个结构，目本就是眼球，是承担视觉功能的主体；目系就是连接眼球的其他辅助结构，包括了眼睑、结膜、泪器、眼球外肌和眶筋膜等结构，现代解剖将这部分结构称为眼副器，但是《黄帝内经》在经筋与目的关系中并没有明确地界定目本和目系的关系。

《黄帝内经》中明确地指出连接"目本"的结构有 2 个："足太阳有

通项入于脑者，正属目本，名曰眼系”和“足阳明有挟鼻入于面者，名曰悬颅，属口，对入系目本”。在“足少阳之筋的解剖还原”一节中论证了“正属目本，名曰眼系”的结构是足太阳膀胱经。在“足阳明之筋的解剖还原”一节中论证了“属口，对入系目本”的结构是足阳明之筋。

张氏认为“对入系目本”当中目本应为目系[1]，从目外眦的血管和神经分布特征分析，足阳明之筋在目外眦的结构不能与眼球的内部结构进行连接。从血管的角度：分布在目外眦的主要血管结构包括颧眶动脉和眶下动脉等。其中颧眶动脉是颞浅动脉的分支，颧眶动脉沿颧弓上缘走向外眦，主要供应眼轮匝肌，向上睑、下睑和眼睑深部供血；颧眶动脉是眼睑动脉的重要供血来源，与来自眼动脉的泪腺动脉和眼睑动脉分支有吻合。眶下动脉是上颌动脉的终支之一，经眶下裂入眶腔后进入眶下沟及眶下管，出眶下孔至面部。足阳明之正“上循咽出于口，上頞頔，还系目系，合于阳明也”，足阳明之正在面部分布的主要结构是面动脉，行止于内眦动脉。面动脉没有向目外眦分布的分支，而且与颧眶动脉和眶下动脉之间没有连接，因此，足阳明之筋没有通过血管从目外眦连接视器的可能。

从神经的角度，分布在目外眦的主要神经结构包括面神经前位颞支、眶下神经和睫状神经节等。只有睫状神经节的神经束能够进入眼球支配瞳孔括约肌和睫状肌，而眶下神经是上颌神经的分支，分布于下睑及鼻部，面神经前位颞支只支配眼轮匝肌，沿面神经前位颞支到达目外眦的足阳明之筋与眼球之间也没有任何连接，因此，足阳明之筋“对入系目本”只分布于眼轮匝肌，并没有和视器有直接的连接。以下是经筋结构与目本和目系之间的关系。

1. 通过血管连接目系的经筋结构

第一，“足太阳有通项入于脑者，正属目本，名曰眼系”是足太阳之正在颅内向视器和视副器发出的分支，沿椎内静脉丛到达颅底的足太阳之正，从枕下静脉丛沿硬脑膜窦的基底窦，海绵窦与眼静脉、和视网膜中央静脉连接以“正属目本”，通过连接眼上静脉、内眦静脉以属“目系”。

第二，手少阴之别“系舌本，属目系”，手少阴之别在沿锁骨下动脉

[1] 张登本，孙理军. 全注全译黄帝内经 [M]. 北京：新世界出版社. 2012, 139.

进入心脏之前，从主动脉上返折到颈总动脉上，沿颈外动脉、面动脉上行，最终通过内眦动脉分布于眼睑，并可以与眼动脉的鼻支相连进入眼球。

第三，手少阴之正"上走喉咙，出于面，合目内眦"，手少阴之正从锁骨下静脉返折到颈外静脉上，沿颈外静脉、面静脉到达内眦静脉。

第四，足少阳之正"循胸里属胆，散之上肝贯心，以上挟咽，出颐颔中，散于面，系目系，合少阳于外眦也"，通过静脉韧带，足少阳之正沿下腔静脉、上腔静脉、颈外静脉、下颌后静脉和上颌静脉汇入翼丛，通过眶下静脉经眶下裂连接眼下静脉，并汇入足少阳之筋。

2.连接在眼睑、眼球外肌和眶筋膜上的经筋结构

足少阳之筋、足阳明之筋和足太阳之筋都能进入眼眶，连接眼副器的结构，其中足少阳之筋与眼副器的连接最为密切。

第一，足少阳之筋"支者，结于目眦为外维。……维筋急，从左之右，右目不开，上过右角，并跷脉而行，左络于右，故伤左角，右足不用，命曰维筋相交"，足少阳之筋从目外眦经睑外侧韧带进入眼眶后，连接在眼副器所属的组织结构上，包括眼睑、眼球外肌和眶筋膜上，并通过眼副器与眼神经的鞘膜连接从而实现维筋相交。

第二，足太阳之筋"为目上网"，足太阳之筋从目内眦连接在眼轮匝肌的上睑板上，在目外眦处可以与枕额肌筋膜相连。

第三，足阳明之筋"阳明为目下网"，足阳明之筋从目内眦连接在眼轮匝肌的下睑板上，在目外眦处可以与包裹面神经前位颞支的颞中筋膜相连。

3.到达眼角的经筋结构

手太阳之筋"直者，出耳上，下结于颔，上属目外眦；……本支者，上曲牙，循耳前，属目外眦"和手少阳之筋"其支者，上曲牙，循耳前，属目外眦"都是在经过额骨颧突和颧骨额突时，经睑外侧韧带连接目外眦。

三、经筋与鼻

1.足太阳之筋"上头下颜，结于鼻"，分布在颅骨表面的枕额肌，在两眉之间，直接或者通过皱眉肌和降眉间肌与鼻肌相连。

2.足阳明之筋"上挟口，合于顺，下结于鼻，上合于太阳"，足阳明之筋通过上下2个通道连接鼻，第一，沿颞深筋膜浅层到达上顶线之后，

伴随足太阳之筋沿枕额肌边缘从前额进入眉间并连接鼻；第二，通过鼻翼及上唇提肌从口角到达鼻翼和目内眦。

四、经筋与口（口轮匝肌）

1. 手阳明之筋"上左角，络头，下右颔"，虽然手阳明之筋的循行路径中没有提及口轮匝肌，但是在从左侧额角到达右侧下颌角的过程中必须经过口轮匝肌。手阳明之筋从颧肌到达口角，通过口轮匝肌连接对侧的笑肌，并到达对侧的下颌角。

2. 足阳明之筋"上颈，上挟口，合于頄"，足阳明之筋分布在表情肌的深层肌肉上，沿降下唇肌、颏肌从下颌角连接口轮匝肌，然后转移到提口角肌和鼻翼及上唇提肌上，并到达鼻翼。

3. 足阳明之正"上循咽出于口"，足阳明之正沿面动脉分布，通过上唇动脉和下唇动脉分布在口轮匝肌周围，足阳明之正是通过血管分布在口轮匝肌的经筋结构。

五、经筋与舌

足太阳之筋"别入结于舌本"，在颞骨乳突周围足太阳之筋通过茎突舌肌终止于舌体。

手少阳之筋"当曲颊入系舌本"，手少阳之筋经颊咽筋膜连接在咽缩肌上，然后沿舌咽肌终止于舌体。

足太阴之正"上结于咽，贯舌中"，足太阴之正通过食管背系膜遗留的筋膜结构在食管的后部上行至咽喉部，足太阴之正转移到下、中、上缩咽肌上，通过舌咽肌终止于舌体。

足少阴之正"系舌本，复出于项"，足少阴之正在横膈的薄弱处从腹内筋膜转移到胸内筋膜和纵隔胸膜上，在纵隔当中足少阴之筋沿气管前筋膜上行到达咽喉，并附着于舌骨，足少阴之正通过舌骨舌肌连接于舌体。

手少阴之别"系舌本，属目系"，手少阴之别在沿颈总动脉上行的过程中，经颈外动脉、舌动脉进入到舌体内，手少阴之别是唯一通过血管连接舌体的经筋结构。

六、经筋与喉

1. 足阳明之别"上络头项，合诸经之气，下络喉嗌"，伴随着足阳明之筋沿胸锁乳突肌在颞骨乳突上的附着，足阳明之别通过茎突咽肌到咽、

喉和会厌等结构上。

2.手阳明之正"走大肠，属于肺，上循喉咙，出缺盆"，手阳明之正通过胸腹膜管遗留的结构穿过横膈，在纵隔中移行到气管前筋膜上，向上到达咽喉。

3.手太阴之正"出缺盆，循喉咙"，手太阴之正沿贵要静脉进入体腔后，从锁骨下静脉转移到胸内筋膜上，经胸廓上口进入纵隔，然后通过气管前筋膜到达咽喉。

4.手厥阴之正"出循喉咙，出耳后"，手厥阴之正沿椎前筋膜进入纵隔后，一方面沿气管前筋膜到达咽喉，一方面沿椎前筋膜到达颅底。手厥阴之正、手阳明之正和手太阴之正共享气管前筋膜到达咽喉。

手少阴之正"上走喉咙，出于面，合目内眦"和足少阳之正"以上挟咽，出颐颌中，散于面，系目系"只是通过喉咙，而且手少阴之正和足少阳之正都是沿颈外静脉经过咽喉。

七、经筋与咽

"咽门重十两，广一寸半，至胃长一尺六寸。"《灵枢·肠胃》中咽是指从咽门到胃的消化管道，实际上是指食管。足太阴之正"上结于咽，贯舌中"，足太阴之正沿食管背系膜遗留的筋膜结构，从食管和主动脉之间上行，在咽喉部转移到下、中、上缩咽肌上，以实现"结于咽"，足太阴之正最后通过舌咽肌终止于舌体。

八、经筋与前阴

1.足厥阴之筋"上循阴股，结于阴器，络诸筋"，足厥阴之筋通过会阴浅筋膜进入会阴浅隙，并在会阴浅隙当中连接到阴茎和阴茎海绵体的根部。

2.足厥阴之别"径胫上睾，结于茎"，在耻骨结节外上方的腹股沟管浅环处，足厥阴之别分布在精索上，沿输精管下行连接睾丸，上行进入腹股沟管，在腹腔内与精囊腺的排泄管汇合成射精管，开口于尿道的前列腺部，最后沿尿道进入阴茎。

3.足太阴之筋"结于髀，聚于阴器"和足阳明之筋"上结于髀，聚于阴器"：足太阴之筋分布在腹横肌上，足阳明之筋分布在腹内斜肌上，腹横肌和腹内斜肌的下缘融合形成提睾肌。通过提睾肌足太阴之筋和足阳明之筋连接阴囊；同时腹横肌和腹内斜肌的下缘融合形成腹股沟镰附着于耻骨联合，足太阴之筋和足阳明之筋继续沿附着在耻骨弓上的尿生殖膈下筋膜进入会阴浅隙，与阴茎根和阴茎海绵体连接。

4. 足少阴之筋"并太阴之筋而上循阴股，结于阴器"，在耻骨下支上，足少阴之筋从短收肌转移到肛提肌腱弓上，并通过肛提肌覆盖整个盆底，肛提肌从两侧将肛门、前列腺或阴道等固定于其中，足少阴之筋通过前列腺提肌（耻骨阴道肌）及其筋膜直接连接生殖器，通过耻骨直肠肌及其筋膜连接并与肛门外括约肌的筋膜融合。

九、经筋与肛门

除以上足少阴之筋通过肛提肌连接肛门外括约肌的筋膜之外，足太阳之正也与肛门连接。

足太阳之正"下尻五寸，别入于肛"，沿梨状肌筋膜和闭孔筋膜进入盆腔后，转移到由闭孔筋膜增厚形成的肛提肌腱弓上，继续沿盆膈下筋膜覆盖在肛提肌和尾骨肌的下表面，并与肛门外括约肌的筋膜融合。

第十二节

经别与正别

现代针灸理论普遍认为经筋是一个独立的结构，十二经筋都起于手足，呈向心性分布，而且经筋之间没有连接，经筋与脏腑之间也没有连接，经筋之间不是一个循环的网络；但是通过经筋、经别和经正的解剖还原已经发现：经筋是一个完整的人体结构系统，包括了经筋、经别、经正和根结等结构，其中经筋是经筋系统的主干；经别是连接在经筋之间的交通支，分布在手足相同、阴阳对应的经筋之间；正别是经筋连接所属脏腑的交通支；根结是以起始于足部的经筋为根基，通过结与起始于手部的经筋之间的连接；因此、经筋系统以十二经筋为主干，并向手足同名、阴阳对应的经筋发出经别分支；进入体腔，连接所属脏腑发出正别分支和连接在阴阳同名经筋之间的根结结构。

一、正别是经筋进入体腔的分支

正别出现在《灵枢·经别》中，正别都是从经筋的主干上发出，而且具备以下 3 个特点：第一，阳性正别是十二正别循行的主渠道，多数阴性正别跟随对应的阳性正别进入体腔，《黄帝内经》以"成以诸阴之别，皆为正也"的形式说明了这一原则，并将阳性正别称为"经"，是正别结构的主要路径；将阴性正别称为"合"，是跟随阳性正别循行的结构；但是手厥阴之正和手太阴之正没有按照手少阳之正和手阳明之正的路径循行。第二，阴性正别和阳性正别在进出体腔的路径基本一致，但是手阳明之正和手太阴之正、手少阳之正和手厥阴之正进出体腔的路径不同。第三、正别连接脏腑的过程以先腑后脏为特点，但是手太阳之正和手少阴之正的连接方式不符合这一特点。

1. "足太阳之正，别入于腘中，其一道下尻五寸，别入于肛，属于膀胱，散之肾，循膂当心入散；直者，从膂上出于项，复属于太阳，此为一经也。足少阴之正，至腘中，别走太阳而合，上至肾，当十四，出属带脉；直者，系舌本，复出于项，合于太阳，此为一合。成以诸阴之别，皆为正也。"
足太阳之正和足少阴之正都是从足太阳之筋在大腿部的股二头肌上分出，
并沿闭孔内肌进入体腔；即使足少阴之正中没有出现膀胱，足少阴之正"上
至肾"的过程还是沿足太阳之正的循行路径，按照先膀胱后肾脏的顺序与
脏腑发生连接。足太阳膀胱经沿坐骨神经通过梨状肌下孔进入体腔，与足
太阳之正的循行路径重叠；而足少阴肾经沿腰大肌的路径进入体腔，与足
少阴之筋的路径重叠。足少阴之正沿足太阳之正的循行路径进入体腔，足
少阴之正随足太阳之正先连接膀胱后连接肾脏，成为足少阴肾经进入体腔
的第二条通道。

2. "足少阳之正，绕髀入毛际，合于厥阴；别者，入季胁之间，循胸
里属胆，散之上肝贯心，以上挟咽，出颐颔中，散于面，系目系，合少阳
于外眦也。足厥阴之正，别跗上，上至毛际，合于少阳，与别俱行，此为
二合也。"腹股沟韧带是足少阳之正和足厥阴之正的起点，足少阳之正和
足厥阴之正沿腹股沟韧带向内到达耻骨联合，向外到达腹外斜肌的外缘。
沿腹外斜肌外缘上行并返折到脐周的通路被称为足少阳之正的"别者"。
足少阳之正和足厥阴之正沿腹外斜肌的外缘到达胸前，沿分布在脐以上的
腹外斜肌肌束连接脐周结构，再沿肝圆韧带到达肝门。由于肝门当中汇聚
了出入肝胆的结构，因此足厥阴之正没有像足少阳之正一样对连接肝胆的
先后顺序进行细致描述。足少阳胆经通过腰下三角浅出体腔，足厥阴肝经
通过会阴浅筋膜进入体腔，足少阳胆经和足厥阴肝经都没有沿足少阳之正
的通路进出体腔。

3. "足阳明之正，上至髀，入于腹里，属胃，散之脾，上通于心，上
循咽出于口，上頞，还系目系，合于阳明也。足太阴之正，上至髀，合
于阳明，与别俱行，上结于咽，贯舌中，此为三合也。"足阳明之正和足
太阴之正通过腹横肌筋膜和腹直肌鞘深层连接横膈，并通过韧带连接胃和
脾。由于胃和脾都有韧带与横膈直接连接，因此只有足阳明之正详细的表
述了连接胃和脾的先后，在足太阴之正的描述当中并没有强调连接胃和脾
的顺序。足阳明胃经和足太阴脾经都是按照足阳明之正和足太阴之正的路
径通过横膈进入体腔。

4. "手太阳之正，指地，别于肩解，入腋走心，系小肠也。手少阴之正，

别入于渊腋两筋之间，属于心，上走喉咙，出于面，合目内眦，此为四合也。"手太阳之正和手少阴之正都是沿腋静脉进入体腔，手太阳之正和手少阴之正的循行方式体现了2个正别循行的特点：第一，手少阴之正随手太阳之正沿腋静脉进入体腔，而不是沿腋动脉进入体腔，是"诸阴之别，皆为正也"的最佳解读；第二，手太阳之正先"走心"、后"系小肠"，充分地说明了手太阳之正是沿血管路径进入体腔并连接心与小肠的。手太阳小肠经沿旋肩胛静脉、肩胛下静脉和腋静脉进入体腔，手少阴心经沿腋动脉浅出体腔，手少阴心经与手少阴之正在腋部的循行路径只有动静脉血管的区别。

5. "手少阳之正，指天，别于巅，入缺盆，下走三焦，散于胸中也。手心主之正，别下渊腋三寸，入胸中，别属三焦，出循喉咙，出耳后，合少阳完骨之下，此为五合也。"手少阳之正和手厥阴之正在体腔内都沿椎前筋膜连接纵隔胸膜，但是手少阳之正和手厥阴之正与椎前筋膜连接的部位不同。手少阳之正在颅底部从颊咽筋膜转移到椎前筋膜上，手厥阴之正是沿腋筋膜、腋鞘和包裹锁骨下动脉的筋膜鞘连接椎前筋膜的，手厥阴之正没有遵循"诸阴之别，皆为正也"的原则，沿着各自的路径进入体腔。手少阳三焦经沿肩胛背动脉和颈浅动脉进入体腔，手厥阴心包经沿腋鞘浅出体腔，手少阳三焦经沿血管通路进入体腔，没有按照手三焦之正的循行路径循行。

6. "手阳明之正，从手循膺乳，别于肩髃，入柱骨下，走大肠，属于肺，上循喉咙，出缺盆，合于阳明也。手太阴之正，别入渊腋少阴之前，入走肺，散之太阳，上出缺盆．循喉咙，复合阳明，此六合也。"手阳明之正和手太阴之正在体腔内都循行在纵隔和原始系膜遗留的筋膜结构上，但是手阳明之正和手太阴之正进入体腔的部位不同，手阳明之正沿项筋膜、胸腰筋膜进入体腔，先与大肠相连；而手太阴之正通过贵要静脉、腋静脉进入体腔，通过包裹锁骨下静脉的筋膜鞘转移到胸膜上筋膜和纵隔胸膜上，手太阴之正在纵隔中与肺相连，并通过胸腹膜管遗留的筋膜结构进入腹膜腔与胃相连。手太阴之正没有遵循"诸阴之别，皆为正也"的原则。手阳明大肠经沿肩胛上动脉进入体腔，手阳明大肠经没有按照手阳明之正的路径循行。

总结以上正别结构可以发现以下几个特点：

第一，正别都是以肌肉、韧带和血管作为载体，其中足阳明之正、足太阴之正、手少阳之正、手厥阴之正、手阳明之正通过筋膜进入体腔，足太阳之正、足少阴之正、足少阳之正、足厥阴之正通过肌肉载体进入体腔，而手太阳之正、手少阴之正、手厥阴之正通过血管载体进入体腔；因此、正别具有经筋的基本属性，是经筋连接所属和对应脏腑的分支。

第二，十二正别都与所属和对应的脏腑器官连接，因此，正别是经筋连接脏腑的分支。

第三，足太阳膀胱经、足阳明胃经、足太阴脾经、手太阳小肠经、手厥阴心包经、手太阴肺经完全按照足太阳之正、足阳明之正、足太阴之正、手太阳之正、手厥阴之正、手太阴之正的路径进入体腔；手少阴心经与手少阴之正的循行路径重叠，但是有动静脉血管的不同；足少阴肾经和足厥阴肝经分别按照足少阴之筋和足厥阴之筋的路径进入体腔；足少阳胆经、手少阳三焦经、手阳明大肠经完全没有按照足少阳之正、手少阳之正、手阳明之正的路径进入体腔。十二经脉中有 6 条经脉按照正别的路径进出体腔。因此，正别可以被视作经脉出入体腔的基本结构。

二、经别是连接在阴阳对应经筋之间的分支

经别出现在《灵枢·经脉》中，对经别的描述明确地指出了经别是从经筋上发出的结构，是连接在阴阳对应经筋之间的分支。在此只讨论手太阴之别、手少阴之别、手厥阴之别、手太阳之别、手阳明之别、手少阳之别、足太阳之别、足少阳之别、足阳明之别、足太阴之别、足少阴之别、足厥阴之别等十二经别，没有涉及任脉之别、督脉之别和脾之大络。

十二经别中手太阴之别、手厥阴之别、手少阳之别、足太阳之别、和足少阳之别仅有 1 条分支，都呈离心分布，与阴阳对应的经筋结构发生连接；手少阴之别、手太阳之别、足阳明之别、足太阴之别、足少阴之别、足厥阴之别都有 2 条，其中 1 条为离心分布，1 条为向心分布，与阴阳对应的经筋结构发生连接；手阳明之别则有 3 条分支，除了离心和向心分布的之外，还有分布在面部的分支。

经别以筋膜和韧带为主体，或以肌肉为载体，或以神经为载体，或以血管为载体。以筋膜和韧带结构为基础的经别包括：手厥阴的正中血管神经束之别、足太阴的膈结肠韧带之别、足少阴的腹内筋膜和胸内筋膜之别、和足厥阴的腹股沟管之别等；以肌肉为载体的经别包括：手太阴的拇长展肌之别、手阳明的拇短伸肌之别、手阳明的喙肱肌之别、手太阳的小指伸肌之别、足太阴的蹞短屈肌之别、足少阴的足底方肌之别、足阳明的第三腓骨肌之别、足阳明的茎突咽肌之别、足太阳的腓骨短肌之别、和足少阳的蹞长伸肌之别等；以神经为载体的经别包括手少阴的尺神经手背支之别、手太阳的尺神经之别、和手少阳的桡神经之别等；以血管为载体的经别包括手少阴的尺动脉之别、手阳明的耳深动脉与鼓室前动脉之别，以及足厥阴的大隐静脉外踝前弓支之别等。

在所有 20 条经别结构中，手少阴的尺动脉之别、手厥阴的正中血管神经束之别、手少阳的桡神经之别、足太阴膈结肠韧带之别、足少阴腹内筋膜和胸内筋膜之别和足厥阴精索之别等 6 条经别进入体腔，其中手少阴的尺动脉之别"入心中"、足太阴膈结肠韧带之别"入络肠胃"、手厥阴的正中血管神经束之别、手少阳的桡神经之别和足少阴腹内筋膜和胸内筋膜之别等连接心包。

手少阴心经和手厥阴心包经应随手少阴之正和手厥阴之正连接所属和对应的脏腑，但是手少阴之正随手太阳之正沿腋静脉进入体腔，手少阴之筋只能通过手少阴之别沿尺动脉、肱动脉、腋动脉、锁骨下动脉和主动脉与心脏相连，手少阴尺动脉之别成为将手少阴之筋连接所属心脏的通路；手厥阴之筋在上肢循行在骨间前动脉血管神经束和肱动脉血管神经束上，手厥阴之正起于腋筋膜，沿腋鞘、锁骨下动脉的筋膜鞘和椎前筋膜进入纵隔并连接心包，而手厥阴之别分布在正中血管神经束上，然后沿肱动脉血管神经束、腋鞘、锁骨下动脉的筋膜鞘和椎前筋膜进入纵隔，并连接心包；手厥阴之别和手厥阴之正在上臂沿相同的结构进入体腔，但是手厥阴之别的存在解决了正中血管神经束的归属问题；而且解决正中血管神经束没法在前臂穿过肌间隔进入前臂后骨筋膜鞘，以连接手少阳之筋的问题，手厥阴之别只能在纵隔当中与手少阳的结构相连。

典型的经别结构能够穿越肌间隔连接在分布于不同骨筋膜鞘当中的经筋结构之间，非典型的经别结构只能在体内与对应的经筋结构相连，因此，经别是连接在阴阳对应的经筋之间的交通支。

　　"十二络脉，非独十四络脉也"和"凡此十五络者，实则必见，虚则必下，视之不见，求之上下，人经不同。络脉异所别也"中出现了十二络脉、十四络脉和十五络的分类方法，其中十二络以十二经别为基础，十四络以十二经别和任脉之别、督脉之别为基础，而十五络则是以十二经别、任脉之别、督脉之别和脾之大络为基础；只有十二经别具有联络阴阳对应经筋的功能。

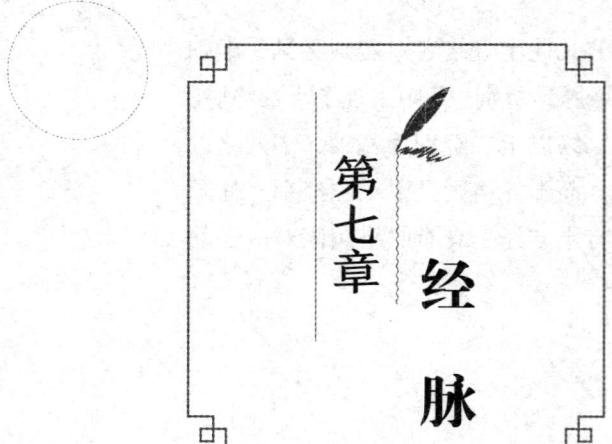

第七章

经 脉

经脉在《素问》中使用过34次，在《灵枢》中出现过48次；《灵枢·经脉》对经脉的循行路径进行了完整的描述，经脉在《黄帝内经》当中是一个有明确定义的、完整的结构系统。

"经脉者，所以行血气而营阴阳，濡筋骨，利关节者也"，《灵枢·本藏》将经脉定义为运行气血的通道。"夫十二经脉者，内属于府藏，外络于肢节"，《灵枢·海论》指出了经脉连接在脏腑与肢节之间，脏腑通过经脉向四肢百骸、五官七窍提供营养和能量；而且《素问·举痛论》的"经脉流行不止、环周不休"说明：经脉是一个循环系统，气血在经脉系统中循行往复，如环无端，因此，《灵枢·经脉》将经脉生理功能的重要性总结为"经脉者，所以能决死生，处百病，调虚实，不可不通"。

经脉作为一个系统由经脉和络脉组成，经脉是沿肢体纵行的组织间隙，络脉是连接在阴阳对应的经脉之间的交通支。

第一节

经脉的结构特点

经脉是贯通于体内的组织间隙，以经筋为基础和以血脉为基础形成了经脉的 2 种基本形式，根据经脉结构的解剖特点可以将经脉分为闭合型和开放型 2 种形式，由经筋包裹血脉形成的双膜套管结构是经脉的典型结构。

一、经脉的结构形式

1. 以血脉为中心的经脉结构

手少阴心经、手太阳小肠经和足厥阴肝经的主干都是以血脉为中心的经脉结构。手少阴心经以尺动脉、肱动脉、锁骨下动脉、主动脉、胸主动脉，以及腹主动脉和颈总动脉为中心，全程分布在血管神经束当中；手太阳小肠经从旋肩胛静脉经腋静脉进入体腔后，以锁骨下静脉、上腔静脉、下腔静脉、门静脉、肠系膜上静脉以及颈外静脉、下颌后静脉和颞浅静脉为中心，分布在血脉及其周围的组织间隙当中；足厥阴肝经以大隐静脉为中心分布在下肢隐筋膜室当中。

2. 以经筋为中心的经脉结构

第一，以筋膜、韧带为中心的经脉结构

手太阴肺经从中焦到肺根的段落循行在胸腹膜管遗留的筋膜结构上，是以筋膜为主体的经脉结构。足太阳膀胱经在腰背部循行在由胸腰筋膜形成的组织间隙当中，并通过胸腰筋膜的组织间隙进入体腔，也是以筋膜为主体的经脉结构。足少阳胆经在大腿部循行在髂胫束周围的组织间隙当中，是以肌腱为中心的经脉结构。

第二，以肌肉载体为中心的经脉结构

足太阴脾经在小腿部循行在胫骨后肌和拇长屈肌之间及其周围的组织间隙当中，在大腿部循行在以缝匠肌为中心的组织间隙当中，成为以肌肉结构为中心的经脉空间。

第三，以神经为中心的经脉结构

手太阳小肠经穿行在上肢后骨筋膜鞘当中，在尺神经穿过内侧肌间隔进入上臂前骨筋膜鞘之前，手太阳小肠经循行在以尺神经为中心的组织间隙当中。

二、经脉的解剖空间

经脉作为运行气血的通道，必须具备气血运行的空间，经脉通道就是体内的组织间隙或者空间，经脉所属的组织间隙和空间具有闭合式和开放式等 2 种结构形式。

1. 闭合式的经脉结构

闭合式经脉结构的基本特点是：经脉的某一节段被筋膜完整包裹形成一个的独立空间。

第一，经脉的骨筋膜鞘结构

骨筋膜鞘是由筋膜或肌间隔分离而成的一个密闭空间，由骨筋膜鞘形成的经脉空间具有典型的闭合式经脉的结构特点。手掌部有 3 个骨筋膜鞘，包括外侧鞘、中间鞘和内侧鞘等，这 3 个骨筋膜鞘分别被手太阴肺经、手厥阴心包经和手少阴心经所占据，成为手太阴肺经、手厥阴心包经和手少阴心经在手掌部的经脉空间。

以手太阴肺经所属的手掌骨筋膜鞘的外侧鞘为例，手掌的骨筋膜鞘外侧鞘由鱼际筋膜、掌外侧肌间隔和第一掌骨合围而成，在这个闭合的空间中包括了除拇收肌之外的鱼际肌、拇长屈肌腱和拇主要动脉及其分支等。鱼际筋膜和掌外侧肌间隔界定了手太阴肺经的外界，是经脉双膜套管结构的外膜；拇主要动脉是手太阴肺经在手掌中的核心结构，界定了经脉双膜套管结构的内膜。手太阴肺经在拇主要动脉及其分支当中运行营血，在鱼际肌、拇长屈肌腱和拇主要动脉周围的组织间隙当中运行卫气和津液，手掌骨筋膜鞘外侧鞘的闭合结构形成了手太阴肺经在手掌部的独立通道。

手足部类似的由骨筋膜鞘形成的闭合式经脉结构还包括：手厥阴心包经占据的手掌中间骨筋膜鞘，手少阴心经占据的手掌内侧骨间膜室，足太阴脾经占据的足底内侧骨筋膜鞘，足少阴肾经占据的足底中间骨筋膜鞘，足太阳膀胱经占据的足掌外侧骨筋膜鞘等。

第二，经脉的血管神经束、收肌管和隐筋膜室等结构

血管神经束是筋膜在包裹血管和神经时形成的筋膜鞘。血管神经束位

于机体的深部，包裹重要的动脉干和神经干；位于体表的重要静脉血管也会被筋膜包裹，大隐静脉和小隐静脉穿行在隐筋膜室当中。

在前臂前骨筋膜鞘当中，有桡动脉血管神经束、尺动脉血管神经束、骨间前动脉血管神经束和正中动脉血管神经束等4条血管神经束，其中手少阴心经占据了尺动脉血管神经束，手太阴肺经占据了桡动脉血管神经束，手厥阴心包经占据了骨间前血管神经束，而手厥阴心包经的"内关"络脉占据了正中动脉血管神经束。在前臂后骨筋膜鞘当中，手少阳三焦经占据了骨间后动脉血管神经束。

在上臂前骨筋膜鞘当中，手少阴心经、手厥阴心包经和手少阴心经的"通里"络脉、手厥阴心包经的"内关"络脉共享肱动脉血管神经束。在上臂后骨筋膜鞘当中，手少阳三焦经占据了肱深动脉血管神经束。

在颈部，足阳明胃经占据了颈动脉鞘；在大腿部，足少阴肾经占据了收肌管。足厥阴肝经占据了包裹大隐静脉的隐筋膜室，足太阳膀胱经占据了包裹小隐静脉的隐筋膜室，隐筋膜室式是由下肢浅筋膜和深筋膜浅层在大隐静脉和小隐静脉周围形成的解剖间隙。

第三，经脉的组织间隙结构

足少阳胆经从面部的组织间隙进入咽后间隙后，沿咽后间隙和食管后间隙一直到达腹膜后隙。咽后间隙当中有淋巴管，食管后间隙中有胸导管、奇静脉和半奇静脉等结构。

闭合式经脉结构的特点是：肌肉、神经和血管被筋膜包裹成一个独立的解剖结构，骨筋膜鞘、血管神经束和筋膜间隙等都是典型的闭合式经脉结构。闭合式的经脉结构通常具有双膜套管式的结构特点，首先经脉被筋膜包裹成一个独立的结构，其中有血管、神经和肌肉等各种组织结构穿行。闭合式经脉结构的外膜是筋膜，血管壁是内膜；血管是经脉闭合结构的中心管道，血管外、筋膜内的组织间隙是经脉的套管。经脉中的血管运行营血，经脉中的套管运行卫气。《黄帝内经》将经脉当中的血管称为血脉或者经脉，是运行营血的空间；将经脉当中的套管和运行在套管中的卫气和津液命名为经水。

2. 开放式的经脉结构

开放式经脉结构的基本特点是经脉没有被筋膜包裹的外界，使经脉的外界呈开放状态，开放式经脉结构同样有以血脉为中心的开放式经脉结构，和以经筋为中心的开放式经脉结构 2 种形式。

第一，以血脉为中心的开放式经脉结构

手阳明大肠经、手太阳小肠经和手少阳三焦经进入胸腔的过程就是以血脉为中心的经脉开放式结构的代表，手阳明大肠通过肩胛上动脉进入胸腔，手太阳小肠经通过旋肩胛静脉和肩胛下静脉进入胸腔，而手少阳三焦经通过肩胛背动脉和颈浅动脉进入胸腔。肩胛上动脉、肩胛下动脉、颈浅动脉和肩胛背动脉及其伴行的静脉都没有筋膜鞘包裹，成为典型的、以血脉为中心的开放式经脉结构。

血管神经束具有节段性，即使手少阴心经在上肢全程沿动脉血管循行，也只是在上臂和前臂的中段有血管神经束的包裹。手少阴心经在被血管神经束包裹的节段是闭合式的经脉结构；进入血管神经束之前、和穿出血管神经束之后的手少阴心经则成为以血脉为中心的开放式空间，因此、经脉在闭合式结构和开放式结构之间转换。

第二，以筋膜为中心的开放式经脉结构

手太阳小肠经从肱骨肌管穿出后，是以肱三头肌的长头肌束为中心的经脉空间，手太阳小肠经沿肱三头肌长头穿过大圆肌和小圆肌之间并到达盂上粗隆，其间没有主干血管的伴行，手太阳小肠经从肱骨肌管上口到达盂上粗隆的节段是以经筋为中心的开放式经脉空间。而且手太阴肺经从小网膜到达肺门的节段、和足少阳胆经的髂胫束节段都是以经筋为中心的开放式经脉空间。

因此，是否具有经脉外膜，是否具有主干血管成为确定经脉结构特征的 2 个重要指标，具有外膜结构的形成闭合式经脉结构，没有外膜的形成开放式经脉结构；以血脉为中心的经脉结构具备运行气血的功能，没有主干血管伴行的经脉结构只能运行卫气和津液。

第二节

经脉的系统分类

"人有四经十二从，何谓。岐伯对曰：四经应四时，十二从应十二月，十二月应十二脉。脉有阴阳，知阳者知阴，知阴者知阳。……三阳在头，三阴在手，所谓一也。……所谓阴阳者，去者为阴，至者为阳。"《素问·阴阳别论》以"人有四经十二从"设立了经脉分类的原则：第一，"脉有阴阳"；第二，"四经应四时"；第三，"三阳在头，三阴在手，所谓一也"；第四，"十二月应十二脉"。虽然《黄帝内经》对经脉分类的基础是至数，是"道生一，一生二，二生三，三生万物"思想的体现，但是这种哲学的分类方法可以在人体解剖学的角度得到完整地还原，说明古人已经从解剖的层面认识到经脉结构的实质，只是选择当时的哲学语言总结了经脉结构的解剖特点。

一、"所谓一也"

"三阳在头，三阴在手，所谓一也。"《黄帝内经》以上肢为例，把四肢当中的任何一个肢体作为经脉分类的一个单位，并强调为"所谓一也"，每一个肢体中都有 6 条完整的经脉。按照经脉在四肢循行的部位，经脉被区别为手足 2 类，《素问·至真要大论》以"身半以上，其气三矣，天之分也，天气主之。身半以下，其气三矣，地之分也，地气主之。以名命气，以气命处"解释了分布在上肢和下肢的经脉的不同特点。

二、"脉有阴阳"

《素问·阴阳类论》的"阴阳之类，经脉之道，五中所主"说明了经脉的 2 个特性。第一，经脉在任何一个肢体当中都能按照阴阳属性区别分布；第二，经脉的脏腑属性是决定经脉阴阳属性的基础，五脏所属的经脉都被划分为阴性经脉。《黄帝内经》因此以手足、脏腑和阴阳等 3 项内容决定经脉的特点，并对经脉进行命名，"脉有阴阳"是《黄帝内经》中以至数二的方式对经脉分类的总结。

经脉的阴阳分类在前臂和小腿当中表现得最为典型。肌间隔的存在是对经脉阴阳分类的解剖基础。肌间隔将肢体划分出不同的解剖空间,《黄帝内经》则以肌间隔为基础划分出阴、阳不同属性的经脉空间。经脉在前臂当中遵循"背为阳,腹为阴"的原则:内、外侧肌间隔首先将前臂体腔分为前、后2个骨筋膜鞘,阳性经脉循行在伸肌群所在的后骨筋膜鞘当中,最终与腑器官连接;阴性经脉循行在屈肌群所在的前骨筋膜鞘当中,最终与脏器官连接。经脉在小腿部的阴阳分类遵循"外为阳,内为阴"的原则,小腿的前、后肌间隔和骨间膜将小腿体腔分为3个骨筋膜鞘,而且小腿的后骨筋膜鞘又被小腿后筋膜隔分为深、浅两鞘,《黄帝内经》将前骨筋膜鞘、外侧骨筋膜鞘和后骨筋膜鞘的浅鞘等归属于阳性经脉,下肢的阳性经脉循行在小腿的3个表层骨筋膜鞘当中,最终与腑器官相连;小腿后骨筋膜鞘深鞘被归属于阴性经脉。

三、"四经应四时"

按照手足和阴阳的分类方法,经脉可以被划分成4组,即手之三阴和手之三阳,足之三阴和足之三阳等,"四经应四时"是《黄帝内经》中唯一的一次以至数四的方式总结经脉的分类特点。

四、"阴阳之气各有多少,故曰三阴三阳也"

在"阴阳之类,经脉之道"和"四经应四时"等分类原则的基础上,《黄帝内经》又细化出三阴三阳的分类方法,三阴三阳是《黄帝内经》中以至数三的方式对经脉分类的总结。手之阴经循行在前臂前骨筋膜鞘当中,并被继续划分为手太阴肺经、手少阴心经和手厥阴心包经等,其中手太阴肺经循行在以桡动脉血管神经束为中心的组织间隙当中,手厥阴心包经循行在以骨间前动脉鞘为中心的组织间隙当中,手少阴心经循行在以尺动脉血管神经束为中心的组织间隙中,桡动脉血管神经束、尺动脉血管神经束和骨间前动脉血管神经束是前臂前骨筋膜鞘当中的重要解剖标志。手之阳经循行于前臂后骨筋膜鞘当中,又被继续划分为手阳明大肠经、手太阳小肠经和手少阳三焦经等,其中手少阳三焦经循行在以骨间后动脉血管神经束为中心的组织间隙当中,占据了前臂后骨筋膜鞘当中的唯一血管神经束;手阳明大肠经的经脉空间穿行于浅层的桡侧腕长伸肌和深层的示指伸肌之间;手太阳小肠经的经脉空间穿行于尺侧腕伸肌和小指伸肌之间。

由于前臂浅层肌肉被拇长伸肌、拇长展肌等分为两组：参与形成手阳明大肠经的桡侧腕伸肌属于外侧组，参与形成手太阳小肠经的尺侧腕伸肌和小指伸肌属于内侧组，两组之间无神经交叉，是前臂后区手术的安全入路。拇长伸肌、拇长展肌成为手阳明大肠经和手太阳小肠经在前臂分组的解剖屏障。

足之阳经分布在小腿浅层的骨筋膜鞘当中，足阳明胃经占据了小腿前骨筋膜鞘，足少阳胆经占据了小腿外侧骨筋膜鞘，足太阳膀胱经占据了小腿后骨筋膜鞘的浅层，足之三阳之间有着明确的解剖界限。足之阴经中的足厥阴肝经循行在包裹大隐静脉的隐筋膜室当中，具有明确的解剖界限，足太阴脾经分布在小腿后骨筋膜鞘的深层当中，足少阴肾经沿胫后动脉的路径循行，由于胫动脉没有血管神经束包裹，小腿屈肌浅深层之间的间隙成为足少阴肾经在小腿部的循行空间。

《素问·太阴阳明论》以"太阴阳明为表里，脾胃脉也"为例指出了经脉之间的对应关系，经脉之间的对应关系以所属脏腑的隶属关系为基础，对应的经脉之间称为表里。《素问·血气形志》将经脉对应关系的描述为："足太阳与少阴为表里，少阳与厥阴为表里，阳明与太阴为表里，是为足阴阳也。手太阳与少阴为表里，少阳与心主为表里，阳明与太阴为表里，是为手之阴阳也。"《灵枢·九针论》对经脉隶属关系的描述是"足阳明太阴为表里，少阳厥阴为表里，太阳少阴为表里，是谓足之阴阳也。手阳明太阴为表里，少阳心主为表里，太阳少阴为表里，是谓手之阴阳也"。经脉之间的表里关系不仅体现了十二经脉与脏腑的隶属关系，同时指出经脉之间的密切连接，表里对应的经脉通过络脉进行交通。

五、"五中所主"

"五中所主"是《黄帝内经》中以至数五的方式对经脉分类的总结。《灵枢·顺气一日分为四时》中以"气合而有形，得藏而有名"指出了经脉的生理特性：经脉通道只是结构，经脉只有在被气血灌注之后才具有功能，由于每条经脉都有所连接和归属的脏腑，不同的经脉当中的气血都具有各自脏腑的不同特征，《黄帝内经》以多气多血、多气少血、多血少气等形式描述不同经脉的生理特点。

六、"六者律也，律者调阴阳四时而合十二经脉"

《黄帝内经》当中多次使用了六经的概念，而且六经在《黄帝内经》表达了 2 种不同的意义：一种是指分布在每一个肢体单位中的 6 条经脉，另一种是六腑所属的 6 条阳性经脉。六经是《黄帝内经》中以至数六的方式对经脉分类的总结。

1. 六腑所属的 6 条阳性经脉

"六经为川，肠胃为海。"《素问·阴阳应象大论》当中的六经与消化器官有关，认为足阳明胃经、足少阳胆经、足太阳膀胱经、手阳明大肠经、手太阳小肠经和手少阳三焦经等 6 条经脉是六腑在四肢当中的延续。六腑所属的 6 条阳性经脉分属于手之三阳和足之三阳两组结构，但是从《灵枢·本输》"六府皆出足之三阳，上合于手者也"的描述看，《黄帝内经》认为六腑首先向足之三阳的经脉中输布气血，在气血灌注足之三阳之后再向手之三阳灌注。

2. 分布在每一个肢体单位当中的六经

"能知六经标本者，可以无惑于天下。"《灵枢·卫气》在描述标本的过程中使用了六经的概念，由于十二经脉皆有标本，因此，与标本相关的六经应当是分布在四肢的任何一个肢体单位当中的 6 条经脉，可以是手之三阴和手之三阳，或者是足之三阴和足之三阴。

"六者律也，律者调阴阳四时而合十二经脉。"六经是以三阴和三阳为基础对经脉的分类方法，"五运更治，上应天期，阴阳往复，寒暑迎随，真邪相薄，内外分离，六经波荡，五气顷移，太过不及，专胜兼并。"《素问·气交变大论》强调在任何一个肢体单位当中出现 6 条经脉是"上应天期"的结果，在"五运更治"的调控下，六经之气方能"阴阳往复"，使经脉成为一个运行气血的循环系统。

正如《灵枢·经别》所总结的"余闻人之合于天道也，内有五藏，以应五音五色五时五味五位也；外有六府，以应六律，六律建阴阳诸经而合之十二月、十二辰、十二节、十二经水、十二时、十二经脉者，此五藏六府之所以应天道。夫十二经脉者，人之所以生，病之所以成，人之所以治，病之所以起，学之所始，工之所止也，粗之所易，上之所难也"，手之六经和足之六经共同组成完整的十二经脉系统。

第三节

经脉的分布规律

四肢当中任何一个肢体单位中都分布有 6 条经脉，而且细分为 3 条阳经和 3 条阴经，但是在不同的肢体部位，3 条阳经和 3 条阴经的循行路径有着不同的特点。

一、经脉在上肢的分布规律

1. 手之三阴在上肢的共同规律是从指尖的指髓间隙通过指腱鞘进入手掌部的骨筋膜鞘当中，然后进入上肢前骨筋膜鞘。

第一，手指部的手之三阴

手之三阴的经脉结构都起源于指髓间隙，指髓间隙是位于远节指骨的骨膜和皮肤之间的密闭间隙，间隙内的纤维膈连于指深屈肌腱末端和皮下。手之三阴沿指深屈肌腱进入指腱鞘，指腱鞘由指纤维鞘和指滑膜鞘两部分组成，指纤维鞘是深筋膜增厚并附着于指骨和关节囊的两侧，形成的一个骨纤维性管道；指滑膜鞘是包绕屈指肌腱的滑膜形成的一个双层套管结构，其壁层贴附于指纤维鞘的内面和骨面，并移行为键钮；脏层包绕肌腱的表面，并包裹肌腱、神经和血管等。手太阴肺经沿拇长屈肌腱从指髓间隙进入拇指的滑膜鞘，与伴行的拇主要动脉的拇指分支共同形成手太阴肺经在手指部的经脉结构；手少阴心经沿小指屈肌腱从指髓间隙进入小指的滑膜鞘，与伴行的小指尺掌侧动脉共同形成手少阴心经在手指部的经脉结构；手厥阴心包经沿分布在中指的屈指肌腱从指髓间隙进入中指的滑膜鞘，与伴行的指掌侧固有动脉共同形成手厥阴心包经在手指部的经脉结构。有趣的是拇指的滑膜鞘通过拇指屈肌腱鞘、小指的滑膜鞘通过屈肌总腱鞘在掌部贯通，并汇入腕管；而第 2~4 指的滑膜鞘是一个在掌指关节处封闭的闭合空间，手厥阴心包经在手指部的经脉空间反而没有连接到手掌中间鞘。

第二，手掌部的手之三阴

在手的掌面分布着 3 个骨筋膜鞘，分别是外侧鞘、内侧鞘和中间鞘。其中外侧鞘由鱼际筋膜、掌外侧肌间隔和第一掌骨围成，内有拇长屈肌腱、鱼际肌以及至拇指的血管、神经穿过；手太阴肺经沿拇长屈肌腱从指滑膜鞘进入手掌骨筋膜鞘的外侧鞘，拇主要动脉穿行于外侧鞘当中，手掌骨筋膜鞘的外侧鞘成为手太阴肺经在手掌部的经脉结构。内侧鞘由小鱼际筋膜、掌内侧肌间隔和第 5 掌骨围成，内有除掌短肌以外的小鱼际肌群、小指屈肌腱；手少阴心经沿小指屈肌腱进入手掌骨筋膜鞘的内侧鞘当中，小指尺掌侧动脉穿行于内侧鞘当中，手掌骨筋膜鞘的内侧鞘成为手少阴心经在手掌部的经脉结构。中间鞘由掌腱膜、掌内外侧肌间隔、骨间掌侧筋膜内侧半及拇收肌筋膜共同围成，内有指浅、深屈肌腱及屈肌总腱鞘，掌浅弓及其分支和神经通过；手厥阴心包经沿分布在中指的掌浅弓进入手掌中间鞘当中。手掌骨筋膜鞘中间鞘被掌中膈分成内侧的掌中间隙和外侧的鱼际间隙，掌中间隙位于中间鞘尺侧半的深方，前界为中指、环指和小指屈肌腱，后界为掌中膈后部和第 3、4 掌骨和骨间掌侧肌前面的骨间掌侧筋膜，内侧界为掌内侧肌间隔，外侧界为掌中膈的前部，手厥阴心包经在手掌部不仅占据掌中间隙，而且通过第 2~4 蚓状肌鞘与第 2~4 指蹼间隙相连，并与指背相通。

第三，腕部的手之三阴

在屈肌支持带下，手太阴肺经通过桡侧腕屈肌腱穿过腕桡侧管，桡腕侧管是屈肌支持带分两层向舟骨和大多角骨附着形成的间隙；桡动脉从桡骨茎突的尺侧进入鼻烟窝，并分出拇主要动脉，拇主要动脉在第 1 骨间背侧肌和拇收肌斜头之间进入手掌骨筋膜鞘的外侧鞘当中；桡腕侧管是手太阴肺经在腕部的主体结构，手太阴肺经在腕部有拇主要动脉伴行。手少阴心经通过小指屈肌腱鞘进入腕尺侧管，腕尺侧管是腕掌侧韧带的远侧部与屈肌支持带尺侧部之间的间隙，其中有尺动脉通过，腕尺侧管是手少阴心经在腕部的主体结构。手厥阴心包经通过掌深弓经掌中间隙进入腕管，腕管由屈肌支持带和腕骨沟围成，其中分布有腕掌网；手厥阴心包经以腕管为中心与远心端的手掌中间骨筋膜鞘、拇指滑膜鞘和小指滑膜鞘相通，在手掌中间骨筋膜鞘当中以掌中间隙为中心与鱼际间隙相同，通过 2~4 指蹼

间隙连通指背，同时手厥阴心包经与近心端的前臂屈肌后间隙相通，因此，手厥阴心包经占据了腕部周围巨大的解剖空间。

第四，前臂部的手之三阴

在前臂，手太阴肺经沿桡侧腕屈肌腱进入到前臂前骨筋膜鞘当中，以桡动脉的血管神经束为中心穿行于肱桡肌与桡侧腕屈肌之间，桡动脉血管神经束是手太阴肺经在前臂的中心结构；手少阴心经沿尺侧腕屈肌腱进入前臂前骨筋膜鞘当中，以尺动脉的血管神经束为中心穿行于尺侧腕屈肌和指浅屈肌之间，尺动脉的血管神经束是手少阴心经在前臂的中心结构。手厥阴心包经沿指屈总腱进入前臂前骨筋膜鞘当中，以骨间前动脉的血管神经束为中心穿行在指深屈肌和指深屈肌之间，骨间前动脉的血管神经束是手厥阴心包经在前臂的中心结构。

第五，上臂部的手之三阴

在上臂，尺动脉汇入肱动脉，手少阴心经循行在肱动脉的血管神经束当中，经腋鞘进入胸腔。手厥阴心包经从前臂的骨间前动脉汇入骨间总动脉，沿尺动脉连接肱动脉的血管神经束，经腋鞘进入胸腔，手厥阴心包经在上臂共享手少阴心经的肱动脉血管神经束，因此《黄帝内经》将手厥阴心包经称为"心主手厥阴心包络之脉"。手太阴肺经则在桡动脉汇入肱动脉之前，随肱二头肌腱进入肱二头肌内侧沟中，在肱二头肌内侧沟的下半段有贵要静脉穿行，贵要静脉或者汇入肱静脉，或者汇入腋静脉，手太阴肺经沿腋静脉进入胸腔。

2. 手之三阳在上肢的共同规律是从手背到上肢的后骨筋膜鞘当中，但是手阳明大肠经在上臂进入了前骨筋膜鞘当中。

第一，手指部的手之三阳

指背腱膜是指背部的主体解剖结构，指背腱膜是指伸肌腱、骨间肌和蚓状肌共同形成的肌腱结构，指背腱膜终止于末节指骨底，向手背部移行为指伸肌腱。手阳明大肠经起始于分布在食指上的指背腱膜及其周围间隙，食指的指背腱膜有独立的示指伸肌腱参与。手太阳小肠经起始于分布在小指上的指背腱膜及其周围间隙，小指的指背腱膜有独立的小指伸肌腱的参与。手少阳三焦经的起始结构选择分布于四指的指背腱膜及其周围的组织间隙。手指的指背腱膜两侧都有指背动脉伴行，而且指背动脉通过交通支与指掌侧固有动脉连接并形成血管网。

第二，手背部的手之三阳

手阳明大肠经、手太阳小肠经和手少阳三焦经在手背部穿行在腱膜下间隙当中，腱膜下间隙由手背腱膜和骨间背侧筋膜包裹而成。手背腱膜和骨间背侧筋膜都是手背部的深筋膜，手背腱膜为伸肌支持带向腕后区的延续，是手背深筋膜的浅层，手背腱膜与指伸肌腱结合分布在指伸肌腱的表面，并附着于第 2 掌骨和第 5 掌骨上；骨间背侧筋膜为手背筋膜的深层，覆盖在第 2~5 掌骨和第 2~4 骨间背侧肌的表面；腱膜下间隙中有指伸肌腱和掌背动脉穿过。手阳明大肠经循行在食指指伸肌腱周围的组织间隙当中，并可能通过第一背侧骨间肌进入骨间背侧筋膜下；手少阳三焦经循行在四指指伸肌腱周围的组织间隙当中，并可能通过第 4 背侧骨间肌进入骨间背侧筋膜下；手太阳小肠经循行在小指伸肌腱周围的组织间隙当中，并可能沿小指展肌进入手掌骨筋膜鞘的内侧鞘当中；由于腱膜下间隙当中没有进一步间隔，手阳明大肠经、手少阳三焦经和手太阳小肠经共同占用了腱膜下间隙，同时位于手背浅筋膜和手背腱膜之间的手背皮下间隙与腱膜下间隙之间富有交通，因此手之三阳在手背部的经脉空间也扩展到手背皮下间隙当中。

第三，腕部的手之三阳

在伸肌支持带下，手阳明大肠经通过包裹桡侧腕长、短伸肌腱及其腱鞘的骨纤维管进入前臂后骨筋膜鞘当中，腕后区桡侧的浅层有头静脉穿过；手太阳小肠经通过包裹小指伸肌腱及腱鞘的骨纤维管和尺侧腕伸肌腱及腱鞘的骨纤维管进入到前臂后骨筋膜鞘当中，腕后区尺侧的浅层有贵要静脉穿过；手少阳三焦经通过包裹指伸肌腱、示指伸肌腱及腱鞘的骨纤维管进入前臂后骨筋膜鞘当中，其深层有腕背网。

第四，前臂部的手之三阳

在前臂后骨筋膜鞘当中，手阳明大肠经循行在桡侧腕长伸肌和示指伸肌之间的间隙中，头静脉从腕后区上行，在转入前臂前区之前循行在前臂后区桡侧。手太阳小肠经循行在尺侧腕伸肌、小指伸肌和指伸肌形成的组织间隙当中，贵要静脉在转入前臂前区之前循行在前臂远端的尺侧。手少阳三焦经从腕背网沿骨间后动脉进入到骨间后血管神经当中，穿行在指伸肌和桡侧腕伸短肌之间，骨间后血管神经束是前臂背区唯一的血管神经束；在骨间后动脉穿过前臂内侧肌间隔之前，手少阳三焦经转移到骨间返动脉继续上行。

第五，肘部的手之三阳

在肘部、手少阳三焦经沿骨间返动脉进入到肘肌的深面，经鹰嘴与外上髁之间到达肘关节后方并汇入中副动脉，中副动脉向上再与桡侧副动脉汇合成肱深动脉，肱深动脉与桡神经被包裹在桡血管神经束当中并进入肱骨肌管。手太阳小肠经通过肘肌从肱骨外上髁转移到尺骨上端的背部，并沿尺神经进入上臂后骨筋膜鞘的尺神经沟当中，尺神经循行在肱三头肌内侧头前面，有尺侧上副动脉伴行；手阳明大肠经在桡侧腕长伸肌和肱肌交接中进入到肱二头肌外侧沟当中，头静脉伴行于肱二头肌腱的外侧。

第六，上臂部的手之三阳

在上臂，手少阳三焦经沿肱深动脉从肱骨肌管穿出后，通过肱三头肌外侧头进入到三角肌下，并沿三角肌前缘到达肩前；出肱骨肌管之后，手少阳三焦经没有主干血管伴行。手太阳小肠经则沿尺神经穿行在肱三头肌内侧头与长头之间，并有尺侧上副动脉伴行；当尺神经和尺侧上副动脉穿过上臂内侧肌间隔后，手太阳小肠经继续沿肱三头肌长头及周围的组织间隙到达肩胛外缘，而且没有主干血管伴行。而手阳明大肠经则从肱二头肌外侧沟当中，进入三角肌的深面，肱二头肌外侧沟当中有头静脉穿行。

第七，肩胛部的手之三阳

在肩胛部，手太阳小肠经在三边孔和四边孔中进入冈下肌和小圆肌之间的组织间隙当中，并在肩胛骨的外缘转移到旋肩胛动、静脉周围的组织间隙当中；旋肩胛静脉向上汇入肩胛下静脉，沿腋静脉经腋鞘进入胸腔后汇入锁骨下静脉。手少阳三焦经沿三角肌的前缘到达肩关节前，沿肩胛下肌及周围的组织间隙深入到肩胛骨的深面，在肩胛骨的内侧缘手少阳三焦经转移到肩胛背动脉和颈浅动脉及周围的组织间隙当中，经菱形肌和肩胛提肌的深面到达中斜角肌的前面，然后进入胸腔并汇入锁骨下动脉。手阳明大肠经则通过三角肌连接肩胛上横韧带，沿肩胛上动脉通过肩胛切迹进入胸腔，并汇入锁骨下动脉。

二、经脉在下肢的分布规律

足之六经只有在小腿部的分布规律具有共性。与上肢部具有2个骨筋膜鞘不同，下肢部具有 3 个骨筋膜鞘，将足之三阳分布在浅层骨筋膜鞘当中是下肢经脉分布的解剖基础。

1. 在足底部：足底的组织空间位于骨间足底筋膜的跖侧，骨间足底筋膜和足底腱膜之间。骨间足底筋膜是足底深筋膜的深层，衬于骨间肌的跖侧；足底腱膜是足底深筋膜的浅层，覆盖在足底肌表面；足底腱膜的两侧缘向深部发出的肌间隔分别止于第 1、5 跖骨，并将足底分成 3 个骨筋膜鞘。足底内侧骨筋膜鞘内容踇长屈肌腱、踇展肌和踇短屈肌、并有第一趾固有动脉伴行，第一趾固有动脉是足底内侧动脉的终支；足太阴脾经起始于踇长屈肌腱在踇趾末节趾骨底的附着点，沿踇趾鞘膜进入足底内侧骨筋膜鞘。足底中间骨筋膜鞘内容趾短屈肌、足底方肌、踇收肌、趾长屈肌腱和蚓状肌、并有足底动脉弓分布；足少阴肾经从小趾的掌侧沿趾短屈肌和趾长屈肌腱的趾腱鞘进入足底中间骨筋膜鞘，并有第五趾固有动脉、跖足底动脉和足底深动脉弓伴行。足底外侧骨筋膜鞘内容小趾展肌、小趾短屈肌，并有跖足底动脉和趾足底固有动脉伴行；足太阳膀胱经从小趾的外侧沿小趾短屈肌和小趾展肌进入足底外侧骨筋膜鞘，其表面有小趾外侧静脉伴行。

2. 在足背部：足背的组织空间位于骨间背侧筋膜背侧。骨间背侧筋膜是足背深筋膜的深层，紧贴于骨间背侧肌表面及跖骨骨膜；足背深筋膜的浅层为伸肌下支持带的延伸，附着于足内、外缘的骨膜；两层筋膜之间为足背筋膜间隙。足背筋膜间隙内容趾长伸肌腱及腱鞘，趾短伸肌及其腱鞘，足背动脉及其分支，以及腓深神经。足阳明胃经沿中趾伸肌腱和足背中间皮神经及周围的组织间隙循行在足背筋膜间隙当中，分别沿趾长伸肌腱和足背中间皮神经到达中趾的内、外侧。足少阳胆经沿四趾伸肌腱及趾短伸肌周围的组织间隙循行在足背筋膜间隙当中，并到达 4 趾趾端。沿中趾和四趾的伸肌腱进入的足背筋膜间隙的足阳明胃经和足少阳胆经有足背动、静脉伴行。足厥阴肝经起源于踇趾趾背的静脉血管丛，沿趾背静脉上行、与足背静脉弓汇合后延续到足背内侧静脉，在内踝的前方汇入大隐静脉并进入到隐筋膜室。

3. 在踝部：解剖学将踝分布踝前区和踝后区 2 个部分，伸肌上支持带和伸肌下支持带形成踝前区的结构。伸肌上、下支持带都是由小腿深筋膜延续而来，伸肌上支持带位于踝关节的前上方，连于胫、腓骨下端之间，其中胫骨前肌腱、胫前血管和腓深神经从内侧间隙通过，姆长伸肌腱、趾长伸肌腱和第三腓骨肌从外侧间隙通过；伸肌下支持带下则位于踝关节前方和足背区，其下有 3 个骨纤维管，其中内侧管有胫骨前肌腱，中间管有姆长伸肌腱、足背动脉和腓深神经，外侧管有趾长伸肌腱和第三腓骨肌通过。足阳明胃经沿趾长伸肌腱穿过伸肌上下韧带，并有胫前动脉伴行；足厥阴肝经沿大隐静脉从踝前进入隐筋膜室当中。

踝后区又分为外踝和内踝，腓骨上支持带和腓骨下支持带是外踝的主要结构，足少阳胆经沿腓骨长肌和腓骨短肌从腓骨上、下支持带下穿过；足太阳膀胱经一方面通过小隐静脉从外踝后到达小腿的表面，一方面通过外踝的韧带结构，从足底腱膜过渡到跖肌上，从小指展肌连接到跟腱上，然后进入到小腿后骨筋膜鞘当中。屈肌支持带形成的踝管是内踝的主要结构，屈肌支持带覆盖在内踝和跟结节内侧面之间，与跟骨内侧面共同形成踝管，踝管内有 4 个通道，分别有胫骨后肌腱，趾长屈肌腱，胫后动、静脉和姆长屈肌腱等穿过；足太阴脾经沿胫骨后肌腱和姆长屈肌腱穿过内踝，足少阴肾经沿趾长屈肌腱穿过内踝并有胫后动脉伴行。

4. 在小腿部：小腿部有 3 个主要解剖空间，包括小腿前骨筋膜鞘、小腿外侧骨筋膜鞘和小腿后骨筋膜鞘等，其中小腿后骨筋膜鞘又分为浅层和深层。足阳明胃经沿胫骨前肌和趾长伸肌从踝前部进入小腿前骨筋膜鞘当中，并有胫前动脉伴行。足少阳胆经沿腓骨长、短肌从外踝部进入小腿外侧骨筋膜鞘当中，并有腓动脉伴行。足太阳膀胱经沿小腿三头肌进入到小腿后骨筋膜鞘的浅层，小隐静脉分布于小腿后部的表面。足太阴脾经沿胫骨后肌和拇长屈肌进入到小腿后骨筋膜鞘的深层。足厥阴肝经沿大隐静脉穿行在隐筋膜室当中。足少阴肾经沿胫后动脉穿行在小腿后群肌的内侧，沿趾长屈肌的内侧缘穿行在小腿后骨筋膜鞘的深浅层肌肉之间。

5. 在大腿部：阔筋膜在分隔形成大腿内侧、外侧和后侧骨筋膜鞘的同时，增厚成为髂胫束，足少阳胆经从小腿外侧骨筋膜鞘当中进入到髂胫束周围的组织间隙当中，髂胫束在臀部向前包裹阔筋膜张肌，向后沿臀大肌肌腱进入臀大肌与臀中肌之间的臀大肌间隙。足阳明胃经通过髌外侧支持带和髌韧带进入大腿前骨筋膜当中，分布在股四头肌之间的组织间隙中。足太阳膀胱经沿腘动脉和胫神经进入大腿后骨筋膜鞘当中，大腿后骨筋膜上通臀大肌间隙，下连腘窝。

足太阴脾经、足少阴肾经和足厥阴肝经共同分布在大腿内侧骨筋膜鞘当中及其表面，足太阴脾经循行在以缝匠肌为中心的组织间隙当中，足厥阴肝经循行在以大隐静脉为中心的隐筋膜室当中，足少阴肾经沿肱动脉穿行的收肌管当中。

6. 在体壁部：足太阳膀胱经和足少阴肾经分布在背部的体壁结构当中，足厥阴肝经、足少阳胆经、足阳明胃经和足太阴脾经分布在腹部的体壁结构当中。

足太阳膀胱经从臀大肌间隙进入到竖脊肌鞘内外的胸腰筋膜下间隙和腰骶部骨筋膜室当中，沿竖脊肌鞘内的胸腰筋膜下间隙到达枕骨，从腰骶部骨筋膜室进入竖脊肌周围的间隙到达肩胛。足少阴肾经从腰大肌的组织间隙进入横突棘肌周围的组织间隙，沿竖脊肌鞘深部的组织间隙到达枕骨。足厥阴肝经在隐静脉裂孔处沿会阴浅筋膜进入到会阴浅隙当中，同时分布到下腹部的会阴浅筋膜与腹外斜肌之间的组织间隙当中；足少阳胆经从髂胫束周围的组织间隙进入到腹外斜肌和腹内斜肌之间的组织间隙当中，并向前锯肌下的组织间隙扩展；足阳明胃经从大腿前骨筋膜鞘进入到腹内斜肌和腹横肌之间的组织间隙，并继续沿腹直肌鞘分布；足太阴脾经则从缝匠肌周围的组织间隙当中进入到腹横肌与腹横筋膜之间的组织间隙当中，进入到肋骨的深面。

三、经脉在头面部的分布规律

头面部只有阳性经脉，手阳明大肠经、手少阳三焦经、手太阳小肠经、足阳明胃经、足少阳胆经和足太阳膀胱经等6条经脉所占据的组织间隙相互连通，而且按照手足太阳、手足阳明和手足少阳的顺序分布于不同的层次。

1. 足太阳膀胱经与手太阳小肠经分布在颈外静脉所属的浅表区域

头部浅表层的血运都由颈外动脉提供，并且以耳为标志分为前、后、外三组：面动脉分布于口鼻周围，颞浅动脉通过耳前，枕动脉和耳后动脉分布于枕部和耳后；与之伴行的静脉汇入颈外静脉。

足太阳膀胱沿枕后静脉分布：足太阳膀胱经"起于目内眦，上额交巅；其支者，从巅至耳上角；其直者，从巅入络脑"，足太阳膀胱经沿皱眉肌从目内眦进入枕额肌下的组织间隙，向后沿枕肌到达上项线，其中帽状腱

241

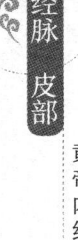

膜位于额肌和枕肌之间，占据了枕额肌的大部。枕额肌的枕部有枕动、静脉供血，顶部由颞浅动、静脉供血，额部由滑车上动、静脉和眶上动、静脉供血；枕静脉分布于帽状腱膜覆盖的区域，足太阳膀胱经通过枕静脉和板障静脉进入颅内，同时颞浅静脉上行到达顶孔的路径沿成为足太阳膀胱经"从巅入络脑"分支，足太阳膀胱经通过顶导静脉进入上矢状窦。

手太阳小肠经沿下颌后静脉分布：手太阳小肠经"其支者，从缺盆循颈上颊，至目锐眦，却入耳中；其支者，别颊上䪼抵鼻，至目内眦，斜络于颧"，在腮腺中下颌后静脉分出上颌静脉和颞浅静脉 2 条分支，手太阳小肠经首先沿颞浅静脉的耳前静脉分支入耳，然后沿面横静脉或者颧眶静脉到达目外眦，颧眶静脉和面横静脉都是颞浅静脉的分支，颧眶静脉与颧眶动脉伴行走行于颧弓的上缘，面横静脉与面横动脉伴行走行于颧弓下；同时手太阳小肠经沿上颌静脉进入翼丛并分布到颞下间隙当中，通过面深静脉连接面静脉，并通过面静脉及其周围的组织间隙到达目内眦。

枕静脉、颞浅静脉和下颌下静脉都是颈外静脉的分支，足太阳膀胱经沿枕静脉分布到枕额肌的大部，并通过颞浅静脉的顶导静脉入颅；手太阳小肠经则沿下颌后静脉分布在面侧部，在浅层沿耳前静脉入耳，沿面横静脉或者颧眶静脉到达目外眦；在深层通过翼丛和面静脉到达目内眦。

2. 手阳明大肠经和足阳明胃经协同分布在以面动脉为中心的浅层组织间隙当中

手阳明大肠经沿面动脉分布在表情肌的组织间隙当中：手阳明大肠经"其支者，从缺盆上颈贯颊，入下齿中，还出挟口，交人中，左之右，右之左，上挟鼻孔"，手阳明大肠经沿面动脉循行在表情肌之间，通过面动脉的上、下唇动脉分支环绕口角，在对侧口角分布到表情肌深层肌肉的组织间隙当中；同时沿面动脉的鼻外侧动脉分支到达目内眦。

足阳明胃经分布在面部表情肌和咀嚼肌周围的组织间隙中：足阳明胃经"下循鼻外，入上齿中，还出挟口环唇，下交承浆，却循颐后下廉，出大迎，循颊车，上耳前，过客主人，循发际，至额颅"，足阳明胃经在面部循行的路径包括了两个主要部分：首先，足阳明胃经在口角以上，分布在鼻翼及上唇提肌和提口角肌及周围的组织间隙当中；经口轮匝肌后在口角以下分布在降下唇肌、颏肌等深层表情肌及周围的组织间隙当中；同时足阳明胃经从下颌角向上，沿咬肌筋膜和颞深筋膜浅层的深面上行，并进入腮腺筋膜鞘中；从下颌角向下，沿颈外动脉进入到下颌下间隙当中。

手阳明大肠经沿面动脉分布的区域恰恰与足阳明胃经沿深层表情肌的循行路径重叠，面动脉在表情肌周围的组织间隙中形成了"营在脉中，卫在脉外"的典型经脉结构。

3. 手少阳三焦经和足少阳胆经协同分布在以上颌动脉为中心的组织间隙当中

足少阳胆经分布在面侧部深层的组织间隙当中：足少阳胆经"上抵头角，下耳后，循颈行手少阳之前，至肩上，却交出手少阳之后，入缺盆"，足少阳胆经在颞区穿行于颞筋膜下疏松结缔组织当中，向下进入颞下间隙，颞下间隙与翼下颌间隙、翼下间隙、颊间隙、下颌间隙、舌下间隙、咽旁间隙和咬肌诸间隙等贯通；同时足少阳胆经"从耳后入耳中，出走耳前，至目锐眦后"的入耳分支经从耳后的颞筋膜下疏松结缔组织沿耳后肌及周围的组织间隙入耳，然后沿耳前肌及周围的组织间隙出耳。

手少阳三焦经循行在耳后动脉和上颌动脉为中心的组织间隙当中：手少阳三焦经"其支者，从膻中上出缺盆，上项，系耳后直上，出耳上角，以屈下颊至䪼；其支者，从耳后入耳中，出走耳前，过客主人前，交颊，至目锐眦"，手少阳三焦经在头面可以被划分为2个区域：首先手少阳三焦经与足少阳胆经在颞部的循行通道重合，分布在颞筋膜下疏松结缔组织当中，从颞骨乳突进入到颞筋膜下疏松结缔组织并到达上颞线，然后沿颞筋膜下疏松结缔组织向下继续进入颞下间隙；同时手少阳三焦经沿耳后动脉及周围的组织间隙进入耳内，耳后动脉与耳前动脉在耳内吻合，然后沿耳前动脉及周围的组织间隙到达耳前，汇入颞浅动脉。到达耳前的手少阳三焦经沿颞浅动脉下行并向前转移到上颌动脉及周围等组织间隙当中，上颌动脉在翼腭窝中经眶下裂进入眼眶，并移行为眶下动脉，因此手少阳三焦的分布特点是从耳后入耳中，并通过颞下间隙到达目外眦。

手少阳三焦经沿耳后动脉、颞浅动脉在耳中的分布区域与足少阳胆经沿耳前肌和耳后肌的循行路径重叠，手少阳三焦经沿耳后动脉和颞浅动脉的通道在足少阳胆经的耳前、后肌周围的组织间隙当中形成了"营在脉中，卫在脉外"的经脉结构；而且手太阳小肠经沿下颌静脉分布在耳前和目外眦之间，与手少阳三焦经的上颌动脉通路伴行；足少阳胆经、手少阳三焦经和手太阳小肠经从不同的方向进入颞下间隙，共同占有面侧部的组织间隙。

四、经脉在体腔内的分布规律

十二经脉都进入体腔，与所属和对应的脏腑器官连接，手少阴心经和手太阳小肠经按照体腔内动脉和静脉的主干血管循行，足太阴脾经和足阳明胃经按照食管循行，手厥阴心包经和手少阳三焦经按照纵隔循行，而足少阳胆经沿咽后间隙循行，足太阳膀胱经和足少阴肾经从肾周围到达直肠间隙，足厥阴肝经从会阴浅隙、耻骨后隙进入腹前部的腹膜外筋膜等。

1. 沿体腔内主干血管循行的经脉通道

手少阴心经"起于心中，出属心系，下膈络小肠；其支者，从心系上挟咽，系目系；其直者，复从心系却上肺，下出腋下"。主动脉弓上发出颈总动脉、锁骨下动脉和胸主动脉等 3 条分支，手少阴心经沿主干动脉血管及其周围的组织间隙全程循行在体腔内，向下沿胸主动脉穿行在下纵隔当中，穿主动脉裂孔进入腹腔，沿腹主动脉、腹腔干和肠系膜上动脉分布，最终通过空肠动脉和回肠动脉进入小肠系膜；向上沿颈总动脉进入颈动脉鞘直达颅底；沿锁骨下动脉进入锁骨下动脉的筋膜鞘，通过腋鞘进入上肢，循行在肱动脉血管神经束当中。

手太阳小肠经"交肩上，入缺盆络心，循咽下膈，抵胃属小肠，其支者，从缺盆循颈上颊，至目锐眦，却入耳中"。手太阳小肠经在肩胛骨的外缘沿旋肩胛静脉、肩胛下静脉汇入腋静脉，通过腋鞘后移行为锁骨下静脉，手太阳小肠经沿头臂静脉和上腔静脉到达心脏；继续沿下腔静脉进入腹腔，经门静脉、肠系膜上静脉下行，经空肠静脉、回肠静脉进入到小肠系膜当中；手太阳小肠经在锁骨下静脉上沿颈外静脉返折，然后沿下颌后静脉上行，经颞浅静脉入耳中，经面横静脉或者颧眶静脉到达目外眦，手太阳小肠经沿深层的上颌静脉进入翼丛并到达目内眦。在体腔内，手少阴心经循行的动脉主干和手太阳小肠经循行的静脉主干并行，手少阴心经和手太阳小肠经在体腔内实际上占据着同一个组织空间。

足太阴脾经的"其支者，复从胃，别上膈，注心中"是足太阴脾经的终末交通支，足太阴脾经在胃膈韧带和胃脾韧带当中转移到其中的血管上，通过左膈下动脉直接汇入腹主动脉，沿胸主动脉、主动脉弓直达心脏。

足少阴肾经"贯脊属肾络膀胱；其直者，从肾上贯肝膈，入肺中，循喉咙，挟舌本；其支者，从肺出络心，注胸中"。足少阴肾经通过横膈的肌间裂隙从腹内筋膜转移到胸内筋膜上，沿纵隔胸膜进入纵隔；足少阴肾经通过肺根当中的肺静脉连接在心肺之间，并进入肺脏和心脏。

手太阴肺经"起于中焦，下络大肠，还循胃口，上膈属肺，从肺系横出腋下"。手太阴肺经沿胸腹膜管遗留的筋膜结构融于纵隔，通过被肺根包裹的肺动脉进入肺脏。

2. 沿食管周围组织间隙循行的经脉

足阳明胃经"其支者，从大迎前下人迎，循喉咙，入缺盆，下膈属胃络脾"。足阳明胃经的体腔内分支在下颌角处沿面动脉进入下颌下间隙，继续沿颈外动脉的组织间隙汇入颈动脉鞘，当颈动脉鞘行止于纵隔后，足阳明胃经通过迷走神经前、后两支包裹在食管外膜上，沿食管外膜周围的组织空间下行，经食管裂隙进入小网膜，并分布在胃小弯和胃后壁周围，并通过胃脾韧带连接脾脏。

足太阴脾经"入腹属脾络胃，上膈，挟咽，连舌本，散舌下"。足太阴之正通过膈结肠韧带连接横结肠，经胃脾韧带连接胃，经胃膈韧带到达横膈，足太阴脾经通过横膈的背正中部穿过横膈，横膈的这一部分是由食管背系膜形成。在纵隔中足太阴脾经穿行在食管壁与食管系膜之间，食管系膜由左右纵隔胸膜在食管后隐窝融合而成，最终过渡到咽部深层的组织间隙中，经过下、中、上缩咽肌到达软腭，并在咽部进入舌咽肌周围的组织间隙当中。

3. 沿气管前间隙循行的经脉

手太阴肺经"起于中焦，下络大肠，还循胃口，上膈属肺，从肺系横出腋下"。手太阴肺经起源于小网膜，向下通过大网膜连接大肠，向上通过胸腹膜管遗留的筋膜结构穿过横膈，胸腹膜管和胸膜心包管与初级腹膜腔贯通，发育成熟后融入纵隔胸膜。手太阴肺经一方面沿纵隔胸膜到达肺根，并通过肺动脉进入肺脏；一方面进入到气管前间隙当中。右侧的头臂干、和左头臂静脉都位于气管前间隙当中，从气管前间隙当中进入锁骨下静脉穿行的筋膜鞘当中，通过腋静脉和贵要静脉和穿出体腔。

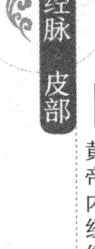

手阳明大肠经"出髃骨之前廉，上出于柱骨之会上，下入缺盆络肺，下膈属大肠"。手阳明大肠沿肩胛上动脉经肩胛切迹汇入锁骨下动脉，并进入到锁骨下动脉的筋膜鞘当中；手阳明大肠经通过锁骨下动脉直接进入气管前间隙当中。从气管前间隙穿出后，手阳明大肠经沿横膈肌间裂隙进入腹膜后隙，在横结肠的左曲外侧通过膈直肠韧带连接大肠。

足少阴肾经"贯脊属肾络膀胱；其直者，从肾上贯肝膈，入肺中，循喉咙，挟舌本；其支者，从肺出络心，注胸中"，足少阴肾经在纵隔中进入到气管前间隙当中，气管前筋膜下方续于纤维心包，上方附于舌骨，而且气管前筋膜在舌骨周围紧贴在舌骨下肌群的后面，足少阴肾经在舌骨周围通过舌骨舌肌周围的组织间隙到达舌体。

4. 沿咽后间隙和食管后间隙循行的经脉

足少阳胆经"下颈合缺盆以下胸中，贯膈络肝属胆"。足少阳胆经沿咽旁间隙、咽后间隙进入食管后间隙，通过膈的裂隙进入腹膜后隙；在横膈上，足少阳胆经通过镰状韧带中的组织间隙到达肝门的左纵沟以连接肝胆。由于腹膜后隙与直肠后隙相通，足少阳胆经可以延续到直肠后隙当中。

5. 以纵隔和腹膜后隙为中心的经脉

手厥阴心包经"起于胸中，出属心包络，下膈。历络三膲；其支者，循胸出胁"。手厥阴心包经起于由纵隔胸膜包裹而成的纵隔空间当中，由于心脏的大血管出入口位于纵隔当中，手厥阴心包经在大血管进出心脏的部位与纤维心包连接，并进入心包腔，同时沿主动脉弓、锁骨下动脉、腋动脉进入锁骨下动脉的筋膜鞘和腋鞘当中；而且手厥阴心包经一方面通过食管裂孔进入腹膜腔，一方面通过腰肋三角进入腹膜后隙，并可以沿腹膜后隙到达直肠后隙当中。

手少阳三焦经"入缺盆，布膻中，散落心包，下膈，循属三焦"。手少阳三焦经沿肩胛背动脉和颈浅动脉跨越肺尖进入体腔，沿包裹锁骨下动脉的筋膜鞘继续进入纵隔，纵隔中的手少阳三焦经在大血管出入心脏的部位进入心包；同时手少阳三焦经一方面通过腰肋三角进入腹膜后隙，向下到达直肠后间隙；一方面通过食管裂孔进入腹膜腔。

6. 以盆腔间隙为中心的经脉

足太阳膀胱经"其直者，从巅入络脑，还出别下项，循肩髆内，挟脊抵腰中，入循膂，络肾属膀胱"。穿行在腰骶部骨筋膜室当中的足太阳膀胱经通过胸腰筋膜的前层进入到腰方肌、腰大肌周围的组织间隙当中，并沿肾筋膜包绕在肾周围，沿输尿管向下进入直肠后间隙并连接膀胱。

足少阴肾经"贯脊属肾络膀胱"。足少阴肾经沿腰大肌及周围的组织间隙到达腰椎横突的前面，并沿腹内筋膜从腰大肌周围的组织间隙过渡到肾筋膜包裹的脂肪囊当中，向下进入直肠后隙，并沿输尿管达到膀胱。

足厥阴肝经"过阴器，抵小腹，挟胃属肝络胆，上贯膈，布胁肋"。足厥阴肝经沿会阴浅筋膜进入会阴浅隙，足厥阴肝经在尿道穿过尿生殖膈的部位进入盆腔，沿膀胱筋膜进入到耻骨后隙，沿耻骨后隙向上延续到腹前壁的腹膜外筋膜当中；在横膈上，足厥阴肝经通过胃膈韧带、镰状韧带连接肝、胆和胃，然后在腔静脉沟中通过静脉韧带连接到下腔静脉上；经腔静脉孔进入纵隔后，通过上腔静脉、颈内静脉直至颅底的颈静脉孔。

第四节
经脉的络脉分支

络脉是经脉的分支，"凡刺之道，必通十二经络之所终始，络脉之所别处，五输之所留，六府之所与合，四时之所出入，五藏之所溜处，阔数之度，浅深之状，高下所至。"《灵枢·本输》中的"络脉之所别处"就是指从经脉的循行路径中别出的络脉。《灵枢·经脉》在系统地描述了十二经脉之后，描述了十五络，《黄帝内经》将十二经别和任脉之别、督脉之别以及脾之大络等合称为"十五络"。

一、以经别为基础的络脉

络脉以经别为基础。经别是连接在阴阳对应的经筋之间的结构，经别的存在将循行在不同骨筋膜鞘当中的经筋连为一体，实现了阴阳对应的经筋之间的连接；络脉是存在于经别周围的组织间隙，是穿行在不同骨筋膜鞘当中的经脉交通支，络脉的存在实现了阴阳对应的经脉之间的连接。《素问·血气形志》的"足太阳与少阴为表里，少阳与厥阴为表里，阳明与太阴为表里，是为足阴阳也。手太阳与少阴为表里，少阳与心主为表里，阳明与太阴为表里，是为手之阴阳也"将阴阳对应的经脉关系称为表里关系，经脉的表里关系就是以络脉的连接为基础。

1. 手太阴肺经以手太阴之别为基础在列缺处发出 1 条络脉，从列缺发出，沿拇长展肌周围的组织间隙循行，贯通了循行在桡侧腕伸肌周围的手阳明大肠经和循行在拇指屈肌腱周围的手太阴肺经，被称为手太阴肺经的"列缺"络脉。

2. 手阳明大肠经以手阳明之别为基础发出了 3 条络脉：从偏历穴处分出，循行在拇短伸肌周围组织间隙贯通了循行于拇指屈肌腱周围的手太阴肺经和循行于指伸肌腱周围的手阳明大肠经，被称为手阳明大肠经的"偏历"络脉。从肩髃穴处分出，循行于喙肱肌周围组织间隙贯通了循行于肱二头肌周围的手太阴肺经和从肩胛切迹进入体腔的手阳明大肠经，被命名为手阳明大肠经的"肩髃"络脉。从颊车处发出，沿上颌动脉的耳深动脉与鼓室前动脉分支汇入耳中，贯通了循行于上颌动脉的手阳明大肠经和循行于颞浅动脉的手少阳三焦经之间的通道，被称为手阳明大肠经的"颊车"络脉。

3. 手少阴心经以手少阴之别为基础发出 2 条络脉：从通里发出，沿上肢动脉到达心脏，与沿上腔静脉到达心脏的手太阳小肠经连接，被称为是手少阴心经"通里"络脉的向心支；从通里发出，沿尺神经的手背支周围的组织间隙到达手背尺侧半，连接在手少阴心经和手太阳小肠经之间，被称为手少阴心经"通里"络脉的离心支。

4. 手太阳小肠经以手太阳之别为基础发出了 2 条络脉：从支正分出，沿小指伸肌周围的组织间隙循行到达小指，连接在循行于尺侧腕伸肌周围组织间隙的手太阳小肠经和循行于小指屈肌腱周围的手少阴心经之间，被称为手太阳小肠经的"支正"络脉。从小海发出，沿尺神经周围的组织间隙循行的手太阳小肠经穿过内侧肌间隔后，进入到肱动脉血管神经束当中，连接在手太阳小肠经和手少阴心经之间，被称为手太阳小肠经的"小海"络脉。

5. 手厥阴心包经以手厥阴之别为基础发出了 1 条络脉：从内关发出，沿正中动脉血管神经束、肱动脉血管神经束、腋鞘、锁骨下动脉筋膜鞘到达纵隔，连接在手厥阴心包经和手少阳三焦经之间，被称为手厥阴心包经的"内关"络脉。

6. 手少阳三焦经以手少阳之别为基础发出了 1 条络脉：从外关发出，沿桡神经深支、桡神经上行，穿过上臂外侧肌间隔后进入上臂前骨筋膜鞘当中并汇入臂丛，臂丛在行经锁骨和第一肋骨之间时与腋动脉一起被锁胸筋膜固定，与手厥阴心包经连接，被称为手少阳三焦经的"外关"络脉。

7. 足太阳膀胱经以足太阳之别为基础发出 1 条络脉：从飞扬发出，沿腓骨短肌周围的组织间隙到达第 5 跖骨粗隆，通过小趾短屈肌周围的组织间隙连接在足少阴肾经和足太阳膀胱经之间，被称为足太阳膀胱经的"飞阳"或者"飞扬"络脉。

8. 足少阴肾经以足少阴之别为基础发出 2 条络脉：从大钟发出，沿足底方肌周围的组织间隙到达足底方肌向趾长屈肌腱的附着处，连接在足太阳膀胱经和足少阴肾经之间，被称为足少阴肾经的"大钟"络脉。以肾筋膜为中心沿胸腰筋膜包裹竖脊肌，连接在足少阴肾经和足太阳膀胱经之间，被称为足少阴肾经的"京门"络脉。

9. 足阳明胃经以足阳明之别为基础发出 2 条络脉：从丰隆发出，沿第三腓骨肌周围的组织间隙到达第 5 跖骨的背面，通过姆收肌斜头周围的组织间隙，连接在足阳明胃经和足太阴脾经之间，被称为足阳明胃经的"丰隆"络脉。从风池发出，沿茎突咽肌周围的组织间隙到达咽喉，与咽缩肌周围的组织间隙贯通，连接在足阳明胃经与足太阴脾经之间，被称为足阳明胃经的"风池"络脉。

10. 足太阴脾经以足太阴之别为基础发出 2 条络脉：从公孙发出，沿姆短屈肌周围的组织间隙行止于内侧楔骨的跖面，与同时附着在内侧楔骨背面的胫骨前肌周围的组织间隙贯通，连接在足太阴脾经和足阳明胃经之间，被称为足太阴脾经的"公孙"络脉。在腹横肌与膈肌肌齿的交错处，足太阴脾经通过膈结肠韧带周围的组织间隙到达大肠，通过胃结肠韧带周围的组织间隙到达胃，成为足太阴脾经的"章门"络脉。

11. 足厥阴肝经以足厥阴之别为基础发出 2 条络脉：从蠡沟发出，沿大隐静脉的外踝前弓支周围的组织间隙跨越胫骨前缘到达外踝的前面，连接在足厥阴肝经和足少阳胆经之间，被称为足厥阴肝经的"蠡沟"络脉。从隐静脉裂孔发出，跨越腹股沟韧带并进入腹股沟管，实现了足厥阴肝经与足少阳胆经的连接，被称为足厥阴肝经的"急脉"络脉。

12. 足少阳胆经以足少阳之别为基础发出 1 条络脉：从光明发出，沿姆长伸肌周围的组织间隙到达姆趾趾背，连接在足少阳胆经和足厥阴肝经之间，被称为足少阳胆经的"光明"络脉。

13. 任脉以任脉之别为基础发出 1 条络脉。从鸠尾发出，沿镰状韧带当中的组织间隙连接脐正中襞、脐内侧襞和脐外侧襞当中的组织间隙，连接在任脉与足厥阴肝经和冲脉之间，被称为任脉的"鸠尾"络脉。

14. 督脉以督脉之别为基础发出 1 条络脉：从长强发出，沿椎外静脉丛及其周围的组织间隙上达枕下静脉丛及其周围的组织间隙，连接在督脉与足太阳膀胱经之间，被称为督脉的"长强"络脉。

15. 脾之大络是以胸脐皮穿支为中心的络脉，作为经筋结构的脾之大络包括有经筋成分和血管成分，作为络脉的脾之大络是胸脐皮穿支及其周围的组织间隙，连接在肩胛下动脉和腹壁下动脉之间，是手阳明大肠经连接足阳明胃经的络脉。

以上的 23 条络脉中，以肌肉、神经和筋膜等结构为基础的络脉占有 17 条，只有手少阴心经的"通里"络脉向心支、手厥阴心包经的"内关"络脉、手阳明大肠经的"颊车"络脉、足厥阴肝经的"蠡沟"络脉、督脉的"长强"络脉和脾之大络等 6 条络脉是以血管为中心的经脉结构。

二、以正别为基础的络脉

在十二正别当中，足少阴肾经、足厥阴肝经、足少阳胆经、手少阳三焦经和手阳明大肠经没有按照正别的路径进入体腔，而是成为以上 5 条经脉进入体腔的络脉。以足少阴之正为基础，沿闭孔内肌进入腹腔的通路，成为连接在足太阳膀胱经和足少阴肾经之间的络脉；以足少阳之正和足厥阴之正为基础，沿腹外斜肌和肝圆韧带进入腹腔的通路，成为连接在足少阳胆经和足厥阴肝经之间的络脉；以手少阳之正为基础，沿椎前筋膜进入体腔的通道成为连接在手厥阴心包经和手少阳三焦经之间的络脉；以手阳明之正为基础，沿胸腰筋膜进入体腔的通道成为手阳明大肠经与足太阳膀胱经之间的络脉。

第五节

经脉中的血脉

血脉是经脉结构的重要组成部分，血脉可以作为经脉的核心穿行于经脉当中，也可以与经脉的主体结构伴行。以血脉为核心的经脉结构既可以是开放空间，也可以是闭合状态；但是经脉在个别状态下没有血脉的参与。

手太阴肺经当中的血脉结构起始于位于静脉角的头臂静脉。在肺尖部，手太阴肺经在气管前间隙中从头臂静脉移行为锁骨下静脉并进入其筋膜鞘，基于手太阴肺经的循行路径中没有涉及心，因此手太阴肺经没有占用从右心房到静脉角之间的上腔静脉；手太阴肺经沿腋静脉和贵要静脉穿出体腔。在上臂部，贵要静脉出现在肱二头肌内侧沟的下半段，沿肘动脉穿过肘窝之后，手太阴肺经在平桡骨颈的高度随桡动脉下行，并进入桡动脉的血管神经束当中；绕过桡骨茎突后，手太阴肺经沿拇主要动脉从第一背侧骨间肌隆起处进入手掌骨筋膜外侧鞘当中，沿拇主要动脉的 3 条分支分布在拇指和食指的掌侧。

手阳明大肠经当中的血脉起始于食指桡侧的指背静脉，通过手背静脉网后沿头静脉循行在前臂后区的桡侧，在前臂的中部绕至前臂屈面的桡侧，分布在桡侧腕长伸肌、示指伸肌的表面，手阳明大肠经沿头静脉进入到肱二头肌外侧沟中，头静脉在肩部穿行在三角肌与胸大肌肌间沟中。在肩峰端，手太阴肺经沿肩胛上动脉通过肩胛切迹进入胸腔并汇入锁骨下动脉；从锁骨下动脉返折到颈外动脉上，手阳明大肠经分布在面动脉及其分支上，分别沿颏下动脉进入颏孔，沿上唇动脉和下唇动脉环绕口唇，沿鼻外侧动脉分布到鼻背和鼻翼。

足阳明胃经在起始部有面动脉分布在鼻旁和口角，在咬肌前缘从面动脉汇入颈外动脉，并在颈外动脉汇入颈总动脉的同时进入颈动脉鞘，足阳明胃经沿食管下行时位于胸主动脉的前方，经食管裂隙进入腹膜腔后，在胃脾韧带中沿胃短血管和胃网膜血管分布；在体壁结构中足阳明胃经沿腹壁上、下动脉进入腹直肌鞘内，同时足阳明胃经循行在胸骨肌周围的组织间隙，以及腹内斜肌与腹横肌之间组织间隙当中，其中没有固定的血管。足阳明胃经的体壁分支在髂前下嵴处沿股直肌进入下肢前骨筋膜鞘，体腔分支通过腹壁下动脉、髂外动脉、股动脉进入股部，在大腿的前骨筋膜鞘当中没有独立的主干血管，有旋股外侧动脉穿行于股直肌和缝匠肌之间，旋股外侧动脉外侧支与股外侧肌伴行。足阳明胃经在小腿前骨筋膜鞘中有胫前动脉伴行，胫前动脉在足背部移行为足背动脉，足阳明胃经沿足背动脉的第 1 趾背动脉终支分布在姆趾的趾背。

足太阴脾经起始于姆趾内侧的第 1 趾内侧固有动脉，进入到足底内侧骨筋膜鞘当中，沿胫骨后肌腱和姆长屈肌腱穿过踝管后，足太阴脾经进入小腿后骨筋膜鞘的深层，腓动脉伴行在姆长屈肌的深面和胫骨后肌的表面，进入大腿内侧骨筋膜鞘后，沿旋股外侧动脉与缝匠肌伴行，足太阴脾经在腹壁结构中穿行在腹横肌和腹内筋膜之间，其中没有固定的血管分布，经膈脾韧带和脾肾韧带进入腹膜腔后，足太阴脾经通过胃膈韧带当中的左膈下动脉汇入腹主动脉，沿胸主动脉、主动脉弓直达心脏。

手少阴心经的全程沿动脉血管的主干循行，以心脏为中心，手少阴心经从主动脉弓上发出三个分支，沿胸主动脉、腹主动脉进入腹腔，沿腹腔干、肠系膜上动脉、空肠动脉和回肠动脉进入到小肠系膜当中，并连接到小肠上；沿颈总动脉上行，分别沿颈内动脉进入颅内；沿锁骨下动脉、腋动脉穿腋鞘，随肱动脉、肘动脉、尺动脉循行，最后在手掌骨筋膜鞘内侧鞘当中沿尺动脉的终支、小指尺掌侧动脉到达小指的指端。

手太阳小肠经在起始部有分布在小指尺侧的指背静脉，通过手背静脉网后沿贵要静脉循行在前臂的尺侧端，手太阳小肠经通过肘肌转移到尺神经沟后，尺侧上副动脉与尺神经伴行，但是没有随尺侧上副动脉和尺神经进入前骨筋膜鞘；手太阳小肠经继续沿肱三头肌长头上行，随肱三头肌长头到达肩胛的区域内没有主干血管伴行。在肩胛外的周围，手太阳小肠经转移到旋肩胛静脉及周围的组织间隙当中，并沿肩胛下静脉汇入腋静脉，手太阳小肠经沿锁骨下静脉、头臂静脉和上腔静脉到达心脏；沿下腔静脉继续下行，经门静脉、肠系膜上静脉进入到小肠系膜当中；手太阳小肠经同时向颈外静脉返折，沿颈外静脉的下颌后静脉分布，其颞浅静脉分支入耳，面横静脉到达目外眦，上颌静脉分支进入翼丛，连接到面静脉后到达目内眦。

足太阳膀胱经的起始部在内眦部，足太阳膀胱经通过内眦静脉连接眶上静脉和滑车上静脉，然后分布到额顶部，枕部是枕静脉分布的区域；在帽状腱膜下足太阳膀胱经通过板障静脉进入颅内。在颈、背、腰部有椎外静脉和颈浅静脉、肩胛背静脉、腰静脉的分支，以及椎内静脉等。足太阳膀胱经在大腿后骨筋膜中没有伴行的主干血管，但是有股深动脉的穿支分布；在腘窝中，足太阳膀胱经转移到小隐静脉上，并沿足背静脉弓和小趾外侧趾背静脉到达小趾的外侧。

足少阴肾经沿小趾固有动脉进入足底中间骨筋膜鞘，通过足底深动脉弓延续为足底外侧动脉，继续沿胫后动脉通过踝管进入小腿后区，穿行在比目鱼肌和趾长屈肌之间的内侧缘，足少阴肾经在腘窝的深部移行为腘动脉后，沿股动脉进入收肌管并到达股三角当中，在腹腔中髂外动脉与腰大肌伴行。足少阴肾经通过腹内筋膜连接肾脏和肝脏，通过横膈的裂隙连接胸内筋膜，经纵隔胸膜到达肺根，沿肺静脉到达心脏。

手厥阴心包经的起始结构是纵隔，其中包裹进出心脏的大血管，手厥阴心包经沿包裹锁骨下动脉的筋膜鞘到达腋鞘，锁骨下动脉和腋动脉被包裹在其中，在上肢沿肱动脉、骨间前动脉循行，通过腕掌网进入腕管，从掌深弓发出的掌心动脉移行到指掌侧总动脉，继续沿四指的指掌侧固有动脉在到达指端。

手少阳三焦经的起始部有分布在四指的指背动脉，通过掌背动脉和腕背网，手少阳三焦经连接骨间后动脉，在骨间后动脉穿过骨间膜进入前臂前骨筋膜鞘之前，手少阳三焦经沿骨间返动脉上行，骨间返动脉在上臂后区移行为中副动脉并汇入肱深动脉；沿肱深动脉穿出肱骨肌管后，手少阳三焦经进入到三角肌下并从肩关节前沿肩胛下肌进入肩胛骨的深面，三角肌下没有主干血管穿行。在肩胛骨的内缘处，手少阳三焦经沿肩胛背动脉和颈浅动脉进入胸腔，并汇入锁骨下动脉，手少阳三焦经沿颈外动脉继续上行，从颈外动脉的耳后动脉入耳并进入到颞筋膜下的组织间隙，耳后动脉在耳中与耳前动脉吻合，在耳前汇入颞浅动脉；手少阳三焦经在耳前移行到上颌动脉，并通过眶下动脉分支进入眶下裂，经眶下沟到达目外眦。

足少阳胆经起始于由颞筋膜下组织间隙、颞间隙、颞下间隙，翼下间隙、翼下颌间隙、颊间隙、下颌间隙、咬肌间隙、舌下间隙、咽旁间隙和咽后间隙等贯通的整个头面部的组织间隙当中，颈外动脉的颞浅动脉和上颌动脉分布于其中。足少阳胆经的体腔分支沿咽后间隙进入体腔，然后沿食管后间隙进入到腹膜后间隙当中，在食管后间隙当中有胸导管、奇静脉和副半脐静脉等血管穿行。足少阳胆经的体壁分支沿前斜角肌、前锯肌、腹外斜肌下行，在腋下由胸背动脉覆盖、在腹侧壁由腹壁浅动脉和旋髂前动脉覆盖。足少阳胆经在大腿部髂胫束的周围没有主干血管伴行，进入小腿外侧骨间膜鞘后有腓动、静脉贯穿于其中，足少阳胆经沿腓静脉下行，通过其外踝支连接足背静脉弓，然后沿向踇趾分布的趾背静脉到达踇趾之端的静脉丛当中。

足厥阴肝经起始于踇趾趾背的静脉丛，沿趾背静脉，经足背静脉弓进入大隐静脉，沿大隐静脉直达大腿根部的隐静脉裂孔。沿会阴浅筋膜进入腹腔后的足厥阴肝经循行在耻骨后隙和腹膜外筋膜的间隙当中，直到进入到镰状韧带和腔静脉沟后，足厥阴肝经转移到下腔静脉，沿上腔静脉、颈内静脉上行。足厥阴肝经沿颈内静脉进入颅内后通过眼上、下静脉出颅，在目内眦处转入内眦静脉的分支当中，其中沿眼上静脉进入滑车上静脉，在跨越额缝时与对侧的滑车上静脉形成静脉网；而沿眼下静脉分布的分支进入泪囊窝。

纵观血脉在十二经脉当中的分布情况可以发现：

第一，贯穿在经脉当中的血脉具有节段性。除手少阴心经、手厥阴心包经和手太阳小肠经当中的血脉灌通经脉全程之外，穿行在其他经脉当中的血脉都呈节段性地分布，多局限于关节之间。

第二，贯穿在同一条经脉当中的血脉可以既有动脉血管也有静脉血管，如手太阴肺经当中的血脉在不同的肢体节段分别有桡动脉、贵要静脉等；而手阳明大肠经当中的血脉在肢体的不同的节段分别有头静脉和肩胛上动脉伴行等。

第三，经脉的某些段落只有主干血管穿行，其经水结构的边界并不明显，如手少阴心经的主动脉、胸主动脉和腹主动脉段，手太阳小肠经的上腔静脉、下腔静脉和旋肩胛静脉段，手少阳三焦经的肩胛背动脉和颈浅动脉段等。

第四，经脉的某些段落没有主干血管穿行，包括手太阴肺经的"还循胃口，上膈属肺"节段，足阳明胃经的"以下髀关，抵伏兔，下膝膑中"节段，足太阴脾经的"入腹"节段，手太阳小肠经和手少阳三焦经的"出肩解，绕肩胛，交肩上"节段，足太阳膀胱经的"过髀枢，循髀外从后廉下合腘中"，足少阳胆经的"以下循髀阳，出膝外廉"节段，以及足厥阴肝经的"过阴器，抵小腹"节段。

手太阴肺经沿拇长展肌分布的"列缺"络脉、手阳明大肠经沿拇短伸肌分布的"偏历"络脉、足太阳膀胱经沿腓骨短肌分布的"飞阳"络脉、足少阴肾经沿胸腰筋膜分布的"京门"络脉、足阳明胃经沿茎突咽肌分布的"风池"络脉和足太阴脾经沿膈结肠韧带分布的"章门"络脉等都没有主干血管伴行。

第六节

经脉之间的连接

对经脉的解剖还原已经发现：经脉的终支有 2 种类型，一种是以经筋结构为中心的经脉终支，一种是以血脉结构为中心的经脉终支。以经筋结构为中心的经脉终支与经筋的起始结构或者终止结构一致，经脉终支分布在经筋结构周围的组织间隙当中；以血脉为中心的经脉终支是与下一条经脉连接的交通支，血脉结构的经脉终支一定是血管系统的独立终支，而且一定能够融合在下一条经脉的起始结构当中。

一、手太阴肺经与手阳明大肠经之间的连接

手太阴肺经从前臂的前骨筋膜鞘中向手部发出 2 条终支。其中"入寸口，上鱼，循鱼际，出大指之端"是以经筋结构为中心的手太阴肺经终支。手太阴肺经沿拇长屈肌腱从前臂的前骨筋膜鞘进入到手掌骨筋膜外侧鞘当中，并到达拇指指端，拇长屈肌是手太阴之筋的起始结构，手太阴肺经沿拇长屈肌腱周围的组织间隙终止于拇指之端。

"其支者，从腕后直出次指内廉，出其端"是以血脉结构为中心的手太阴肺经终支。手太阴肺经在前臂循行在以桡动脉为中心的血管神经束当中，经过桡骨茎突后，桡动脉从鼻烟窝内进入腕背部，并在第 1 骨间背侧肌的近端处穿入掌内。进入手掌后的桡动脉除了参与掌深弓和掌浅弓的形成之外，还延伸出拇主要动脉。拇主要动脉是桡动脉的独立终支，拇主要动脉有 3 个分支，分别分布于拇指掌面两侧缘和示指的桡侧缘，拇主要动脉的食指支符合手太阴肺经"从腕后直出次指内廉"的分布特点，手太阴肺经沿拇主要动脉食指支到达食指指端的指髓间隙。

拇主要动脉示指支分布在食指的桡侧，是分布在食指的指掌侧固有动脉，食指指掌侧固有动脉通过交通支与食指指背动脉吻合，食指指背腱膜与食指指背动脉和食指指掌侧固有动脉共同形成手阳明大肠经的起始结构，拇主要动脉食指支成为手阳明大肠经"起于大指次指之端，循指上廉，出合谷两骨之间"的结构中心，成为手太阴肺经向手阳明大肠经过渡的终末交通支。

二、手阳明大肠经与足阳明大肠经之间的连接

手阳明大肠经沿肩胛上动脉经过肩胛切迹进入体腔，并汇入锁骨下动脉，沿颈外动脉和面动脉形成一条终支，手阳明大肠经的终支有 3 个终点。

"其支者，从缺盆上颈贯颊，入下齿中，还出挟口，交人中，左之右，右之左，上挟鼻孔"，手阳明大肠经沿颈外动脉分布到面动脉及其分支上。面动脉的主要分支包括：上唇动脉、下唇动脉、颏下动脉和鼻外侧动脉。两侧的上、下唇动脉在口唇周围形成动脉环，手阳明大肠经通过上、下唇动脉环绕口唇，与对侧的面动脉连接，从而实现"还出挟口，交人中，左之右，右之左"；通过颏下动脉进入颏孔以实现手阳明大肠经"入下齿中"；通过鼻外侧动脉分布在鼻背和鼻翼处，并连接内眦动脉，实现手阳明大肠经"上挟鼻孔"。

足阳明胃经"起于鼻之交颏中，……下循鼻外"，起始于鼻翼及上唇提肌和提口角肌之间的组织间隙中，手阳明大肠经沿面动脉的鼻外侧动脉分支与足阳明之筋的鼻翼及上唇提肌、提口角肌等结构融合为一体，共同形成足阳明胃经的起始结构。面动脉的鼻外侧动脉分支成为手阳明大肠经向足阳明胃经过渡的终末交通支。

三、足阳明胃经与足太阴脾经之间的连接

足阳明胃经从小腿前骨筋膜鞘当中向足部发出 3 条终支。其中"下循胫外廉，下足跗，入中指内间"是沿趾长伸肌腱行止于中趾内侧的足阳明胃经终支；"其支者，下廉三寸而别，下入中指外间"是沿足背中间皮神经分布的足阳明胃经终支；"别跗上，入大指间，出其端"是沿第 1 跖背动脉向蹞趾分布的足阳明胃经终支。

1. 分布于中趾的趾长伸肌腱是足阳明之筋的起始结构，足阳明胃经沿趾长伸肌腱形成的组织间隙进入足背，分布在中趾的趾背腱膜及其周围的组织间隙，行止于中趾的内侧。

2. "其支者，下廉三寸而别，下入中指外间"是沿足背中间皮神经分布的足阳明胃经终支。腓浅神经在小腿外侧中下 1/3 处穿出深筋膜后分成足背中间皮神经和足背内侧皮神经 2 个分支，以中趾为界。足背中间皮神经分布在中趾的外侧，而足背内侧皮神经分布在中趾的内侧。足阳明胃经沿腓浅神经和足背中间皮神经及其周围的组织间隙行止于中趾的外侧。

3."别跗上，入大指间，出其端"是沿第1跖背动脉分布的足阳明胃经终支。胫前动脉到达足背后，移行为足背动脉，而且穿行于第1跖骨间隙的第1跖背动脉是足背动脉的终支之一。第1跖背动脉分布于姆趾背面两侧和第2跖内侧缘，足阳明胃经沿第1跖背动脉分布在姆趾的趾背。

足太阴脾经"起于大指之端，循指内侧白肉际"，姆长屈肌是足太阴之筋的起始结构，第1跖背动脉与姆长屈肌共同形成足太阴脾经的起始结构，第1跖背动脉的姆趾分支成为足阳明胃经向足太阴脾经过渡的终末交通支。

四、足太阴脾经与手少阴心经之间的连接

足太阴脾经有2条终支，其中"上膈，挟咽，连舌本，散舌下"是沿食管壁上行，通过咽缩肌和舌咽肌分布的足太阴脾经终支。"其支者，复从胃，别上膈，注心中"则是沿左膈下动脉分布的足太阴脾经终支，足太阴脾经沿左膈下动脉穿行在胃膈韧带当中，直接汇入腹主动脉，沿胸主动脉和主动脉弓直达心脏，成为足太阴脾经向手少阴心经过渡的终末交通支。

五、手少阴心经与手太阳小肠经之间的连接

手少阴心经从主动脉弓上发出的3条分支，每一条分支都是手少阴心经的终支，但是沿尺动脉分布的上肢分支是手少阴心经向手太阳小肠经过渡的交通支。首先，沿胸主动脉、腹主动脉和肠系膜上动脉"下膈络小肠"的是手少阴心经的腹腔分支；同时，沿颈总动脉、颈内动脉和颈外动脉"系目系"的是手少阴心经的头面分支；最终沿锁骨下动脉循行的是手少阴心经上肢分支，经肱动脉、尺动脉进入手掌骨筋膜鞘的内侧鞘中，手少阴心经沿小指尺掌侧动脉到达小指的指端。小指尺掌侧动脉是掌浅弓分出的终支，也是分布于小指的尺侧缘的指掌侧固有动脉。在小指的尺侧缘，指掌侧固有动脉和小指指背动脉通过交通支连接成血管网，与手太阳小肠经的起始结构融为一体。手太阳小肠经沿小指指伸肌腱"起于小指之端，循手外侧上腕"，小指尺掌侧动脉成为手少阴心经向手太阳小肠经过渡的终末交通支。

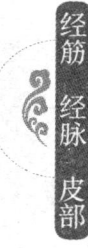

六、手太阳小肠经与足太阳膀胱经之间的连接

手太阳小肠经沿肩胛下静脉经腋静脉进入体腔后，从锁骨下静脉上分出了2条分支，其中沿上腔静脉、下腔静脉和肠系膜上静脉进入小肠系膜的成为手太阳小肠经的腹腔分支；沿颈外静脉、下颌后静脉分布的成为手太阳小肠经的头面分支。

按照下颌后静脉的分布特点，手太阳小肠经的头面分支又分为两个终支：第一，"从缺盆循颈上颊，至目锐眦，却入耳中"是手太阳小肠经沿颞浅静脉及其分支分布的终支，手太阳小肠经颞浅静脉向后分布于耳中，向前沿面横静脉到达目外眦。第二，"别颊上𩩲抵鼻，至目内眦，斜络于颧"是手太阳小肠经沿上颌静脉到达目内眦的终支，手太阳小肠经从下颌下静脉移行到上颌静脉后进入翼丛，通过眼下静脉和面深静脉转移到面静脉，并连接内眦静脉。

足太阳膀胱经"起于目内眦，上额交巅"，枕额肌筋膜是足太阳膀胱经的起始结构，与内眦静脉分布的区域重叠，到达内眦的面静脉成为手太阳小肠经向足太阳膀胱经过渡的终末交通支。

七、足太阳膀胱经与足少阴肾经之间的连接

足太阳膀胱经有2条终支，足太阳膀胱经沿经筋分布的终支从小腿后骨筋膜鞘的浅鞘进入足底外侧骨筋膜鞘当中，沿小趾展肌周围的组织间隙到达小趾趾端。足太阳膀胱经沿血脉分布的终支沿小隐静脉分布到小腿的后面和足外侧，在外踝部，小隐静脉连接到足背静脉弓的外侧端，并延续为足背外侧静脉，足太阳膀胱经继续沿小趾外侧趾背静脉到达小趾趾端。

足少阴肾经"起于小指之下，邪走足心"，小趾外侧趾背静脉与趾短屈肌融合成足少阴肾经的起始结构，小趾外侧趾背静脉是足太阳膀胱经向足少阴肾经过渡的终末交通支。

八、足少阴肾经与手厥阴心包经的连接

足少阴肾经有2条终支，其中"从肾上贯肝膈，入肺中，循喉咙，挟舌本"是足少阴肾经通过腹内筋膜、胸内筋膜和纵隔胸膜到达肺根的经筋结构终支，在纵隔当中足少阴肾经进入气管前间隙，沿气管前筋膜从纤维心包到达舌骨，并通过舌骨舌肌连接舌体。足少阴肾经的"从肺出络心，注胸中"成为以血脉为中心的终支，在肺根部，足少阴肾经一方面通过脏层胸膜深

入肺脏的叶间裂中，一方面通过肺静脉连接在肺脏和左心房之间。肺静脉是出入心脏的大血管，包裹肺静脉的肺根连接纤维心包，能够与"起于胸中，出属心包络"的手厥阴心包经相连，被包裹在肺根当中的肺静脉是足少阴肾经向手厥阴心包经过渡的终末交通支。

九、手厥阴心包经与手少阳三焦经的连接

手厥阴心包经从前臂前骨筋膜鞘当中发出 2 条终支。其中"入肘中，下臂行两筋之间，入掌中，循中指出其端"是手厥阴心包经沿指深屈肌腱到达中指指端的经筋结构终支，分布在中指的屈肌腱是手厥阴之筋的起始结构。而"其支者，别掌中，循小指次指出其端"是手厥阴心包经沿掌心动脉分布的血脉结构终支。手厥阴心包经由骨间前动脉汇入腕掌网后，经掌深弓的返支连接掌深弓，然后沿掌心动脉与指掌侧总动脉吻合，沿分布在四指尺侧的指掌侧固有动脉到达指尖。

手少阳三焦经"起于小指次指之端，上出两指之间"，分布在四指上的指伸肌腱的是手少阳之筋的起始结构，分布在四指尺侧的指掌侧固有动脉通过交通支与指背动脉形成动脉网，与分布在四指的指伸肌腱周围的组织间隙融合并形成的手少阳三焦经的起始结构，分布在四指尺侧的指掌侧固有动脉成为手厥阴心包经向手少阳三焦经过渡的终末交通支。

十、手少阳三焦经与足少阳胆经的连接

手少阳三焦经从耳后向面部发出 2 条终支，其中"其支者，从膻中上出缺盆，上项，系耳后直上，出耳上角，以屈下颊至顿"是手少阳三焦经的经筋结构终支，手少阳三焦经从耳后乳突环绕外耳并穿行在颞筋膜下间隙和颞下间隙当中，位于颞下间隙的翼内肌和翼外肌是手少阳之筋的终末结构。"其支者，从耳后入耳中，出走耳前，过客主人前，交颊，至目锐眦"则是手少阳三焦经通过耳后动脉入耳的终支。在耳后乳突周围、手少阳三焦经转移到枕动脉和耳后动脉上，耳后动脉与耳前动脉在耳内吻合，然后沿耳前动脉到达耳前，并汇入颞浅动脉。手少阳三焦经在耳前沿颞浅动脉下行并转移到上颌动脉上，沿上颌动脉的眶下动脉分支进入眶下裂，经眶下沟到达目外眦，与睑外侧韧带融合。

足少阳胆经"起于目锐眦，上抵头角"，睑外侧韧带是足少阳胆经的起始结构，眶下动脉成为手少阳三焦经向足少阳胆经过渡的终末交通支。

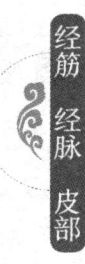

十一、足少阳胆经与足厥阴肝经的连接

足少阳胆经从小腿的外侧骨筋膜鞘中发出 2 条终支,其中"下出外踝之前,循足跗上,入小指次指之间"是足少阳胆经的经筋结构终支,分布在四趾的趾伸肌腱是足少阳之筋的起始结构;"其支者,别跗上,入大指之间,循大指岐骨内出其端,还贯爪甲,出三毛"是足少阳胆经的血脉结构终支。足少阳胆经从趾短伸肌的浅层过渡到足背静脉弓上,并沿向踇趾分布的趾背静脉到达踇趾之端的静脉丛当中,趾端静脉丛的表面有体毛覆盖。

足厥阴肝经"循大指岐骨内出其端,还贯爪甲,出三毛",足厥阴肝经与足少阳胆经共享踇趾之端的静脉丛,在踇趾之端的静脉丛当中足少阳胆经完成向足厥阴肝经的过渡,向踇趾分布的趾背静脉和踇趾之端的静脉丛成为足少阳胆经向足厥阴肝经过渡的终末交通支。

十二、足厥阴肝经与手太阴肺经的连接

足厥阴肝经有 3 条终支,分别与手太阴肺经、任脉和督脉相连接。

1."其支者,复从肝别贯膈,上注肺"是足厥阴肝经连接手太阴肺经的终支,足厥阴肝经通过腹内筋膜和胸内筋膜在膈肌薄弱处的融合进入胸腔后,沿纵隔胸膜到达肺根,继续沿组成肺根的胸膜脏层进入肺脏的叶间裂中以"上注肺",以肺根为中心的结构成为足厥阴肝经向手太阴肺经过渡的终末交通支。足厥阴肝经完全可以通过肺根当中肺动脉和肺静脉的血脉结构与心肺相连,但是《黄帝内经》中足厥阴肝经的描述中没有关于心的描述,因此,足厥阴肝经向手太阴肺经的过渡过程没有肺动脉或者肺静脉等血脉成分。

2."挟胃属肝络胆,上贯膈,布胁肋,循喉咙之后,上入颃颡,连目系,上出额,与督脉会于巅"是足厥阴肝经连接督脉的终支。足厥阴肝经通过静脉韧带连接到下腔静脉后,沿上腔静脉,颈内静脉进入颅内,出颅后,足厥阴肝经从眼上静脉返折到滑车上静脉上,并分布在前额部,两侧的滑车上静脉跨越额缝形成静脉网,与密合在人体中线的督脉融合,以滑车上静脉为中心的经脉结构成为足厥阴肝经向督脉过渡的终末交通支。

3."其支者,从目系下颊里,环唇内"是足厥阴肝经连接任脉的终支。足厥阴肝经随眼上静脉穿出眼眶后,沿眼下静脉分布在泪囊和泪囊管周围,并在泪囊管的开口处形成丰富的毛细血管网,任脉沿泪囊和泪囊管"上颐循面入目",以眼下静脉为中心的经脉结构成为足厥阴肝经向任脉过渡的终末交通支。

血脉载十二经脉之间的连接作用体现了《黄帝内经》的 2 个观点。

第一,经脉的交接过程主要发生在四肢的末端和头面部,每一条经脉中都有一条终支与下一条经脉的起始部连接,所有参与经脉之间交接的终末交通支都是以血脉为中心的经脉结构,为营卫交接和循环提供了保证。《灵枢·动输》的"夫四末阴阳之会者,此气之大络也"以经脉在四末的交接为例指出了经脉的终末交通支是实现阴经和阳经交接的解剖基础,也是营气和卫气在经脉中传递的结构基础,是实现"经脉流行不止、环周不休"的前提。

第二,十二经脉的交接规律可以完整地体现《灵枢·营气》所描述的营气在经脉当中的循环规律:"故气从太阴出,注手阳明,上行注足阳明,下行至跗上,注大指间,与太阴合,上行抵髀。从脾注心中,循手少阴出腋下臂,注小指,合手太阳,上行乘腋出颇内,注目内眦,上巅下项,合足太阳,循脊下尻,下行注小指之端,循足心注足少阴,上行注肾,从肾注心,外散于胸中。循心主脉出腋下臂,出两筋之间,入掌中,出中指之端,还注小指次指之端,合手少阳,上行注膻中,散于三焦,从三焦注胆,出胁注足少阳,下行至跗上,复从跗注大指间,合足厥阴,上行至肝,从肝上注肺,上循喉咙,入颃颡之窍,究于畜门。其支别者,上额循巅下项中,循脊入骶,是督脉也,络阴器,上过毛中,入脐中,上循腹里,入缺盆,下注肺中,复出太阴。此营气之所行也,逆顺之常也。"《黄帝内经》认为营气循行在经脉当中,是按照十二经脉中阴阳对应和相属的规律实现连接并形成循环的。

第七节

经水

"经脉十二者，外合于十二经水，而内属于五藏六府。"《灵枢·经水》中经水是经脉的一个结构，而且"夫经水之应经脉也，其远近浅深，水血之多少各不同"，经水与所属的经脉相应，具有所属经脉的特性。从"凡此五藏六府十二经水者，外有源泉而内有所禀，此皆内外相贯，如环无端，入经亦然"的描述形式中可以看出，经水不仅是经脉附属结构，同时像五脏六腑一样，也是为经脉提供气血的源泉。

一、经水的结构特征

1. 经水是经脉运行津液的通道

"地有经水，人有经脉"，《素问·离合真邪论》用地表的水系和人体的经脉进行对比，说明自然界中有江河湖海承载水流，体内有经脉流通气血。《灵枢·经水》将古人在活动范围内见到的十二水系与人体的十二经脉进行了详细地对比："足太阳外合清水，内属膀胱，而通水道焉。足少阳外合于渭水，内属于胆。足阳明外合于海水，内属于胃。足太阴外合于湖水，内属于脾。足少阴外合于汝水，内属于肾。足厥阴外合于沔水，内属于肝。手太阳外合淮水，内属小肠，而水道出焉。手少阳外合于漯水，内属于三焦。手阳明外合于江水，内属于大肠。手太阴外合于河水，内属于肺。手少阴外合于济水，内属于心。手心主外合于漳水，内属于心包"，说明运行水液是经脉功能的重要组成部分，经脉当中具有运行水液的结构。

"经脉十二者，外合于十二经水，而内属于五藏六府。"经脉受纳来自五脏六腑的营卫气血，并以气血的形式输布到五官肢节，其中运行卫气和津液的通道被称为经水，经水是经脉当中专门运行卫气和津液的结构。而且"外合于十二经水"的描述形式表明：经水不仅是伴随经脉分布、专门循行津液和卫气的通道，而且是津液和卫气在四肢远端汇集形成的独立空间,这一空间被《灵枢·海论》命名为海。经水既是运行津液和卫气的通道,也是津液和卫气在体腔外交汇和聚集的空间。

2. 经水是经脉运行卫气的通道

"地有十二经水,人有十二经脉;地有泉脉,人有卫气。"《灵枢·邪客》通过对比的方式确定:卫气像地下的泉脉一样存在于体内,卫气以经水的形式在经脉当中流动;而且像地下的泉脉最终汇入江河湖海的过程一样,体内的卫气最终以体液的形式汇入经水和四海,经水随十二经脉在脏腑、肢节、五官之间循环。

从结构层面上讲,经脉当中既有专门运行营血的结构,也有专门运行卫气和体液的结构。《黄帝内经》将专门运行营血的结构称为血脉,将专门运行卫气和体液的结构称为经水,经水是位于血脉之外的经脉空间。从物质层面上讲,营血是循行在血脉当中的体液,经水是循行在血脉之外的非营血成分的体液,经水包括了津液和卫气两类物质,卫气以体液的形式存在。卫气和津液以经水的形式沿经脉的路径分布和循行,但是伴随经脉循行只是卫气的循环方式之一。

《灵枢·经水》的"夫经水之应经脉也,其远近浅深,水血之多少各不同,合而以刺之奈何? 岐伯答曰:足阳明,五藏六府之海也,其脉大血多,气盛热壮,刺此者不深弗散,不留不泻也。足阳明刺深六分,留十呼。足太阳深五分,留七呼。足少阳深四分,留五呼。足太阴深三分,留四呼。足少阴深二分,留三呼。足厥阴深一分,留二呼",就是通过足之六经当中营血与卫气的多少表达了经水与经脉之间的关系、经水与卫气之间的关系和经脉与营血之间的关系。

3. 经水的结构形式

以筋膜包裹方式为标准,经脉被分为开放式和闭合式2种结构形式:典型的闭合式经脉结构是一个以血脉为中心的整体结构,血脉位于经脉的中心,营气和血液循行于血脉当中;卫气和津液循行于血脉之外和筋膜之内的组织间隙中,卫气和津液循行的组织间隙就是经水。在闭合式的经脉结构中卫气和津液的循行特点是伴随血脉运行,如《灵枢·胀论》所描述的"卫气之在身也,常然并脉循分肉,行有逆顺,阴阳相随,乃得天和,五藏更始,四时循序,五谷乃化"。

开放式的经脉结构没有筋膜外膜的限制，经脉的组织间隙是一个开放的空间。开放式的经脉结构仍然存在着2种结构形式：以血脉为中心的开放式经脉结构，或者以经筋为中心的开放式经脉结构。以血脉为中心的开放式的经脉结构以血脉作为经脉的结构中心，但是没有界定的经脉外界，这种经脉结构当中的经水实际上是一个开放的空间，营气循行在血脉当中，而卫气则分布在一个没有约束的组织间隙当中。以经筋为中心的经脉结构中不仅没有血脉作为中心结构，而且没有经脉的外膜，这种经脉结构实际上只是一个开放的经水结构，卫气分布在以经筋标定的经脉结构当中。

因此，经水不仅决定了经脉的结构形式，而且决定了卫气的循行方式。在闭合式的经脉结构当中，经脉有明确的筋膜外膜，经水分布在经筋外膜之内、血脉的管壁之外的密闭空间；在开放式的经脉结构当中，经水分布在血脉或者经筋等中心结构周围的开放空间，由于没有外膜的限制，开放式的经水结构广泛地弥散于结缔组织当中。

4.经水在经脉当中的解剖空间

第一，手之三阴的经水结构

在手掌部：手之三阴分别占据了3个骨筋膜鞘，手之三阴的经脉结构之间有明确的界限，但是手太阴肺经和手少阴心经的经水能够分别通过拇指屈肌腱鞘和屈肌总腱鞘与腕管贯通，因此手太阴肺经和手少阴心经的经水与手厥阴心包经的经水在手掌部是贯通的。

在腕部：手之三阴的经水有各自的通道，手太阴肺经的经水穿行于腕桡侧管中，手少阴心经的经水穿行于腕尺侧管中，而手厥阴心包经的经水穿行于腕管当中。

在前臂部：手之三阴分别占据了桡动脉、尺动脉和骨间前动脉的血管神经束，但是所有的血管神经束只存在于前臂的中间部，在桡动脉、尺动脉和骨间前动脉进入各自的血管神经束之前、和穿出血管神经束之后，手之三阴的经水结构都处于开放式状态，在开放式的经脉状态下手太阴肺经、手少阴心经和手厥阴心包经的经水相互融通。除了穿行于血管神经束当中的节段，手之三阴的经水相互融汇在前臂前骨筋膜鞘当中的结缔组织中。

在上臂部：手太阴肺经的经水循行在肱二头肌内侧沟当中，手少阴心经和手厥阴心包经的经水共用肱动脉血管神经束内的组织空间。但是在肱动脉进入血管神经束之前和穿出血管神经束之后，手少阴心经、手厥阴心包经和手太阴肺经的经水相互融通，分布在肱二头肌内侧沟当中；同时肱二头肌内侧沟和外侧沟之间并没有被肌间隔完全隔离，因此手太阴肺经、手厥阴心包经、手少阴心经和手阳明大肠经的经水在上臂前骨筋膜鞘当中也是贯通的。

第二，手之三阳的经水结构

在手指部：手阳明大肠经的经水分布于食指指伸肌腱周围的组织间隙中，手太阳小肠经的经水分布于小指指伸肌腱周围的组织间隙中，手少阳三焦经的经水分布于四指指伸肌腱周围的组织间隙中。

在手背部：手阳明大肠经、手太阳小肠经和手少阳三焦经同时穿行在腱膜下间隙当中，手之三阳之间的经脉结构在手背部并没有被完全隔离，手阳明大肠经、手太阳小肠经和手少阳三焦经的经水融汇于手背部的腱膜下间隙当中。

在腕部：手之三阳的经水结构具有明显的界限，手阳明大肠经的经水存在于包裹桡侧腕长、短伸肌腱及其腱鞘的骨纤维管当中，手太阳小肠经的经水存在于包裹小指伸肌腱及腱鞘的骨纤维管和尺侧腕伸肌腱及腱鞘的骨纤维管当中，而手少阳三焦经的经水存在于包裹指伸肌腱、示指伸肌腱及腱鞘的骨纤维管当中。

在前臂部：只有手少阳三焦经进入到骨间后动脉的血管神经束当中，手阳明大肠经的经水分布在桡侧腕长伸肌和示指伸肌之间及其周围的组织间隙当中，手太阳小肠经的经水分布在尺侧腕伸肌、小指伸肌和指伸肌之间及其周围的组织间隙当中。除了手少阳三焦经进入到骨间后动脉血管神经束的部分之外，手阳明大肠经、手太阳小肠经和手少阳三焦经的经水在前臂骨间后筋膜鞘的组织间隙中相互融通。

在上臂部：手少阳三焦经进入肱骨肌管中，手少阳三焦经的经水在进入肱骨肌管前后与手太阳小肠经的经水贯通，分布在上臂的后骨间膜鞘当中。而手阳明大肠经的经水穿行在上臂前骨筋膜鞘当中的肱二头肌外侧沟当中。

在肩胛部：手阳明大肠经在肩胛上横韧带下已经进入胸腔，而手太阳小肠经的经水循行在肩胛骨表面的组织间隙中，手少阳三焦经的经水循行在肩胛骨深面的组织间隙中，手太阳小肠经和手少阳三焦经的经水融汇在肩胛骨周边的组织间隙当中。

第三，足之六经的经水结构

由于下肢具有 3 个骨筋膜鞘，下肢经脉具有不同的分布特点，而且只在小腿部呈现典型的阴阳特征，经水结构在下肢也因此具有不同的特点。

在足部：足厥阴肝经沿踇趾的趾背静脉，跖背静脉和足背静脉弓的内侧端汇入大隐静脉；足太阳膀胱经的血管段分布在小指的趾背静脉，经跖背静脉和足静脉弓的外侧端汇入小隐静脉；跖背静脉、足静脉弓均分布于在足背筋膜间隙当中。同时足阳明胃经沿趾伸肌腱、足少阳胆经沿趾短伸肌也分布于足背筋膜间隙当中，由于足背筋膜间隙当中没有被再次分隔，因此足厥阴肝经、足阳明胃经、足少阳胆经和足太阳膀胱经的经水在足背部相互连通，共同占据了足背筋膜间隙的组织空间。

在足底部：足太阴脾经占据足底内侧骨筋膜鞘，足少阴肾经占据足底中间骨筋膜鞘，足太阳膀胱经的经筋段占据足底外侧骨筋膜鞘，由于踇收肌的横头能够从第 1 跖骨到第 5 跖骨横穿足底，因此足太阴脾经，足少阴肾经和足太阳膀胱经的经水结构在足底部也是连通的。由于足太阳膀胱经的血管段沿小趾趾背静脉分布于足背筋膜间隙当中，而足太阳膀胱经的经筋段沿小趾展肌循行在足底外侧骨筋膜鞘的组织间隙当中，因此足太阳膀胱经的经水在足部进入了足背筋膜间隙和足底外侧骨筋膜鞘等 2 个结构当中。

在踝部：足厥阴肝经、足阳明胃经位于踝前区，其中足厥阴肝经沿大隐静脉从踝前进入到隐筋膜室当中，分布在伸肌支持带的表面；足阳明胃经沿趾长伸肌腱穿过伸肌上下韧带，并有胫前动脉伴行，足厥阴肝经和足阳明胃经的经水结构在踝前区分布于不同的结构层次，从而拥有相对独立的解剖空间。足少阳胆经和足太阳膀胱经分布在外踝区，足太阳膀胱经沿小隐静脉分布在外踝下的浅层，足少阳胆经沿腓骨长肌和腓骨短肌从腓骨上、下支持带下穿过，足少阳胆经和足太阳膀胱经的经水在外踝部同样循行于不同的结构层次，拥有相对独立的解剖空间。足太阴脾经和足少阴肾经分布在内踝区，足太阴脾经沿胫骨后肌腱穿过内踝，足少阴肾经沿趾长屈肌腱穿过内踝并有胫后动脉伴行，趾长屈肌腱和胫后动脉在踝管内共用同一个骨纤维管，足太阴脾经和足少阴肾经的经水在内踝区相互融合。

在小腿部：足太阳膀胱经的经水分布在小腿后骨筋膜鞘的浅鞘当中，足太阴脾经的经水分布在小腿后骨筋膜鞘的深鞘当中，足少阴肾经的经水分布在比目鱼肌和趾长屈肌之间、胫后动脉周围的组织间隙当中，因此足太阳膀胱经、足少阴肾经和足太阴脾经的经水在小腿部共享小腿后骨筋膜鞘当中的组织间隙。足阳明胃经的经水分布在小腿前骨筋膜鞘当中，足少阳胆经的经水分布在小腿外侧骨筋膜鞘当中，足厥阴肝经的经水分布在大隐静脉的隐筋膜室中。

在大腿部：足太阴脾经的经水分布在缝匠肌周围的组织间隙当中；足厥阴肝经的经水分布于大隐静脉的隐筋膜室和股薄肌周围的组织间隙当中；而足少阴肾经的经水穿行于收肌管内，从大腿的内侧骨筋膜鞘进入大腿的前骨筋膜鞘当中；足太阳膀胱经的经水结构分布于大腿后骨筋膜鞘当中，足阳明胃经和足少阳胆经的经水结构共同分布在大腿前骨筋膜鞘当中，其中足阳明胃经的经水分布在股四头肌之间和周围的组织间隙当中，而足少阳胆经的经水集中在髂胫束的周围。

在臀髂部：髂筋膜、臀筋膜和会阴浅筋膜相互延续，足之六经的经水结构在臀髂部是贯通的，其中足少阳胆经的经水分布于臀大肌下的组织间隙当中；足太阳膀胱经的经水分布于臀中肌、臀小肌、梨状肌和股方肌等之间的组织间隙当中，位于臀大肌的深层；因此，足少阳胆经和足太阳膀胱经的经水在臀部直接贯通。足少阴肾经的经水沿髂腰肌和股动脉穿过肌腔隙和血管腔隙，足阳明胃经的经水沿股直肌穿过肌腔隙，足少阴肾经和足阳明的经水穿行于腹股沟韧带下，共享的肌腔隙；足太阴脾经的经水沿缝匠肌到达髂前上棘，足厥阴肝经的经水沿会阴浅筋膜分布在耻骨联合周围，并进入会阴浅隙。

在体壁部：足太阳膀胱经的经水分布于竖脊肌鞘膜内、外的组织间隙当中，足少阴肾经的经水分布于横突棘肌周围的组织间隙当中，足太阳膀胱经和足少阴肾经的经水在竖脊肌鞘膜外是贯通的；足少阳胆经的经水分布在腹外斜肌和腹内斜肌之间，和前锯肌周围的组织间隙当中；足阳明胃经的经水分布在腹内斜肌和腹横肌之间、和腹直肌鞘内的组织间隙当中；

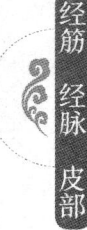

足太阴脾经的经水分布腹横肌与腹横筋膜之间的组织间隙当中，但是腹外斜肌、腹内斜肌、和腹横肌在胸腰筋膜和腹直肌鞘周围都有连接，因此，足少阳胆经、足阳明胃经和足太阴脾经的经水在体壁结构中是贯通的。足厥阴肝经的经水在下腹部分布在腹部浅筋膜深层周围的组织间隙，在体腔内分布在深层的腹膜外筋膜当中。

在头面部：足太阳膀胱经的经水分布在帽状腱膜下的组织间隙当中；手阳明大肠经和足阳明胃经的经水分布在面部表浅肌肉腱膜系统和腮腺咬肌筋膜周围的组织间隙，以及面部表情肌和咀嚼肌周围的组织间隙当中；足少阳胆经和手少阳三焦经的经水分布在颞筋膜下间隙的组织间隙当中，手太阳小肠经和足少阳胆经、手少阳三焦经的经水分布在翼下间隙当中，并与面颊部的各个组织间隙贯通；以腮腺咬肌筋膜、颞筋膜等为主体的面部筋膜并没有完全隔离面部浅层和深层的组织间隙，因此，手阳明大肠经、足阳明胃经、手少阳三焦经、手太阳小肠经、足少阳胆经和足太阳膀胱经在头面部的经水结构相互贯通。

从对经水的解剖还原中可以看出，开放式的经脉结构是经脉结构的主体，只有在闭合式的经脉结构当中，经水才拥有独立的组织空间，在开放式的经脉结构中相邻经脉的经水结构相互贯通，因此，《黄帝内经》强调血脉在经脉结构的核心作用。

二、经水的物质特征

"夫圣人之起度数，必应于天地，故天有宿度，地有经水，人有经脉。天地温和，则经水安静；天寒地冻，则经水凝泣；天暑地热，则经水沸溢；卒风暴起，则经水波涌而陇起。夫邪之入于脉也，寒则血凝泣，暑则气淖泽，虚邪因而入客，亦如经水之得风也，经之动脉，其至也亦时陇起，其行于脉中循循然，其至寸口中手也，时大时小，大则邪至，小则平，其行无常处，在阴与阳，不可为度。"《素问·离合真邪论》中的经水泛指所有的地表水，具有明确的物质特性。汇集和穿行在江河湖海中的经水随气候的变化表现出经水安静、经水凝泣、经水沸溢和经水波涌而陇起等变化；在人体中，经脉和经水的变化表现在脉搏的变化上。

《灵枢·经水》的"凡此五藏六府十二经水者，外有源泉而内有所禀，此皆内外相贯，如环无端"具体地描述了具有物质属性的经水，经水是体内可流动的液体，经水源于五脏六腑，随经脉分布到全身各部，充盈于五官和四肢。"人亦有四海、十二经水。经水者，皆注于海。"《灵枢·海论》的描述形式说明：经水在体内来源于四海，并回归于四海。经水是循经脉流动的卫气和津液，经水的主要来源是水谷之海，从消化水谷的过程当中获得，同时经水也有来自髓海、气海和血海的卫气和津液，来自中枢四海的卫气和津液通过各自的气街释放到经脉当中，然后进入经脉循行；参与经脉循环的经水最终在四肢远端的组织间隙中汇成经水四海。

因此，经水具有物质和结构的双重属性，经水既是循行于经脉当中的卫气和津液，又是卫气和津液沿经脉循行的通道，经水与四海、四街和标本等结构有着密切的联系。

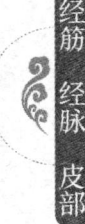

第八节

经水与四海、四街

"海有东西南北，命曰四海。"四海在《黄帝内经》中也被双重定义，四海首先是人体 4 个生理活动中心，同时四海是经水在四肢远端汇集的潜在间隙。

"人有髓海，有血海，有气海，有水谷之海。"《灵枢·海论》中的四海是指体内的 4 个结构；而且以"胃者水谷之海，其输上在气街，下至三里。冲脉者为十二经之海，其输上在于大杼，下出于巨虚之上下廉。膻中者为气之海，其输上在于柱骨之上下，前在于人迎。脑为髓之海，其输上在于其盖，下在风府"标定了这 4 个结构的具体部位，通过还原四海的定位可以发现：《黄帝内经》将脑、心、肺和胃等人体生命活动的 4 个生理中心命名为四海。

"夫十二经脉者，内属于府藏，外络于肢节，夫子乃合之于四海乎？岐伯答曰：人亦有四海、十二经水。经水者，皆注于海"，同时《灵枢·海论》中描述的四海又是一个与经脉连接的结构，是分布在十二经脉中的经水在肢体远端汇集的空间。可以将代表人体生理功能中心的四海称为中枢四海，代表经脉附属结构的四海称为经水四海。

一、四海和四街

对照"胃者水谷之海，其输上在气街，下至三里。冲脉者为十二经之海，其输上在于大杼，下出于巨虚之上下廉。膻中者为气之海，其输上在于柱骨之上下，前在于人迎。脑为髓之海，其输上在于其盖，下在风府"和"胸气有街，腹气有街，头气有街，胫气有街。故气在头者，止之于脑。气在胸者，止之膺与背腧。气在腹者，止之背腧，与冲脉于脐左右之动脉者。气在胫者，止之于气街，与承山踝上以下"，可以发现《黄帝内经》对四海和四街的定位极其相似。

从解剖结构上讲："四海是人体的四个解剖系统，是人体的生命活动中心，其中髓海是指人体的神经系统，水谷之海是指人体的消化管道，气海是指人体的呼吸系统，而血海是指人体循环系统的主干[1]。"而四街则是四海向体壁和四肢延续的肢体间隙，"胸、腹、头、胫是聚散卫气的主要部位[2]"。从生理过程上分析：四街是来自脑、心、肺、胃的卫气和津液在躯干和四肢的经水当中聚集的部位，也是来自四海的卫气和津液向经脉系统灌注的部位。

将《黄帝内经》中的四海和四街放在一个系统当中进行对比能更容易地发现四海与四街之间的联系，并能弥补和校正《黄帝内经》中对四海和四街定位的缺陷或者错误。

1. 髓海与"头气有街"

"脑为髓之海，其输上在于其盖，下在风府"，《黄帝内经》中的髓海就是大脑，"上在于其盖，下在风府"标定了承载大脑的颅腔的部位，其中"上在于其盖"是指上界颅顶，"下在风府"是指下界枕骨大孔，髓海就是指神经系统的中枢、大脑。

"头气有街"具体指四街当中"气在头者，止之于脑"的部分，"头气有街"的定位和髓海的定位一致，"头气有街"是指颅腔内、外卫气和津液循行的空间。由于颅骨内膜与颅骨外膜紧密结合，顶导静脉和板障静脉在浅表静脉与静脉窦之间丰富交通，说明"头气有街"是髓海向肢体释放来自大脑的卫气和津液的部位，也是来自大脑的卫气和津液进入经脉循环的部位。

2. 血海与"胫气有街"

"冲脉者为十二经之海，其输上在于大杼，下出于巨虚之上下廉"，《黄帝内经》认为血海以冲脉为结构基础，同时《灵枢·海论》和《灵枢·动输》将冲脉称为"十二经之海"，说明血海是一个与血脉关系最为密切的结构，而且贯通十二经脉。

"夫冲脉者，五藏六府之海也，五藏六府皆禀焉。其上者，出于颃颡，渗诸阳，灌诸精；其下者，注少阴之大络，出于气街，循阴股内廉，入腘中，伏行骭骨内，下至内踝之后属而别；其下者，并于少阴之经，渗三阴；

［1］马宁. 四海的胚胎发生学探讨 [J]. 山东中医药大学学报. 2018, 42(5): 212-217.

［2］马宁. 三焦与四街 [J]. 北京中医药大学学报. 2018, 41(10): 797-802.

其前者，伏行出跗属，下循跗入大指间，渗诸络。"《灵枢·逆顺肥瘦》将冲脉的血管结构分为 3 段[1]："其上者，出于颃颡，渗诸阳，灌诸精"是以颈总动脉为基础结构的冲脉头面段；"夫冲脉者，五藏六府之海也，五藏六府皆禀焉"是以脐静脉和卵黄静脉为基础结构的冲脉体腔段；而"其下者，注少阴之大络，出于气街，循阴股内廉，入腘中，伏行骭骨内，下至内踝之后属而别；其下者，并于少阴之经，渗三阴；其前者，伏行出跗属，下循跗入大指间，渗诸络"则是以大腿部的股动脉和小腿部的胫前动脉、胫后动脉和腓动脉等为基础的冲脉下肢段。

从解剖还原的角度认识血海与"胫气有街"之间的关系："冲脉者为十二经之海，其输上在于大杼，下出于巨虚之上下廉"，血海主要包括心脏、胸腹腔内的动脉主干、股动脉和胫前动脉等结构；"气在胫者，止之于气街，与承山踝上以下"则具体指心血管系统的下肢部分，股动脉和胫后动脉是"胫气有街"的代表。因此，心脏和体腔内的血管为海，下肢主干血管及周围组织间隙为街，其中"巨虚之上下廉"标记的是"胫气有街"中的胫前动脉分支、"承山踝上以下"标记的是"胫气有街"中的胫后动脉分支。"胫气有街"是血海向肢体释放来自心脏的卫气和津液的部位，也是来自血海的卫气和津液进入经脉循环的部位。

3. 气海与"胸气有街"

"膻中者为气之海，其输上在于柱骨之上下，前在于人迎。"气海是指以肺为中心的呼吸系统。人迎位于颈前、颈总动脉的搏动处，柱骨之上下是指第 7 颈椎周围的椎骨，"其输上在于柱骨之上下，前在于人迎"标定的是肺尖和胸膜上膜的位置。《灵枢·海论》以突入胸廓上口的肺尖定位气海，肺尖是肺脏显露在体表的唯一部位。"气在胸者，止之膺与背腧"描述的"胸气有街"是来自气海的卫气和津液向躯体扩散的部位，从气海输布的卫气和津液集中分布在肺脏与胸廓之间的组织间隙当中，主要沿肋间的组织间隙延伸，来自气海的卫气和津液通过"胸气有街"注入经脉的循环。

4. 水谷之海和"腹气有街"

"胃者水谷之海，其输上在气街，下至三里。"《黄帝内经》命名的

---

[1] 马宁. 冲脉的胚胎发生学探讨 [J]. 山东中医药大学学报. 2017, 41(6): 507–511.

水谷之海是被包裹在腹膜腔中的消化管道，胃是水谷之海的中心。胃被称为为"水谷之海"和"仓廪之官"，是产生营气和卫气的核心器官，是向人体提供能量的源泉。但是将水谷之海定位于"其输上在气街，下至三里"，是四海当中唯一没有按照功能中心定位的系统。

"气在腹者，止之背腧，与冲脉于脐左右之动脉者"，"腹气有街"以腹壁下动脉标记前界，以背输标记后界，将"腹气有街"定位于腹前、后壁之间，具有腹膜腔包裹的消化管道的特征，也是《黄帝内经》中唯一没有被定位于四肢的四街结构。

挖掘四海与四街之间的关系发现：四海是人体的生理功能中心，定位于体腔内，如髓海是脑，定位于颅内；气海是肺，定位于胸廓当中；血海是心和主干血管，定位于胸腹腔内，水谷之海应该定位于腹腔内的腹膜腔当中，但是《黄帝内经》唯独将人体的消化中心被定位于下肢。四街是从人体的生理功能中心产生的卫气和津液分布到肢体的部位，也是来自4个生理功能中的卫气和津液灌注于经脉的部位，如髓海在头皮部接受来自脑的卫气和津液，气海在胸骨和脊柱周围接受来自肺的卫气和津液，血海在下肢动脉干周围接受来自循环的卫气和津液，同样《黄帝内经》唯独将接受来自水谷之海的卫气和津液的气街定位于腹腔。

可以大胆地推测：《黄帝内经》对水谷之海和腹气有街的定位描述出现了错误。水谷之海应该定位于："止之背腧，与冲脉于脐左右之动脉者"，作为人体的消化中枢，水谷之海应该位于腹腔当中；而"腹气有街"应该定位于："其输上在气街，下至三里"，是水谷之海在下肢沿足阳明胃经循行路径的延伸。

二、"经水者，皆注于海"

《黄帝内经》以"人亦有四海、十二经水。经水者，皆注于海"将四海又定义为是一个经水的附属结构，是经脉储存经水的潜在空间。由于肌间隔的存在，经水只能在阴、阳同性的经脉之间贯通，因此，经水按照阴阳的分布规律、在四肢远端汇集贯通的空间被称为四海，并以经水四海与髓海、气海、血海和水谷之海等中枢四海加以区别。

"夫十二经脉者，内属于府藏，外络于肢节，夫子乃合之于四海乎。"经水四海位于四肢的远端，汇集来自中枢四海、五脏六腑和十二经脉的卫气和津液。在生理状态下。经水四海是一个具有巨大潜能的组织间隙；在病理状态下，经水四海承担经脉中卫气和津液的额外负荷，因此，经水四海是四肢当中最易出现肿胀的四个部位，也是手足肿胀时的病理中心。

1. 手之三阴的"内关"之海

手之三阴的"内关"之海是以腕管为中心的解剖空间，腕管的向心端与前臂屈肌后间隙连通，离心端与手掌中间骨筋膜鞘相通，并通过拇指滑膜鞘和小指滑膜鞘与内侧骨筋膜鞘和外侧骨筋膜鞘相通，通过 2~4 指蹼间隙连通指背间隙。内关位于腕屈肌支持带上缘、掌长肌腱和桡侧腕屈肌之间，是以腕管为中心的组织间隙暴露在体表的最浅部位，因此将内关定为手之三阴之海。手之三阴"内关"之海是以腕管和手掌中间骨筋膜鞘为中心的巨大的、潜在的组织空间。

2. 手之三阳的"外关"之海

手之三阳的"外关"之海是以手背腱膜下间隙为中心的解剖空间，手阳明大肠经、手太阳小肠经和手少阳三焦经在手背部穿行在腱膜下间隙当中，手背腱膜下间隙与手背皮下间隙之间富有交通。外关位于腕伸肌支持带上缘、桡骨和尺骨之间，是以手背腱膜下间隙为中心的组织间隙暴露在体表的最浅部位，因此将外关定为手之三阳之海，手之三阳"外关"之海位于手背部的腱膜下间隙和手背皮下间隙当中。

3. 足之三阳的"丘墟"之海

足阳明胃经分布在趾长伸肌周围的组织间隙中，足少阳胆经分布在趾短伸肌周围的组织间隙中，足厥阴肝经分布在踇趾侧跖背静脉和足背静脉弓周围的组织间隙中，足太阳膀胱经的血管支分布在小趾侧跖背静脉和足背静脉弓周围的组织间隙中，足阳明胃经、足少阳胆经、足太阳膀胱经和足厥阴肝经的经水结构占据了足背筋膜间隙的组织空间；而且足太阳膀胱经沿小隐静脉分布到外踝后区，因此，足背筋膜间隙成为足阳明胃经、足少阳胆经、足太阳膀胱经和足厥阴肝经的经水在足部汇集的中心，丘墟是最容易出现水肿的部位，而被命名为足之三阳的"丘墟"之海。

4. 足之三阴的"然谷"之海

足少阴肾经沿趾长屈肌腱进入足底中间骨间膜鞘，足太阴脾经沿踇长屈肌腱进入足底内侧骨筋膜鞘，而且踇收肌贯通在足底内侧骨筋膜鞘、中间骨筋膜鞘，甚至外侧骨筋膜鞘之间，贯通了足太阴脾经、足少阴肾经和足太阳膀胱经经筋支的经脉空间，因此，足底内侧、外侧和中间骨筋膜鞘的组织空间连通踝管成为足之三阴的经水之海，然谷是最容易出现水肿的部位，而被命名为足之三阴的"然谷"之海。

　　足底骨筋膜鞘的中间鞘与周围的组织间隙的交通最为广泛，中间骨筋膜鞘蜂窝织炎时"炎症可沿足底弓和足背动脉足底深支周围的疏松结缔组织蔓延至足背，甚至可经踝管向小腿后骨筋膜鞘蔓延[1]"，因此，足之三阴的"丘墟"之海和足之三阳的"然谷"之海也相互连通。

　　四海代表体内的 2 类解剖结构，首先，四海代表神经、呼吸、循环和消化等人体的 4 个生理功能中心，参与四海代谢的卫气和津液通过各自的气街被释放到经脉当中，并以经水的形式参与经脉的循环；同时，四海是循行在经脉当中的经水在四肢末端汇集的部位，是人体汇集经水的潜在空间，也是病理状态下储存产生过度经水的空间。

　　经脉接受来自四海的卫气和津液时，主要接受来自水谷之海的卫气和津液，《黄帝内经》将水谷之海向十二经脉直接灌注卫气和津液的部位和方式称为标本。

---

[1] 王怀经, 张绍祥. 局部解剖学 [M]. 北京：人民卫生出版社. 2011, 378.

第九节

经脉与五官七窍

一、与口、鼻连接的经脉

手阳明大肠经和足阳明胃经与口鼻的关系最为密切。

1. 足阳明胃经"下循鼻外，入上齿中，还出挟口环唇，下交承浆"，足阳明胃经以口轮匝肌为中心循行在面部表情肌周围的组织间隙当中，绕口唇夹鼻。

2. 手阳明大肠经"入下齿中，还出挟口，交人中，左之右，右之左，上挟鼻孔"，手阳明大肠经沿面动脉为中心的组织间隙当中绕口唇夹鼻，手阳明大肠经和足阳明胃经共同形成经脉在口鼻部"营在脉中、卫在脉外"的典型结构。

二、与耳连接的经脉

手少阳三焦经、手阳明大肠经、手太阳小肠经和足少阳胆经是能够进入耳中的经脉，其中手少阳三焦经，手太阳小肠经、手阳明大肠经的"肩髃"络脉通过血管结构进入耳中，足少阳胆经通过肌肉结构进入耳中，手少阳三焦经和足少阳胆经与耳的关系最为密切。

1. 足少阳胆经"其支者，从耳后入耳中，出走耳前，至目锐眦后；其支者，别锐眦"，足少阳胆经沿耳后肌周围的组织间隙入耳，然后沿耳前肌周围的组织间隙出耳。

2. 手少阳三焦经"其支者，从耳后入耳中，出走耳前，过客主人前，交颊，至目锐眦"，手少阳三焦经从耳后动脉入耳，沿耳前动脉出耳，并在耳前汇入颞浅动脉。手少阳三焦经和足少阳胆经共同形成经脉在耳中"营在脉中、卫在脉外"的典型结构。

3. 手阳明大肠经的"肩髃"络脉"其别者，入耳合于宗脉"。手阳明大肠经的"肩髃"络脉从肩胛切迹下转移到肩胛上动脉上，沿锁骨下动脉、颈外动脉、上颌动脉分布，通过耳深动脉与鼓室前动脉进入外耳道、鼓室等，汇入由耳后动脉和耳前动脉在耳中形成的血管网中。

4. 手太阳小肠经"其支者，从缺盆循颈上颊，至目锐眦，却入耳中"，手太阳小肠经从下颌后静脉移行到颞浅静脉后，向后沿颞中静脉及其周围的组织间隙分布于耳中。

三、与舌连接的经脉

足太阴脾经、足少阴肾经和手少阴心经的经脉与舌体相连，其中足太阴脾经和足少阴肾经通过肌肉结构连接舌体，手少阴心经的"通里"络脉通过血管结构连接舌体。

1. 足太阴脾经"上膈，挟咽，连舌本，散舌下"，足太阴脾经循行在食管周围的组织间隙，在咽喉部进入咽缩肌周围的组织间隙当中，并通过舌咽肌连接舌体。

2. 足少阴肾经"入肺中，循喉咙，挟舌本"，足少阴肾经循行在气管前间隙当中，在气管前筋膜到达舌骨的同时，通过舌骨舌肌周围的组织间隙进入舌体。

3. 手少阴心经的"通里"络脉"循经入于心中，系舌本，属目系"，手少阴心经的"通里"络脉沿颈总动脉、颈外动脉上行，通过颈外动脉的舌动脉分支进入舌体。

四、与咽喉连接的经脉

足少阴肾经通过气管前间隙进入咽喉，足太阴脾经和足阳明胃经通过咽缩肌和茎突咽肌包裹在咽喉外，手少阴心经、足阳明胃经和足厥阴肝经都是通过颈动脉鞘与咽喉连接。

1. 足太阴脾经"上膈，挟咽，连舌本，散舌下"，足太阴脾经沿食管与主动脉之间的间隙进入咽缩肌周围的组织间隙，包裹在食管和咽喉外。

2. 足阳明胃经的"风池"络脉"其别者，循胫骨外廉，上络头项，合诸经之气，下络喉嗌"，足阳明胃经的"风池"络脉沿茎突咽肌到达咽喉并与足太阴脾经循行的咽缩肌周围的组织间隙贯通。

3. 足少阴肾经"入肺中，循喉咙，挟舌本"，足少阴肾经沿气管前间隙到达舌骨，并沿舌骨舌肌到达舌体。

4. 手少阴心经、足阳明胃经和足厥阴肝经在颈部都循行于颈动脉鞘当中，手少阴心经"从心系上挟咽，系目系"，从主动脉弓沿颈内动脉入颅；

足阳明胃经"从大迎前下人迎，循喉咙，入缺盆"，沿颈外动脉进入颈动脉鞘；足厥阴肝经则沿颈内静脉进入颈动脉鞘。手少阴心经、足阳明胃经和足厥阴肝经通过颈动脉鞘与周围的颈深筋膜和肩胛舌骨肌中间腱的相连，手少阴心经、足阳明胃经和足厥阴肝经都是通过肩胛舌骨肌中间腱周围的组织间隙到达喉咙。

5.《素问·奇病论》的"取决于胆，咽为之使"说明足少阳胆经与咽连接，足少阳胆经"下颈合缺盆以下胸中，贯膈络肝属胆"，从咽后间隙到食管后间隙，并沿咽旁间隙向两侧延伸，足少阳胆经穿行在咽喉和食管的背后。

五、与目连接的经脉

手少阴心经、手少阴心经的"通里"络脉和足厥阴肝经与眼及眼周结构相连，其中手少阴心经和手少阴心经的"通里"络脉通过动脉系统连接眼及眼周结构，而足厥阴肝经通过静脉系统连接眼及眼周结构。

1. 手少阴心经"从心系上挟咽，系目系"，手少阴心经的头面分支从主动脉、颈总动脉、颈内动脉进入颅内，并通过眼动脉等到达视器。

2. 手少阴心经"通里"络脉的向心分支"系舌本，属目系"，沿颈外动脉、面动脉和内眦动脉到达内眦，与眼动脉的鼻支吻合。

3. 足厥阴肝经"循喉咙之后，上入颃颡，连目系，……其支者，从目系下颊里，环唇内"，足厥阴肝经沿下腔静脉、上腔静脉和颈内静脉上行，经颈静脉孔进入颅内并汇入海绵窦，足厥阴肝经通过眼静脉到达眼球，通过眼上静脉和眼下静脉分布到眼周组织中。

4. 虽然《黄帝内经》中没有足太阳膀胱经连接于目的直接论述，但是"足太阳有通项入于脑者，正属目本，名曰眼系"表明，足太阳膀胱经可以从枕下静脉丛连接硬脑膜窦的基底窦，通过海绵窦与眼静脉和视网膜中央静脉的连接以"正属目本"，通过海绵窦与眼上静脉、内眦静脉和面静脉等连接以属"目系"。

六、与脑连接的经脉

足太阳膀胱经通过颅骨骨膜和板障静脉与脑相通，手少阴心经和手少阴心经"通里"的向心性分布的络脉通过颈总动脉与脑相通，足厥阴肝经通过颈内静脉与脑相通。

1. 足太阳膀胱经"其直者，从巅入络脑"，足太阳膀胱经在帽状腱膜下通过颅缝和板障静脉进入颅内，与颅骨内膜相连，与海绵窦相通；同时"跷脉者，少阴之别，起于然骨之后，上内踝之上，直循阴股入阴，上循胸里入缺盆，上出人迎之前，入颀，属目内眦，合于太阳、阳跷而上行"，《灵枢·脉度》的描述说明：足太阳膀胱经在内眦部沿可以眼上静脉经裂上孔，伴随着阳跷一起入颅。

2. 手少阴心经"其支者，从心系上挟咽，系目系"，手少阴心经沿颈总动脉、颈内动脉进入颅内，并沿眼动脉连接眼球。

3. 手少阴心经"通里"络脉"系舌本，属目系"，手少阴心经的"通里"络脉向心支从锁骨下动脉返折到颈总动脉上，沿颈外动脉上行，通过内眦动脉连接眼动脉并入颅。

4. 足厥阴肝经"循喉咙之后，上入颃颡，连目系"，足厥阴肝经沿颈内静脉汇入硬脑膜窦当中，然后通过眼上、下静脉出颅并汇入颈外静脉血管系统的内眦静脉当中。

七、与外生殖器连接的经脉

足厥阴肝经的"急脉"络脉和足厥阴肝经与生殖器的连接最为紧密。

1. 足厥阴肝经的"急脉"络脉"其别者，径胫上睾，结于茎"。足厥阴肝经的"急脉"络脉通过输精管在腹腔外连接睾丸，进入盆腔后参与合成射精管，最后沿尿道进入阴茎。

2. 足厥阴肝经"入毛中，过阴器，抵小腹"，足厥阴肝经在会阴浅隙当中与阴茎海绵体相连。

八、与眼角连接的经脉

1. 手少阳三焦经"其支者，从耳后入耳中，出走耳前，过客主人前，交颊，至目锐眦"，手少阳三焦经在耳后乳突周围沿耳后动脉进入耳内，在耳中转移到耳前动脉上，出耳后汇入颞浅动脉，沿上颌动脉经眶下裂并进入眼眶并移行为眶下动脉。

2. 手太阳小肠经同时到达目内眦和目外眦："其支者，从缺盆循颈上颊，至目锐眦，却入耳中；其支者，别颊上抵鼻，至目内眦，斜络于颧。"手太阳小肠经在面部循行在下颌后静脉的颞浅静脉和上颌静脉的分支上，沿颞浅静脉到达目外眦，沿上颌静脉到达目内眦。

3. 足太阳膀胱经"起于目内眦"：足太阳膀胱经起始于目内眦，沿枕额肌和皱眉肌进入枕额肌下的组织间隙当中。

4. 足少阳胆经"起于目锐眦，上抵头角，下耳后，循颈行手少阳之前，至肩上，却交出手少阳之后，入缺盆；其支者，从耳后入耳中，出走耳前，至目锐眦后；其支者，别锐眦，下大迎，合于手少阳，抵于㼌，下加颊车，下颈合缺盆以下胸中"，足少阳胆经在头面部以目外眦为中心分布，首先足少阳胆经在目外眦处向上进入颞筋膜下疏松结缔组织，绕耳后沿耳后肌周围的组织间隙入耳，然后沿耳前肌周围的组织间隙出耳，再次进入颞筋膜下疏松结缔组织回到目外眦；同时足少阳胆经在目外眦处向下进入颞下间隙，并沿贯通面部的组织间隙进入体腔。

5. 足阳明胃经"起于鼻之交頞中，旁纳（一本作约字）太阳之脉，下循鼻外"，足阳明胃经起始于内眦，沿鼻翼及上唇提肌和提口角肌之间的组织间隙下行至口轮匝肌。

因此，足阳明胃经与足太阳膀胱经和手太阳小肠经汇集在内眦部，足少阳胆经、手少阳三焦经和手太阳小肠经汇集在外眦部。

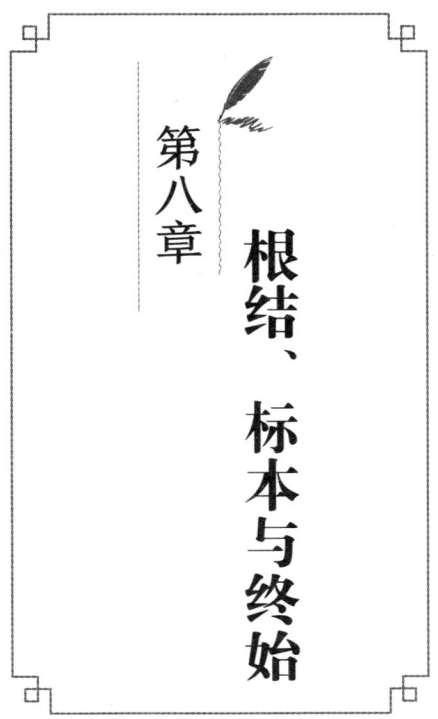

第八章

根结、标本与终始

　　根结、标本、终始和枢开阖是《黄帝内经》当中一个独立于经脉的气血运行系统，与首尾相连形成的十二经脉系统不同，根结、标本和终始是一个以根结为中心的系统，卫气和津液在根结系统周围汇集形成经水的节段被称为标本，气血沿根结系统循行并在阴阳同名经筋和经脉的交界处汇集，被称为终始。根结系统病变出现的卫气和津液的症状，或者气血循行障碍的症状与经筋病变和经脉病变出现的症状不同，治法也迥异。同时《黄帝内经》以六合的形式展示了根结之间的关系，并提出了三阴和三阳之间开阖的结构关系、生理关系和病理表现。

第一节

根结

如果将人体比作一棵大树，下肢是大树的主干，通过双足根植于大地，上举的双臂是大树的分枝，结是枝干通过主干连接根茎的部位，裸露在体表的五官和皮肤、毛发等则是大树的树叶，正如《灵枢·邪气藏府病形》所描述的"此亦本末根叶之出候也，故根死则叶枯矣"，树形的繁茂是根结系统健康的外在表现。

一、根结的解剖还原

"太阳根于至阴，结于命门，命门者目也。阳明根于厉兑，结于颡大，颡大者钳耳也。少阳根于窍阴，结于窗笼，窗笼者耳中也。……太阴根于隐白，结于太仓。少阴根于涌泉，结于廉泉。厥阴根于大敦，结于玉英，络于膻中"，对根结的解剖还原可以发现：根是经筋的起点，结在经筋的止点，并且是连接手足阴阳同名经筋的结点。

1. "太阳根于至阴，结于命门，命门者目也"：足太阳之筋起始于至阴，位于趾屈肌腱在小趾末节趾骨底的附着处。

足太阳之筋有多条终支，但是只有随枕额肌到达两眉之间的路径分布到头面部，足太阳之筋头面终支的分布特点是"为目上网，下结于烦"，到达目内眦的足太阳之筋沿睑内侧韧带进入眼周结构，经上睑板和睑外侧韧带出目外眦，在目外眦处足太阳之筋向上连接枕额肌筋膜，向下连接翼外肌和翼内肌筋膜，并与手太阳之筋连接。

手太阳之筋在从耳后入耳的同时，分别通过耳上和耳下分支到达面侧部，其中"出耳上，下结于颔，上属目外眦"分支沿颞深筋膜深层下行到达颧骨，继续沿翼内肌的表面筋膜下行；同时"上曲牙，循耳前，属目外眦，上颔，结于角"分支经颞下颌韧带到达下颌角，然后沿翼内肌、翼外肌表面的筋膜和颞深筋膜深层上行，手太阳之筋绕耳形成闭环，并在目外眦周围与足太阳之筋融合。

《黄帝内经》将连接在目内、外眦之间的眼周结构称为命门，包括睑内侧韧带、上睑板和睑外侧韧带等结构，是连接足太阳之筋和手太阳之筋的结。

2."阳明根于厉兑,结于颒大,颒大者钳耳也"：足阳明之筋起始于厉兑，位于伸趾肌腱在中趾末节趾骨底的附着处。

足阳明之筋的终支"至缺盆而结，上颈，上挟口，合于颒，下结于鼻，上合于太阳"，足阳明之筋沿腮腺咬肌筋膜、颞深筋膜浅层到达上颞线，与足太阳之筋所属的帽状腱膜相连；同时足阳明之筋沿降下唇肌、提口角肌、鼻翼、上唇提肌及筋膜到达口唇。

手阳明之筋的终支"上出手太阳之前，上左角，络头"，手阳明之筋在沿表浅肌肉腱膜系统和颞浅筋膜到达上颞线的同时，分布到颧肌和笑肌、降口角肌及筋膜上并到达口唇。

手阳明之筋和足阳明之筋同时分布在面侧部，手阳明之筋分布在表浅肌肉腱膜系统和颞浅筋膜上，足阳明之筋循行在腮腺咬肌筋膜和颞深筋膜浅层上，手阳明之筋覆盖在足阳明之筋的表面。面部的表浅肌肉腱膜系统、腮腺咬肌筋膜和颞筋膜都在颧弓上附着，呈钳形合围于耳，颒大是颞肌和咬肌的前缘在颧弓的交合处，相当于外关穴处，是连接足阳明之筋和手阳明之筋的结。

3."少阳根于窍阴,结于窗笼,窗笼者耳中也"：足少阳之筋起始于窍阴，位于伸趾肌腱在四趾末节趾骨底的附着处。

足少阳之筋的终支"循耳后，上额角，交巅上，下走颔，上结于颒"，足少阳之筋从枕颞缝的骨膜进入到颞肌下，沿颞筋膜下疏松结缔组织的深面向头侧部分布，并沿颞肌肌束穿过颧弓的深面到达下颌支的前缘，在第三磨牙的周围从颞肌筋膜转移到颊脂体筋膜上并到达耳前。

手少阳之筋的终支"上曲牙，循耳前，属目外眦，上乘颔，结于角"，手少阳之筋沿肩胛提肌和头夹肌到达乳突后，通过颞下颌韧带跨过下颌关节，在耳前沿翼内肌和翼外肌的深层分布，尤其是沿颊脂体筋膜附着于耳前。

足少阳胆经"从耳后入耳中"，成为连接在从不同的方向到达耳后乳突和耳前的足少阳之筋和手少阳之筋之间的结，《黄帝内经》将位于耳中，连接耳前和耳后的经筋结构称为窗笼。

4."太阴根于隐白，结于太仓。"足太阴之筋起始于隐白，位于蹈屈肌腱在蹈指末节趾骨底的附着处。

足太阴之筋的终支"循腹里，结于肋，散于胸中"，足太阴之筋沿腹横肌附着于下位 6 对肋软骨的内面，并通过胸横肌分布在胸腔肋骨的内面。

手太阴之筋的终支"上结缺盆，下结胸里，散贯贲，合贲下"，手太阴之筋在包裹胸大肌和胸小肌之后向下与腹直肌和腹外斜肌的筋膜融合形成腱膜。

腹横肌筋膜在脐上参与腹直肌前后鞘的形成，循行在腹直肌鞘深层的足太阴之筋和循行在腹直肌鞘浅层的手太阴之筋融合在剑突周围，《黄帝内经》将剑突周围称为太仓，是连接在足太阴之筋和手太阴之筋之间的结。

5."少阴根于涌泉，结于廉泉"：足少阴之筋起始于涌泉，位于趾短屈肌进入足底中间骨筋膜鞘的部位。

足少阴之筋"循脊内挟膂，上至项，结于枕骨"，足少阴之筋在颈部沿头半棘肌的筋膜行止于枕骨上。

手少阴之筋"挟乳里，结于胸中，循臂，下系于脐"，手少阴之筋的终支分布在胸小肌、锁骨下肌和锁胸筋膜等胸部深筋膜深层上，其胸部的最高点在锁胸关节处。

《黄帝内经》将包裹舌骨上、下肌群的封套筋膜定义为廉泉。颈部的筋膜被分为三层，浅层的封套筋膜，中层的内脏筋膜和深层的椎前筋膜等。公认的封套筋膜包括：包裹胸锁乳突肌、斜方肌，以及腮腺和下颌下腺的筋膜。按照颈深筋膜中层紧贴于舌骨下肌深面的分层标准，包裹舌骨下肌群的筋膜隶属于封套筋膜，封套筋膜从胸锁乳突肌后缘发出筋膜包裹胸骨舌骨肌、甲状舌骨肌和胸骨甲状肌并到达胸锁关节；包裹二腹肌前腹的筋膜也归属于封套筋膜[1]，包裹在二腹肌前腹的筋膜将封套筋膜的覆盖面积从胸锁乳突肌和舌下肌群扩展到舌骨至下颌前端的颈部中央区域，封套筋膜成为连接在足少阴之筋和手少阴之筋之间的结，封套筋膜所属的二腹肌前腹筋膜成为将廉泉定位于舌骨以上的前正中线的解剖依据。

[1] 刘树伟, 李瑞锡. 局部解剖学 [M]. 北京：人民卫生出版社. 2013, 44.

6. "厥阴根于大敦，结于玉英，络于膻中"：足厥阴之筋起始于大敦，位于蹈伸肌腱在蹈趾末节趾骨底的附着处。

足厥阴之筋的终支"结于阴器，络诸筋"，足厥阴之筋沿股薄肌和大隐静脉到达腹股沟后，从阔筋膜向会阴浅筋膜转移，足厥阴之筋通过会阴浅间隙与阴茎的海绵体连接，以"结于玉英"，同时沿足厥阴之正的腹外斜肌到达第5肋，通过胸大肌、腹直肌和腹外斜肌形成的共同腱膜附着于胸骨柄的外缘，与沿胸部深筋膜深层到达胸骨柄的手厥阴之筋相连，以实现"络于膻中"。

手厥阴之筋"入腋，散胸中"，手厥阴之筋的终支分布在胸小肌、锁骨下肌和锁胸筋膜等胸壁深筋膜深层上，胸壁的浅、深筋膜能够在胸骨柄处实现连接，《黄帝内经》将胸骨周围称为膻中，胸部深筋膜和腹外斜肌筋膜在胸骨柄周围的连接是足厥阴之筋和手厥阴之筋之间的结。

二、根结的作用

1. 根结具有经筋的特性：根结只描述了6组结构，根与结的部位与下肢经筋的起点和终点吻合。根结的根起始于足部，从下往上分布，尤其强调分布于下肢的经筋是根结系统的主体。

2. 经筋系统当中的结是包裹肌肉、血管和神经的筋膜向骨和关节的附着点，经筋通过结将不同的主体和载体连接成系统，而且实现在不同经筋载体之间的转换。与经筋系统当中的结不同，根结系统的结是连接阴阳同名的手足经筋的结构，根结系统的结是与五官相关的结构，或者连接在阴阳同名经筋终点之间的结构。

虽然根结系统当中的结只标记了足之经筋的终末附着点，但是根结之结是阴阳同名的手足经筋的连接点，或者是连接阴阳同名手足经筋的结构，足之经筋和手之经筋在根结之结处发生连接。如足太阳之筋和手太阳之筋都行止于目外眦，睑内侧韧带、上睑板和睑外侧韧带等成为连接足太阳之筋和手太阳之筋的结；足少阳之筋和手少阳之筋都附着于耳后乳突和耳前，穿行在耳中的经筋结构成为连接足少阳之筋和手少阳之筋的结；足阳明之筋和手阳明之筋的终支都在颧弓附着并上达上颞线的头角处，向下到达口角，足阳明之筋和手阳明之筋结于下关，颞肌和咬肌在下关处呈钳耳状；足太阴之筋的终支行止于腹直肌鞘深层，手太阴之筋的终支延续为腹直肌鞘浅层，腹直肌鞘在剑突的附着点成为连接足太阴之筋和手太阴之筋的结；足厥阴之筋沿胸大肌、腹直肌和腹外斜肌的共同筋膜到达胸骨柄，手厥阴之筋的终支通过胸部深筋膜的深层到达胸骨柄旁，筋膜在胸骨周围的附着成为连接足厥阴之筋和手厥阴之筋的结；足少阴之筋的终支附着于枕骨，手少阴之筋的终支到达胸锁关节，足少阴之筋和手少阴之筋必须通过包裹胸锁乳突肌、舌骨下肌群、二腹肌前腹的封套筋膜连接，封套筋膜成为连接足少阴之筋和手少阴之筋之间的主体结构。足之经筋通过根结之结向手之经筋延续，将阴阳同名的手足经筋连接成一体。根结系统是一个树状的经筋结构，足之经筋是根结系统的主干，手之经筋是根结系统的分支。

3. 根是经筋系统的根基。根结系统的根都被定位于足之经筋的起点，所属经脉的井穴：足太阳根于至阴、足阳明根于厉兑、足少阳根于窍阴、足太阴根于隐白、足少阴根于涌泉和足厥阴根于大敦等。《黄帝内经》认为根结之根不仅是足之经筋的根，也是阴阳同名的手之经筋之根。《灵枢·本输》的"六府皆出足之三阳，上合于手者也"就是将人体的根结作为一棵大树，上肢经筋通过结与下肢经筋连接成一个系统，手之经筋同根于足之经筋。

第二节

标本

标本在《黄帝内经》中具有多重意义，首先标本是每条经脉获得卫气的方式和部位，同时标本是卫气在经筋周围形成经水的段落，而且标本被广泛地运用于疾病的发病、诊断和治疗的先后顺序和因果关系中。

一、"六气标本"

"六气标本，所从不同，奈何？岐伯曰：气有从本者，有从标本者，有不从标本者也。帝曰：愿卒闻之。岐伯曰：少阳太阴从本，少阴太阳从本从标，阳明厥阴，不从标本，从乎中也。故从本者，化生于本，从标本者，有标本之化，从中者，以中气为化也。"《素问·至真要大论》中的"六气标本"是指十二条经脉从水谷之海获得卫气的部位，《黄帝内经》总结出卫气进入经脉循环有"从中者""从本者"和"从标本者"等 3 种形式。同时卫气注入经脉的部位也遵循十二经脉的连接规律，如《灵枢·营气》所述"故气从太阴出，注手阳明，上行注足阳明，下行至跗上，注大指间，与太阴合，上行抵髀。从脾注心中，循手少阴出腋下臂，注小指，合手太阳，上行乘腋出颇内，注目内眦，上巅下项，合足太阳，循脊下尻，下行注小指之端，循足心注足少阴，上行注肾，从肾注心，外散于胸中。循心主脉出腋下臂，出两筋之间，入掌中，出中指之端，还注小指次指之端，合手少阳，上行注膻中，散于三焦，从三焦注胆，出胁注足少阳，下行至跗上，复从跗注大指间，合足厥阴，上行至肝，从肝上注肺，上循喉咙，入颃颡之窍，究于畜门"。

1. "阳明厥阴，不从标本，从乎中也"

"胃者水谷之海，其输上在气街，下至三里"和"气在腹者，止之背腧，与冲脉于脐左右之动脉者"说明：水谷之海和腹之有街是人体产生和承载卫气的主要空间，从消化水谷中产生的卫气和津液首先被释放到腹膜腔、腹膜后隙和纵隔当中，同时被直接灌注到从气街到足三里的下肢前骨筋膜鞘当中，"上在气街，下至三里"是足阳明胃经在下肢的主要段落。卫气在消化道发生后，直接被输送到足阳明胃经当中，因此，足阳明胃经当中的卫气"以中气为化也"。足阳明胃经从胃中直接获得的卫气远远超过从手阳明大肠经向足太阴脾经传递所获得的卫气。

手阳明大肠经"下入缺盆络肺，下膈属大肠"，从纵隔经胸腹膜管遗留的筋膜结构进入腹膜腔，手阳明大肠经能够在中焦和上焦体腔中获得卫气，并直接灌注到手阳明大肠经的经脉当中；同时连接于手阳明大肠经前后的手太阴肺经和足阳明胃经都能够从胃中直接获得的卫气，因此，手阳明大肠经当中的卫气"以中气为化也"。

手厥阴心包经"起于胸中，出属心包络，下膈，历络三膲"，手厥阴心包经能够在上焦、中焦和下焦体腔当中直接接受从胃释放的卫气，并沿肱动脉血管神经束和骨间前动脉血管神经束向上肢分布，因此、手厥阴心包经当中的卫气同样"以中气为化也"。手厥阴心包经从胃中直接获得的卫气远远超过从足少阴肾经传递所获得的卫气。

足厥阴肝经是十二经脉循环的最后一个节段，足厥阴肝经"挟胃属肝络胆，上贯膈"，足厥阴肝经能够从中焦、下焦和上焦体腔当中接受从胃释放的卫气，并在横膈以上直接向手太阴肺经、任脉和督脉灌注，因此足厥阴肝经当中的卫气也是"以中气为化也"。足厥阴肝经从胃中直接获得的卫气远远超过从足少阳胆经传递所获得的卫气。

2."少阳太阴从本"

手太阴肺经"起于中焦，下络大肠，还循胃口，上膈属肺"。从消化水谷中产生的卫气在直接向足阳明胃经、手阳明大肠经、手厥阴心包经和足厥阴肝经释放的同时，直接灌注到手太阴肺经当中。虽然手太阴肺经获得卫气的形式也具有"从中者，以中气为化也"的特点，但是手太阴肺经起于中焦、上膈属肺，腹膜腔是手太阴肺经的起点，因此被归类为"少阳太阴从本"。手太阴肺经在经脉的起点直接获得卫气，而且开启卫气在十二经脉当中的循环。

足太阴脾经连接在足阳明胃经之后，而且进入腹膜腔，但是《黄帝内经》将分布在足太阴脾经当中的卫气归类为从足阳明胃经中获得，在四肢的末端从经脉的起点进入经脉。

手少阳三焦经连接在手厥阴心包经之后，分布在手少阳三焦经当中的卫气从手厥阴心包经中获得，在四肢的末端从经脉的起点进入经脉；足少阳胆经连接在足厥阴肝经之前，分布在足少阳胆经当中的卫气从足厥阴肝经中获得，从四肢的末端进入经脉。手太阴肺经、足太阴脾经、手少阳三焦经和足少阳胆经从经脉的起点处获得卫气的形式被称为"化生于本"。

足少阳胆经从足厥阴肝经当中获得卫气是经脉获得卫气的特例，在根结的六合模型当中有明确地体现，厥阴和少阳作为独立的四柱，在顶部和底部连接，是三阴三阳当中连接最为紧密的结构。

3."少阴太阳从本从标"

在十二经脉的循环体系当中，手少阴心经、手太阳小肠经、足太阳膀胱经和足少阴肾经前后相连，向前连接足太阴脾经，向后连接手厥阴心包经。由于手少阴心经和手太阳小肠经以体腔内的血管主干为主体，足少阴肾经和足太阳膀胱经以下肢的主干动、静脉为中心，具有少阴和太阳属性的经脉都以血管为中心的经脉，不具备从三焦直接获得卫气的能力，沿手少阴心经、手太阳小肠经、足太阳膀胱经和足少阴肾经循行的卫气只能通过经脉之间的传递而获得，手少阴心经从足太阴脾经获得的卫气，依次沿手太阳小肠经、足太阳膀胱经和足少阴肾经中传递，最后汇入手厥阴心包经。《黄帝内经》将少阴和太阳属性的经脉获得卫气的特点称为"从本从标"，而且"从标本者，有标本之化"说明：循行在手少阴心经、手太阳小肠经、足太阳膀胱经和足少阴肾经当中的卫气没有明确的标本顺序。

二、经水之标本

"足太阳之本，在跟以上五寸中，标在两络命门。命门者，目也。足少阳之本，在窍阴之间，标在窗笼之前。窗笼者，耳也。足少阴之本，在内踝下上三寸中，标在背俞与舌下两脉也。足厥阴之本，在行间上五寸所，标在背俞也。足阳明之本，在厉兑，标在人迎颊挟颃颡也。足太阴之本，在中封前上四寸之中，标在背俞与舌本也。手太阳之本，在外踝之后，标在命门之上一寸也。手少阳之本，在小指次指之间上二寸，标在耳后上角下外眦也。手阳明之本，在肘骨中，上至别阳，标在颜下合钳上也。手太阴之本，在寸口之中，标在腋内动也。手少阴之本，在锐骨之端，标在背腧也。手心主之本，在掌后两筋之间二寸中，标在腋下下三寸也。"《灵枢·卫气》中的标本是对卫气在经筋周围汇集成经水的解剖定位。

卫气和津液存在于人体各部，沿经脉循行的卫气和津液被称为经水，经水在经脉结构当中循行在血脉或者经筋周围的组织间隙当中。《黄帝内经》以标本的形式总结了沿经筋结构循行的卫气和津液形成经水的特点，标本是卫气和津液在经筋周围汇集形成的"显性"空间，本是卫气和津液在四肢远端的经筋周围逐渐汇集成经水的部位，标是卫气和津液在经筋的终点，尤其是在根结之结处汇集的部位。

1."足太阳之本，在跟以上五寸中，标在两络命门。命门者，目也。"

足太阳之本：足太阳之筋在足底的主体结构是小趾展肌、小趾短屈肌和足底腱膜，在小腿的主体结构是腓肠肌、比目鱼肌和跖肌，足太阳之筋的足部结构和小腿结构之间没有直接连接的结构，完全依靠跟腱过渡，《黄帝内经》将足太阳之根定位于足跟上 5 寸，相当于跗阳穴处。跗阳位于外踝上 3 寸，其解剖特点是比目鱼肌移行为跟腱的最远点；沿足太阳之筋循行的卫气和津液在跗阳穴处形成经水，被命名为足太阳之本。

足太阳之标：足太阳之筋沿枕额肌到达两眉之间，通过睑内侧韧带连接上睑板，通过睑外侧韧带出眼眶，《黄帝内经》将睑内侧韧带、上睑板和睑外侧韧带的组合结构称为命门，沿睑内侧韧带、上睑板和睑外侧韧带循行卫气和津液称为足太阳之标。

2."足少阳之本，在窍阴之间，标在窗笼之前。窗笼者，耳也。"

足少阳之本：足少阳之筋在足部的主体结构是趾短伸肌，在小腿部的主体结构是腓骨长肌。《黄帝内经》将足少阳之本定位于窍阴，说明卫气和津液在足少阳之筋的起始部已经形成经水。

足少阳之标：足少阳之筋经耳后乳突从枕下肌群转移到颞筋膜下结缔组织间隙的深层，并到达耳前，《黄帝内经》将分布在耳周围的卫气和津液称为足少阳之标。

3."足阳明之本，在厉兑，标在人迎颊挟颃颡也。"

足阳明之本：足阳明在足部的主体结构是第 3 骨间背侧肌，在小腿的主体结构是胫骨前肌和趾长伸肌，《黄帝内经》将足阳明之本定位于厉兑，说明卫气和津液在足阳明之筋的起点处已经形成经水。

足阳明之标：足阳明之筋在头颈部的主体结构是胸锁乳突肌、咬肌和

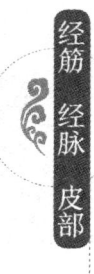
腮腺，《黄帝内经》将足阳明之标定位于人迎和颊，并围绕颃颡。颃颡是指口鼻咽喉的空间，上至鼻咽顶部、下至食管和气管分岔处，说明沿足阳明之标行止于胸锁乳突肌和腮腺周围的组织间隙当中。

4."足少阴之本，在内踝下上三寸中，标在背腧与舌下两脉也。"

足少阴之本：足少阴之筋在足底的主体结构是趾短屈肌，沿趾长屈肌进入小腿后区，《黄帝内经》将足少阴之本定位于内踝下缘上三寸处，相当于复溜穴，复溜穴的解剖特点是趾长屈肌从肌腱移行为肌腹，并紧贴于比目鱼肌的肌腹前。沿足少阴之筋循行的卫气在复溜处形成经水，被命名为足少阴之本。

足少阴之标：足少阴之标汇集在肾俞和舌周围，足少阴之标涉及足少阴之筋、足少阴之别和足少阴之正分布在体腔外的部分。首先足少阴之筋在背部的主体结构是横突棘肌，最终通过头半棘肌附着于枕骨；足少阴之别通过胸腰筋膜附着于脊柱，并上达枕骨；足少阴之正通过肾筋膜附着于脊柱，并沿膈下筋膜、纵隔胸膜、气管前筋膜连接舌骨舌肌；因此，足少阴之筋、足少阴之别和足少阴之正通过不同的路径到达肾俞，足少阴之标在肾俞周围汇集。

到达舌骨舌肌的足少阴之正沿颊咽筋膜到达颅底，与沿头半棘肌到达颅底的足少阴之筋汇合，舌体成为连接在足少阴之筋和足少阴之正之间的五官器官，沿足少阴之筋和足少阴之正循行的卫气和津液在舌中汇集。无论是足少阴之筋和手少阴肾经都没有沿血脉的路径进入舌体，因此，《黄帝内经》以舌下静脉对舌骨舌肌进行体表定位。

5."足太阴之本，在中封前上四寸之中，标在背俞与舌本也。"

足太阴之本：足太阴之筋在足部的主体结构是踇展肌，在小腿部的主体结构是胫骨后肌。《黄帝内经》将足太阴之本定位于中封上4寸，相当于三阴交，胫骨后肌在三阴交周围从腓肠肌下进入趾长屈肌的深面，沿足太阴之筋循行的卫气在三阴交周围形成经水。

足太阴之标：足太阴之标同样汇集在脾俞和舌周围，同样与足太阴之筋、足太阴之别和足太阴之正的结构有关。足太阴之筋的终末结构是腹横肌，腹横肌通过胸腰筋膜附着于脊柱的腰椎段，并向背阔肌和下后锯肌的筋膜扩展，因此足太阴之标到达脾俞。同时足太阴之正通过腹直肌鞘进入腹腔后，与沿膈结肠韧带进入体腔的足太阴之别并行，通过食管系膜和颊咽筋膜连接舌咽肌，足太阴之标沿足太阴之别和足太阴之正的路径到达舌体。

6."足厥阴之本，在行间上五寸所，标在背俞也。"

足厥阴之本：足厥阴之筋在足部以踇短伸肌为主体结构，并从踇趾的趾背静脉、跖背静脉和足背静脉弓直接连接大隐静脉，《黄帝内经》将足厥阴之本定位于行间上5寸，相当于中封处，说明沿足厥阴之筋循行的卫气在足内踝前形成经水。

足厥阴之标：足厥阴之筋在隐静脉裂孔处延续为阔筋膜和会阴浅筋膜，会阴浅筋膜是腹部浅筋膜深层，只覆盖于腹前壁的下部，向后移行为背部浅筋膜。背部浅筋膜是一个厚实的片状纤维结构，从颈部一直延伸到臀部，背部浅筋膜沿着棘突、肩胛骨下缘和第6肋与深筋膜附着，其他部分很容易与深筋膜分离，足厥阴之标沿背部浅筋膜和深筋膜在第6肋骨周围的附着行止于肝俞。

7."手太阳之本，在外踝之后，标在命门之上一寸也。"

手太阳之本：手太阳之筋在手部的主体结构是小指展肌，在前臂的主体结构是尺侧腕伸肌，《黄帝内经》将手太阳之本定位于腕关节背部，相当于养老穴处，说明沿手太阳之筋循行的卫气和津液在养老穴周围形成经水。

手太阳之标：手太阳之筋入耳，并且以乳突为中心经耳上和耳下绕耳，沿颞深筋膜深层上行的分支从耳上到达目外眦，沿覆盖翼内肌和翼外肌的筋膜经耳下到达目外眦，手太阳之筋的耳上和耳下分支汇集于颞窝的前下角，手太阳之标行止于目外眦上1寸。

8."手少阳之本，在小指次指之间上二寸，标在耳后上角下外眦也。"

手少阳之本：手少阳之筋在手部的主体结构是第4骨间背侧肌，在前臂的主体结构是桡侧腕短伸肌，《黄帝内经》将手少阳之本定位于第4指与第5指指蹼缘上方2寸处，相当于中渚穴，说明沿手少阳之本在中渚穴周围形成经水。

手少阳之标：手少阳之筋分布于颞筋膜下疏松结缔组织的浅层。《黄帝内经》以耳后乳突、颞上线头角和目外眦等标记了颞筋膜下疏松结缔组织分布的范围，说明手少阳之标占有颞筋膜下疏松结缔组织的空间，并到达目外眦。虽然手少阳之标与足少阳之标共享了颞筋膜下疏松结缔组织，但是手少阳之标分布在颞筋膜下疏松结缔组织的浅层并行止于目外眦，而足少阳之标分布在颞筋膜下疏松结缔组织的深层并行止于耳。

9. "手阳明之本，在肘骨中，上至别阳，标在颜下合钳上也。"

手阳明之本：手阳明之筋在手部的主体结构是第一骨间背侧肌，在前臂的主体结构是桡侧腕长伸肌，在上臂的主体结构是肱肌和三角肌，《黄帝内经》将手阳明之本定位于从肘中的曲池到上臂的臂臑，分布于肱肌的外侧缘。

手阳明之标：手阳明之筋沿面部表浅肌肉腱膜系统到达颧弓，然后沿颞浅筋膜行止于上颞线，颞浅筋膜与颞深筋膜在颞肌前缘融合。手阳明之标沿面部表浅肌肉腱膜系统到达颧弓，并沿颞肌的前缘到达头角。同时足阳明之标以外关为中心，沿颞肌和颧肌呈"钳耳"分布，颞肌是足阳明之标的上支，而被称为"钳上"。

10. "手少阴之本，在锐骨之端，标在背腧也。"

手少阴之本：手少阴之筋在手部的主体结构是小指短屈肌，在前臂的主体结构是尺侧腕屈肌，《黄帝内经》以尺骨茎突定位手少阴之本，相当于神门穴，说明手少阴之本在神门周围形成经水。

手少阴之标：手少阴之筋在上臂的主体结构是腋动脉，由于腋动脉的管壁在腋窝中与周围结构有广泛的连接，尤其是能够通过肩胛下肌、背阔肌和大圆肌到达背部，因此手少阴之标沿肩胛下肌周围的组织间隙到达椎旁，并行止于心俞。

11. "手太阴之本，在寸口之中，标在腋内动也。"

手太阴之本：手太阴之筋在手部的主体结构是拇短展肌和拇短屈肌，在前臂的主体结构是肱桡肌，《黄帝内经》将手太阴之本定位于寸口，相当于太渊穴，说明沿手太阴之本在桡骨茎突处形成经水。

手太阴之标：《黄帝内经》将手太阴之标定位于腋下肱动脉的搏动处，相当于天府穴，手太阴之标沿肱二头肌内侧沟行止于胸大肌向肱骨附着的下缘。

12. "手心主之本，在掌后两筋之间二寸中，标在腋下下三寸也。"

手厥阴之本：手厥阴之筋以掌长肌和指浅屈肌作为手部和前臂的主体

结构，《黄帝内经》将手厥阴之本定位于掌后之间二寸中，相当于内关穴处，说明沿手厥阴之本在内关穴周围形成经水。

手厥阴之标：手厥阴之筋在腋窝中从腋鞘转移到腋筋膜上，并通过腋悬韧带连接到胸小肌上，腋下三寸相当于腋悬韧带连接胸小肌的部位，手厥阴之标行止于天池穴。

通过解剖还原发现标本有以下特点：

第一，标本的部位与经筋的循行方向一致，标本始于肢体的远端，十二经筋的起始端；标本止于十二经筋的终端，尤其是五官的周围或俞募穴处。因此，标本和根结一样都是十二经筋的附属结构。

第二，十二经之标的部位具有规律性。所有阳性之标都分布于头面部、五官的周围，阴性之标分布于俞募穴。足太阳之标在目，手太阳之标在外眦上一寸；足少阳之标在耳也，手少阳之标沿在耳周；足阳明之标分布于口鼻咽喉周围，手阳明之标在面颊部呈钳状夹口角；足少阴之标在肾俞和舌，足太阴之标在脾俞与舌，足厥阴之标在肝俞，手少阴之标在心俞，手太阴之标在天府，手心主之标在天池，唯一不具备腧募性质的穴位。

第三，标本与根结密切相关，尤其是阳性同名的根结与标本高度重合，如：太阳之结和足太阳之标、手太阳之标都汇集于目，足太阳之标和手太阳之标汇集于足太阳之结。少阳之结和足少阳之标、手少阳之标汇集于耳，足少阳之标和手少阳之标汇集于足少阳之结。阳明之结和足阳明之标、手阳明之标结于外关和头维，以颞肌为钳上、咬肌和颧肌为钳下，足阳明之标和手阳明之标汇集于足阳明之结等。

阴性同名的根结和标本分别到达所属脏腑的俞募穴和经脉的终点，如太阴之结位于太仓，足太阴之标止于脾俞与舌，手太阴之标止于天府；少阴之结位于廉泉，足少阴之标止于肾俞与舌，手少阴之标止于心俞；厥阴之结位于膻中，足厥阴之标止于肝俞，手厥阴之标止于腋下天池等，只有天池的选择不符合规律。

第四，标本与卫气和津液的经水状态相关，标本是卫气和津液在经筋周围汇集形成经水的部位，本是卫气在经筋起始端汇集形成经水的部位，标是经水在经筋终末端行止的部位，标本是卫气和津液在十二经筋周围汇集而成的有效空间。

《灵枢·卫气》的"然其分别阴阳，皆有标本虚实所离之处。能别阴阳十二经者，知病之所生。候虚实之所在者，能得病之高下。知六府之气街者，能知解结契绍于门户。能知虚石之坚软者，知补泻之所在。能知六经标本者，可以无惑于天下"，说明了标本与气街的密切关系，标本和气街都是卫气和津液在体内汇集的重要部位。

三、"病有标本"

"夫阴阳逆从，标本之为道也，小而大，言一而知百病之害。"《素问·标本病传论》当中的标本是指以"六气标本"为基础发生的疾病，卫气和津液在标本结构当中发生失调和逆乱是产生疾病的根源，标本虽小，但是对人体的生理和病理的影响极大。《素问·至真要大论》进一步指出"是故百病之起，有生于本者，有生于标者，有生于中气者"，其中的标本是以"气有从本者，有从标本者，有不从标本者也"为基础，在卫气和津液进入经脉的过程中出现的病理改变。针对十二经脉获取卫气和津液"有从本者，有从标本者，有不从标本者"等不同特点，采取"有取本而得者，有取标而得者，有取中气而得者，有取标本而得者，有逆取而得者，有从取而得者"等不同的治疗方法。

"风行于地，所谓本也，余气同法。本乎天者，天之气也，本乎地者，地之气也，天地合气，六节分而万物化生矣。"《素问·至真要大论》中的标本是指以五运六气为基础划分六淫之邪的主次，以司天、在泉的形式标注六淫致病的发病规律。

四、"病为本，工为标"

"病为本，工为标，标本不得，邪气不服，此之谓也。"《素问·汤液醪醴论》当中的标本是指针对病因的治疗顺序、发病先后的治疗顺序，此类内容与解剖结构无关故不予讨论。

第三节

终始

  《灵枢·终始》以"凡刺之道，毕于终始，明知终始，五藏为纪，阴阳定矣。阴者主藏，阳者主府，阳受气于四末，阴受气于五藏。故泻者迎之，补者随之，知迎知随，气可令和。和气之方，必通阴阳，五藏为阴，六府为阳"，描述了经脉中气血终始的规律，"阴受气于五藏"是指经脉从五脏获得营血，"阳受气于四末"是指卫气从四肢末端灌充经脉，而且"明知终始，五藏为纪"指出营血主导经脉当中气血的运行，"知营知随，气可令和"指出终始是实施针灸补泻的结构基础。

  《黄帝内经》中没有气血的经脉终始的完整描述，有关气血的经脉终始的内容必须通过相关文字的逻辑推断。

一、气血的经脉之终

  《黄帝内经》在《素问·诊要经终论》和《灵枢·终始》当中都对气血的经脉之终进行了描述，而且描述的内容几乎完全一致，其中《素问·诊要经终论》对气血的经脉终始理论有基本的概括。

  "愿闻十二经脉之终，奈何？岐伯曰：太阳之脉，其终也，戴眼反折，瘛疭，其色白，绝汗乃出，出则死矣。少阳终者，耳聋，百节皆纵，目睘绝系，绝系一日半死，其死也，色先青白，乃死矣。阳明终者，口目动作，善惊妄言，色黄，其上下经盛，不仁，则终矣。少阴终者，面黑齿长而垢，腹胀闭，上下不通而终矣。太阴终者，腹胀闭不得息，善噫善呕，呕则逆，逆则面赤，不逆则上下不通，不通则面黑皮，毛焦而终矣。厥阴终者，中热嗌干，善溺心烦，甚则舌卷卵上缩而终矣。此十二经之所败也。"首先，《素问·诊要经终论》在"愿闻十二经脉之终"和"十二经之所败"的问答中明确地指出了气血在十二经脉当中运行都有终始，气血的经脉之终为阴阳同名的手足经脉的共同结构，就是说，来自手足阴阳同名经脉当中的气血汇总于同一个结构当中；通过"其上下之经盛而不行则终矣"表明：太阳之终是手、足太阳之终，少阳之终是手、足少阳之终，阳明之终是手、足阳明之终，少阴之终是手、足少阴之终，太阴之终是手、足太阴之终；厥阴之终是手、足厥阴之终等；终始之终与根结之结的特征一致。

《灵枢·终始》中描述的"十二经脉之终"是："太阳之脉，其终也。戴眼反折瘛疭，其色白，绝皮乃绝汗，绝汗则终矣。少阳终者，耳聋，百节尽纵，目系绝，目系绝一日半则死矣，其死也，色青白乃死。阳明终者，口目动作，喜惊妄言，色黄，其上下之经盛而不行则终矣。少阴终者，面黑齿长而垢，腹胀闭塞，上下不通而终矣。厥阴终者，中热嗌干，喜溺心烦，甚则舌卷卵上缩而终矣。太阴终者，腹胀闭不得息，气噫善呕，呕则逆，逆则面赤，不逆则上下不通，上下不通则面黑皮毛燋而终矣。"将《素问·诊要经终论》和《灵枢·终始》描述的"十二经脉之终"做如下对比。

太阳之终："太阳之脉，其终也，戴眼反折，瘛疭，其色白，绝汗乃出，出则死矣"和"太阳之脉，其终也。戴眼反折瘛疭，其色白，绝皮乃绝汗，绝汗则终矣"。气血在手、足太阳经当中终竭时的表现是：肢体抽搐，角弓反张，眼球上翻，面色苍白，临终绝汗等症状，大汗如油、暴出如珠的绝汗是临终前的危相。气血的太阳之终累及的五官是眼，典型的肢体表现是四肢抽搐、角弓反张。

少阳之终："少阳终者，耳聋，百节皆纵，目寰绝系，绝系一日半死，其死也，色先青白，乃死矣"和"少阳终者，耳聋，百节尽纵，目系绝，目系绝一日半则死矣，其死也，色青白乃死"。气血在手、足少阳经当中终竭时会表现为四肢萎软无力，耳聋，两眼呆视；一旦出现两目直视，患者一般会在一天半内死亡，死亡过程中面色从乌青变为苍白。气血的少阳之终累及的五官是耳，典型的肢体症状是四肢瘫软无力。

阳明之终："阳明终者，口目动作，善惊忘言，色黄，其上下经盛，不仁，则终矣"和"阳明终者，口目动作，喜惊妄言，色黄"。气血在手足阳明经当中终竭时的表现是：烦躁易惊，胡言谵妄，口眼抽动，肢体麻木，面色土黄。气血的阳明之终累及的五官是口，典型症状是烦躁谵妄。

太阴之终："太阴终者，腹胀闭不得息，善噫善呕，呕则逆，逆则面赤，不逆则上下不通，不通则面黑皮，毛焦而终矣"和"太阴终者，腹胀闭不得息，气噫善呕，呕则逆，逆则面赤，不逆则上下不通，上下不通则面黑皮毛火燋而终矣"。气血在手足太阴经当中终竭时的表现是：在下腹胀便闭，在上嗳气、呕吐，而且影响呼吸；一旦患者不再嗳气、呕吐则转化为少阴之终，病机从太阴之终的气机不降转变为少阴之终的上下不通，面色由赤变黑，而且出现皮肤毛发焦枯等少阴之终的症状。气血的太阴之终累及的五官是面，典型症状是腹胀便闭，嗳气呕吐。

少阴之终："少阴终者，面黑齿长而垢，腹胀闭，上下不通而终矣"和"少阴终者，面黑齿长而垢，腹胀闭塞，上下不通而终矣"。气血在手足少阴经当中终竭时的表现是：牙齿发黑，遍布污垢，牙龈萎缩，腹胀便闭而上下不通，向上不能嗳气和呕吐，向下不能放屁和排除二便等，而且有面色黧黑，皮毛焦枯等表现。气血的少阴之终累及的五官是齿，典型症状是便闭腹胀，上下不通。

厥阴之终："厥阴终者，中热嗌干，善溺心烦，甚则舌卷卵上缩而终矣"和"厥阴终者，中热嗌干，喜溺心烦，甚则舌卷卵上缩而终矣"。气血在手足厥阴经当中终竭时的表现是：心烦内热，咽干饮水而不解，小便频数，卷舌阴缩等。气血的厥阴之终累及的五官七窍是舌和外阴，典型症状是卷舌阴缩。

将以上6种气血终竭所表现的五官症状与"太阳根于至阴，结于命门，命门者目也。阳明根于厉兑，结于颡大，颡大者钳耳也。少阳根于窍阴，结于窗笼，窗笼者耳中也。……太阴根于隐白，结于太仓。少阴根于涌泉，结于廉泉。厥阴根于大敦，结于玉英，络于膻中"比较发现：气血在太阳终竭出现的眼球上翻与太阳"结于命门，命门者目也"一致；气血在少阳终竭出现的耳聋与少阳"结于窗笼，窗笼者耳中也"一致；气血在阳明终竭出现的口眼抽动与阳明"结于颡大，颡大者钳耳也"一致；气血在太阴终竭出现的腹胀便闭，嗳气呕吐与太阴"结于太仓"一致；气血在少阴终竭出现的齿黑而垢与少阴"结于廉泉"一致；气血在厥阴终竭出现的舌卷阴缩与厥阴"结于玉英，络于膻中"一致。足太阳和手太阳的气血之终在目，足阳明和手阳明的气血之终在口角面颊，足少阳和手少阳的气血之终在耳，足太阴和手太阴的气血之终在纵隔，足少阴和手少阴的气血之终在齿，足厥阴和手厥阴之终在舌与阴器。

因此，气血的经脉之终出现在根结之结，就是说，来自阴阳同名经脉的气血终止于阴阳同名的根结之结，根结之结不仅是连接阴阳同名经筋的结构，也是阴阳同名经脉中气血终止的部位；根结之结接受来自阴阳同名的手足经脉的气血，当阴阳同名的手足经脉出现气血不足，甚至亏竭的时候会首先表现在根结之结上，出现经脉之终的症状，并且是危及生命的重症。

二、气血的经脉之始

《黄帝内经》中没有气血的经脉之始的描述，但是《素问·天元纪大论》以"金木者，生成之终始也"定义了气血的经脉之始。足少阴始于涌泉，足厥阴始于大敦，足太阴始于隐白，手少阴始于少冲，手厥阴始于中冲，手太阴始于少商，《黄帝内经》将阴性经脉的起点定性为木；足太阳始于至阴、足少阳始于窍阴、足阳明始于厉兑、手太阳始于少泽、手少阳始于关冲、手阳明始于商阳，《黄帝内经》将阳性经脉的起点定性为金。

"营卫之行也，上下相贯，如环之无端，今有其卒然遇邪气，及逢大寒，手足懈惰，其脉阴阳之道，相输之会，行相失也，气何由还？岐伯曰：夫四末阴阳之会者，此气之大络也。四街者，气之径路也。故络绝则径通，四末解则气从合，相输如环。黄帝曰：善。此所谓如环无端，莫知其纪，终而复始，此之谓也。"《灵枢·脉度》从生理和解剖的角度解释了有关气血的经脉之始的3个问题：第一，"营卫之行也，上下相贯，如环之无端"，说明营气和卫气在经脉当中并行，同时证实经脉当中运行的血气就是营血和卫气；第二，"四末阴阳之会者，此气之大络也"，营气和卫气在四肢的末端汇集，并作为气血的起点向经脉灌注，气血选择从四末进入经脉是由于"故络绝则径通，四末解则气从合，相输如环"。第三，"其脉阴阳之道，相输之会"，气血在经脉当中循行有终始，而且通过腧穴的特征表现出气血随经脉的解剖状态变化的特征。

《灵枢·邪客》的"营气者，泌其津液，注之于脉，化以为血，以荣四末，内注五藏六府，以应刻数焉。卫气者，出其悍气之派慓疾，而先行于四末分肉皮肤之间而不休者也"，同样表达了营气和卫气共同起始于四肢末端，并按照"营在脉中，卫在脉外"的方式进入经脉循行。

三、气血的经脉终始与气血的根溜注入系统

"足太阳根于至阴，溜于京骨，注于昆仑，入于天柱、飞扬也。足少

阳根于窍阴，溜于丘墟，注于阳辅，入于天容、光明也。足阳明根于厉兑，溜于冲阳，注于下陵，入于人迎、丰隆也。手太阳根于少泽，溜于阳谷，注于少海，入于天窗、支正也。手少阳根于关冲，溜于阳池，注于支沟，入于天牖、外关也。手阳明根于商阳，溜于合谷，注于阳溪，入于扶突、偏历也。"《灵枢·根结》以根、溜、注、入的方式表现气血在经脉当中的流动状态，根是气血在经脉当中的起点，溜是气血在经脉中平静滑利的状态，注是经脉当中气血如注的部位，入是气血注入所属的器官和汇入阴阳对应经脉的部位。

根：足太阳根于至阴、足少阳根于窍阴、足阳明根于厉兑、手太阳根于少泽、手少阳根于关冲、手阳明根于商阳。根是经脉结构的起点，也是气血在经脉当中的起点，在五输穴系统当中隶属于井穴，在终始系统中为气血的经脉之始。

溜：足太阳溜于京骨、足少阳溜于丘墟、足阳明溜于冲阳、手太阳溜于阳谷、手少阳溜于阳池、手阳明溜于合谷。除阳谷是手太阳小肠经的经穴之外，合谷、阳池、冲阳、京骨和丘墟都是所属经脉的原穴，现代针灸将手太阳小肠经的原穴定位于腕骨。溜集中分布在经脉的原穴处，说明气血在经脉的原穴处已经汇集成流。

注：足太阳注于昆仑、足少阳注于阳辅、足阳明注于下陵、手太阳注于少海、手少阳注于支沟、手阳明注于阳溪，除少海是手太阳小肠经的合穴之外，阳溪、支沟、解溪、昆仑和阳辅等都是所属经脉的经穴，现代针灸将手太阳小肠经的经穴定位于阳谷。注集中分布在经脉的经穴处，说明气血在经脉的经穴处已经形如江河，具备分流和灌溉的能力。

入：经脉在近心端和离心端有两个入口，近心端入口将气血引致经脉的终末结构，离心端入口将气血引致阴阳对应的经脉。足太阳膀胱经在天柱穴处经枕下静脉丛入脑并到达目内眦，在飞阳（飞扬）穴处沿足太阳之别进入足太阳之络以连接足少阴肾经。手太阳小肠经在天窗穴处沿颈外静脉入耳并到达目外眦，在支正穴处沿手太阳之别进入手太阳之络以连接手少阴心经。眼即命门，是根结系统中的太阳之结，标本系统中的手、足太阳之标，也是终始系统中的手、足太阳之终。

足少阳胆经在天冲（天容）穴处沿耳后肌入耳，在光明穴处沿足少阳之别进入足少阳之络以连接足厥阴肝经；手少阳三焦经沿耳后动脉和颞前动脉贯耳，天牖穴相当于颈外动脉的分叉处，在外关穴处沿手少阳之别进入手少阳之络以连接手厥阴心包经。耳即窗笼，是根结系统的少阳之结，标本系统中的手、足少阳之标，也是终始系统中的手、足少阳之终。

足阳明胃经在人迎穴处沿颈外动脉到达口鼻，在丰隆穴处沿足阳明之别进入足阳明之络以连接足太阴脾经；手阳明大肠经在扶突穴处沿颈阔肌连接面部表浅肌肉腱膜系统，分布于面颊和口角，在偏历穴处沿手阳明之别进入手阳明之络以连接手太阴肺经。面颊和口角是根结系统中的阳明之结，标本系统当中的手、足阳明之标，也是终始系统中的手、足阳明之终。

气血的经脉终始在气血的根溜注入系统中得以完整地体现，气血的经脉之始位于根溜注入系统的根部，是气血灌注经脉的起点；气血的经脉之终是根结系统的结，经脉通过根溜注入系统的近心端入口，向经脉之终灌注气血，同时通过远端入口向阴阳对应的经脉灌注气血。美中不足的是，《黄帝内经》只描述了气血在阳性经脉中的根溜注入系统。

按照《黄帝内经》阳性经脉中气血根溜注入的命名规律，可以复制阴性经脉中气血的根溜注入：足少阴根于涌泉，溜于太溪，注于复溜，入于俞府、大钟也。足厥阴根于大敦，溜于太冲，注于中封，入于章门、蠡沟。足太阴根于隐白，溜于太白，注于商丘，入于腹哀、公孙也。手少阴根于少冲，溜于神门，注于灵道，入于极泉、通里也。手厥阴根于中冲，溜于大陵，注于间使，入于天泉、内关也。手太阴根于少商，溜于太渊，注于经渠，入于天府、列缺也。由于经脉中气血根溜注入的规律性非常明确，只有阴经当中的近心端入口需要论证。

按照根溜注入系统当中的入是经脉向根结之结注入气血的部位的定义，寻找经脉在近心端向太仓、廉泉、玉英和膻中注入的最佳结构。

太阴之终位于肠胃和纵隔：腹哀位于肋缘下，足太阴脾经在此可以沿胸横肌进入胸腔，并到达气血的太阴之终，同时沿腹横肌到达脾俞，连接足太阴之标。中府位于上臂内侧，沿贵要静脉可以进入体腔到达太阴之终，沿胸大肌可以到达手太阴之标。

少阴之终位于齿：俞府位于胸锁关节下，足少阴肾经在此沿气管前筋膜到达舌，连接足少阴之标，同时上荣齿，到达少阴之终，齿为"肾主身之骨髓"的外相。极泉位于腋下，手少阴心经在此沿手少阴之别"系舌本"，然后随足少阴肾经上荣于齿，以到达少阴之终；同时沿肩胛下肌到达心俞，到达手少阴之标。

厥阴之终在舌与外阴：章门位于肋下，足厥阴肝经在此进入腹腔，沿腹膜外筋膜向下连接阴器，向上沿上腔静脉"循喉咙之后，上入颃颡"，其间通过肩胛舌骨肌中间腱连接舌，从而到达厥阴之终；通过背部浅筋膜连接肝俞，到达厥阴之标。天泉位于腋前纹头，沿腋动脉鞘进入体内，通过颈动脉鞘连接肩胛舌骨肌中间腱，到达厥阴之终；同时沿腋筋膜到达天池，连接手厥阴之标。

"故阴气从足上行至头，而下行循臂至指端；阳气从手上行至头，而下行至足。"《素问·太阴阳明论》总结了气血的终始在根结系统当中的循行规律。由于阴阳同名的阳性经筋结于头面五官，气血在阴阳同名的阳性经脉当中起于手部、手之阳经之始，沿手之阳经的经脉通道上行并通过根结之结在头面部的交接点进入足之阳经，继续沿足之阳经的经脉通道到达足底；而气血在阴阳同名的阴性经脉当中起于足部、足之阴经之始，沿足之阴经的经脉通道上行并通过根结之结进入手之阴经，继续沿手之阴经的经脉通道到达手掌，完成气血在根结系统当中的循环。

《灵枢·根结》的"九针之玄，要在终始，故能知终始，一言而毕，不知终始，针道咸绝"说明终始是一个独立的系统，包括了根结、标本和终始等内容，根结以经筋为基础，以连接阴阳同名的经筋为特色，是标本和终始系统的结构基础；标本是根结系统当中卫气和津液在经筋周围形成经水的部位，是卫气和津液在根结系统中的聚集方式；终始是气血在根结系统当中灌注的通道。

四、万物之终始

终始有因果之意，有先后之序，是循环的基础，涉及五运六气、生理、病理、诊断和治疗等各个方面，因与结构无关，不作陈述。

第四节

三阴三阳与枢开阖

根结系统中强调三阴三阳，而且通过根结之结将阴阳同名的经筋连接成一个系统。在根结系统中，卫气和津液的分布特点表现为标本，气血的分布特点表现为终始。《黄帝内经》以六合的形式描述了根结之间的连接方式，以枢开阖的形式表述了气血在经脉中所处的状态。

一、三阴三阳的六合模型

"余闻上古圣人，论理人形，列别藏府，端络经脉，会通六合，各从其经，气穴所发各有处名，谿谷属骨皆有所起，分部逆从，各有条理，四时阴阳，尽有经纪，外内之应，皆有表里，其信然乎。"《素问·阴阳应象大论》将人形比作六合，脏腑经络规律地分布于其中，按照阴阳的基本规律内外相应，相为表里。

"愿闻三阴三阳之离合也。岐伯曰：圣人南面而立，前曰广明，后曰太冲，太冲之地，名曰少阴，少阴之上，名曰太阳，太阳根起于至阴，结于命门，名曰阴中之阳。中身而上，名曰广明，广明之下，名曰太阴，太阴之前，名曰阳明，阳明根起于厉兑，名曰阴中之阳。厥阴之表，名曰少阳，少阳根起于窍阴，名曰阴中之少阳。是故三阳之离合也，太阳为开，阳明为阖，少阳为枢。三经者，不得相失也，搏而勿浮，命曰一阳。帝曰：愿闻三阴。岐伯曰：外者为阳，内者为阴，然则中为阴，其冲在下，名曰太阴，太阴根起于隐白，名曰阴中之阴。太阴之后，名曰少阴，少阴根起于涌泉，名曰阴中之少阴。少阴之前，名曰厥阴，厥阴根起于大敦，阴之绝阳，名曰阴之绝阴。是故三阴之离合也，太阴为开，厥阴为阖，少阴为枢。三经者不得相失也。搏而勿沉，名曰一阴。阴阳䩆䩆，积传为一周，气里形表而为相成也。"《素问·阴阳离合论》按照六合的框架建立了人体根结的结构模型。

六合是一个立方体，上下左右共有 6 个面和十二边。"中身而上，名曰广明"，《黄帝内经》将立方体分为上下 2 个等分，也可以说人体的根结模型是由上下 2 个正立方体叠加组成，六合体的高是底边的 2 倍。中线以上为阳，称为广明；中线以下为阴，称为太阴。

"外者为阳，内者为阴，然则中为阴"指出六合结构的大部属阴，少数为阳，只有当人形六合体呈菱形、并以一个角面对正南时，才能满足这一要求。六合体左右立柱之间的额面为人形六合体的中线，中线之前、位于南向的前柱为阳；中线连接的左柱和右柱、和位于北向的后柱属阴。

根据立方体呈菱形向前的体位特点，作者将六合体的 12 条边分别命名为：四柱，前柱、左柱、右柱和后柱；顶边，顶前左边、顶前右边、顶后左边和顶后右边；底边，底前左边、底前右边、底后左边和底后右边等。

按照"前曰广明，后曰太冲，太冲之地，名曰少阴，少阴之上，名曰太阳"定位少阴：少阴的主体应该在后柱的下半部，后柱的上半部属于太阳，说明六合体的后柱被少阴和太阳共同占用，由于太阳位于少阴之上，而被称为"阴中之阳"。同时按照"中身而上，名曰广明，广明之下，名曰太阴，太阴之前，名曰阳明"定位太阴：太阴应该位于少阴之前，太阴的主体应该在左柱的下半部，左柱的上半部属于阳明，说明六合体的左柱被太阴和阳明共同占用，由于阳明位于太阴之上，也被称为"阴中之阳"。

"其冲在下，名曰太阴，……太阴之后，名曰少阴，……名曰阴中之少阴。少阴之前，名曰厥阴，……阴之绝阳，名曰阴之绝阴。"按照太阴、少阴和厥阴之间的关系，在将左柱分配给太阴，后柱分配给少阴的同时，应当将右柱分配给厥阴。而且在六合的底面，占有左柱下半段的太阴通过底后左边连接少阴；占有后柱下半段的少阴通过底后右边连接厥阴，因此厥阴最终被定位于右柱。

"少阴之前，名曰厥阴，厥阴根起于大敦，阴之绝阳，名曰阴之绝阴。"《黄帝内经》所描述的厥阴的结构特点与少阴和太阴不同，少阴与太阳、太阴与阳明共享六合的左柱和后柱，而厥阴为"阴之绝阳"，厥阴独占六合的右柱，因而在太阴、少阴和厥阴的三阴中为"阴之绝阴"。

"厥阴之表，名曰少阳，少阳根起于窍阴，名曰阴中之少阳。"《黄帝内经》对少阳的描述有 2 个特点：第一、少阳为"厥阴之表"，是指少阳与厥阴平行，占据了六合的前柱；第二、少阳为"阴中之少阳"是指：

少阳同时在六合体的顶、底通过底前右边和顶前右边连接厥阴，使得少阳和厥阴在六合体当中成为一个完整的内循环系统，并独立地占有右、前2个立柱。在厥阴为"阴之绝阴"的基础上，少阳成为"阴中之少阳"。

在六合体的顶部：少阳位于菱形的前角，少阳通过顶前右支连接厥阴，通过顶前左支连接阳明，阳明通过顶后左支连接太阳，太阳通过顶后右支连接厥阴，从而完成三阴三阳对六合体的全程覆盖。

二、三阴三阳的生理病理

《黄帝内经》在《素问·阴阳离合论》中描述了三阴和三阳的结构，在《灵枢·根结》中描述了三阴和三阳的病理表现。

首先，《素问·阴阳离合论》中唯独以"太阳根起于至阴，结于命门"标注了太阳的起止点，这种表达方式与《灵枢·根结》的"太阳根于至阴，结于命门"完全一致，说明六合模型中的三阴和三阳是指根结系统，其他如"太阴根起于隐白""少阴根起于涌泉""厥阴根起于大敦""阳明根起于厉兑"和"少阳根起于窍阴"等只描述了根结的起点，而且以"太阳为开，阳明为阖，少阳为枢"和"太阴为开，厥阴为阖，少阴为枢"总结了建立在结构基础之上的根结系统的生理特点。

"太阴为开，厥阴为合，少阴为枢。故开折则仓廪无所输膈洞，膈洞者取之太阴，视有余不足，故开折者气不足而生病也。合折即气绝而喜悲，悲者取之厥阴，视有余不足。枢折则脉有所结而不通，不通者取之少阴，视有余不足，有结者皆取之不足"：少阴在三阴结构中起着枢纽的作用，也是气血在太阴和厥阴之间传递的中枢。在六合体模型当中，太阴、少阴和厥阴都分布在六合体的下部，少阴位于太阴和厥阴之间，成为连接太阴和厥阴的结构中枢。从解剖还原的角度，少阴之筋和少阴之脉在下肢循行在以胫后动脉和股动脉为中心的结构周围，厥阴之筋和厥阴之脉在下肢循行在以大隐静脉为中心的结构周围，太阴之筋和太阴之脉在下肢循行在胫骨后肌和缝匠肌为中心的结构周围，胫后动脉和股动脉的血管神经束和筋膜鞘的强度最大，其伸缩性可以造成隐静脉室，以及下肢后骨筋膜深鞘和缝匠肌筋膜的联动，从而影响经脉的开阖状态。少阴的正常状态趋向于太阴开放和厥阴闭合，以满足太阴的多气少血状态和厥阴少气多血的状态。一旦"少阴为枢"的状态被破坏，就会影响"太阴为开"和"厥阴为合"

的气血平衡，出现《灵枢·根结》所说的少阴之枢的状态被破坏时出现气血不通、脉搏结带的表现；太阴之开的状态被破坏会出现泄泻不食的表现；厥阴之阖的状态被破坏会出现过度悲喜的一类表现。在治疗太阴为开和厥阴为合的病症时，要同时治疗少阴为枢的病原。

　　"太阳为开，阳明为合，少阳为枢。故开折则肉节渎而暴病起矣，故暴病者取之太阳，视有余不足，渎者皮肉宛膲而弱也。合折则气无所止息而痿疾起矣，故痿疾者取之阳明，视有余不足，无所止息者，真气稽留，邪气居之也。枢折即骨繇而不安于地，故骨繇者取之少阳，视有余不足，骨繇者节缓而不收也，所谓骨繇者摇故也，当穷其本也"：少阳在三阳结构中起着枢纽的作用，也是气血在太阳和阳明之间传递的中枢。少阳在六合模型中独占一柱，而且是四柱当中的独阳，成为连接阳明和太阳的主导结构，为三阳之枢。从解剖还原的角度，少阳之筋和少阳之脉循行在下肢以小腿外侧骨筋膜鞘和髂胫束为中心的结构周围，太阳之筋和太阳之脉循行在下肢后骨筋膜鞘为中心的结构周围，而阳明之筋和阳明之脉循行在下肢前骨筋膜鞘为中心的结构周围，少阳所属的外侧骨筋膜鞘和髂胫束的强度最大，其伸缩性可以造成下肢前骨筋膜鞘和后骨筋膜鞘的联动，从而影响经脉的开阖状态。少阳的正常状态趋向于太阳开放和阳明闭阖，以满足太阳的多气少血和阳明的多气多血的状态。一旦"少阳为枢"的状态被迫坏，就会影响"太阳为开"和"阳明为合"的气血平衡，出现《灵枢·根结》所说的少阳之枢的状态被破坏出现关节不收、肢体摇动的表现；太阳之开的状态被破坏出现四肢肌肉之间突然出现的包块，包块是由于卫气和津液在经脉当中不得宣泄而造成；阳明之阖的状态被破坏出现肌肉萎缩，肌肉萎缩是由于失去气血濡养而造成的。同样在治疗太阳为开和阳明为合的病症时，一定要同时治疗少阳为枢的病原。

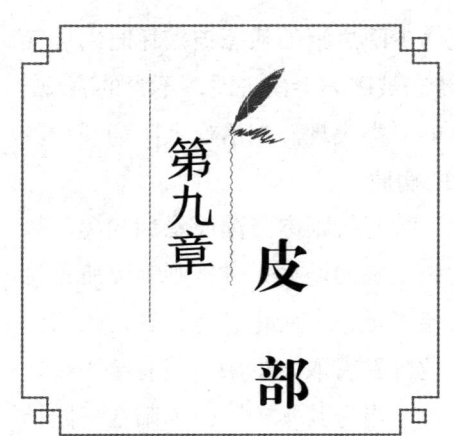

第九章　皮部

　　皮是五体之一，《黄帝内经》定义的皮具有毫毛和腠理等附属结构，与现代解剖定义的皮肤包括汗腺和毛发等结构的认识一致。《素问·长刺节论》中将皮的特征描述为"皮者道也"，所谓"道"就是《素问·玉版论要》中的"道在于一"，是指皮的完整性，说明《黄帝内经》认为皮不仅是人体结构当中的一个完整系统，而且皮肤将人体包裹成一个个体，独立于宇宙之中。

　　《灵枢·卫气失常》的"然皮有部，肉有柱，血气有输，骨有属"中清晰地指出了五体的结构单位：皮有部、肉有柱、骨有度，而且从《素问·皮部论》的"皮有分部，脉有经纪，筋有结络，骨有度量"的描述中可以看出，脉有纵横分布的不同，筋通过结连接和延续，唯独皮是被人为地分为皮部。

　　《黄帝内经》对皮部的认识集中在皮部与血脉、皮部与经脉之间的关系上，第一，"皮者脉之部"，说明皮部的结构与血脉有着直接的关系；第二，"欲知皮部以经脉为纪者，诸经皆然"，说明皮部的划分与血脉和经脉有着直接的关系。

第一节

皮部与浮络

"夫子言皮之十二部，其生病皆何如？岐伯曰：皮者脉之部也，邪客于皮则腠理开，开则邪入客于络脉，络脉满则注于经脉，经脉满则入舍于府藏也，故皮者有分部，不与而生大病也。"《素问·皮部论》在描述外邪进入人体的过程中陈述了皮部与络脉之间的关系。"皮者脉之部也"中的脉是指血脉，而且是浮现于体表的络脉。外邪侵入人体时，首先进入人体的皮肤，然后进入皮肤当中的络脉，一旦进入血脉之中，外邪能够在血脉中从络脉到经脉，并最终进入脏腑，不能在皮部阶段及时治疗，外邪有可能造成严重的脏腑疾病。

"夫邪之客于形也，必先舍于皮毛，留而不去，入舍于孙脉，留而不去，入舍于络脉，留而不去，入舍于经脉，内连五藏，散于肠胃，阴阳俱感，五藏乃伤，此邪之从皮毛而入，极于五藏之次也，如此则治其经焉。今邪客于皮毛，入舍于孙络，留而不去，闭塞不通，不得入于经，流溢于大络，而生奇病也。夫邪客大络者，左注右，右注左，上下左右，与经相干，而布于四末，其气无常处，不入于经俞，命曰缪刺。"《素问·缪刺论》在细致地描述外邪侵入机体过程的同时，总结了"此邪之从皮毛而入，极于五藏之次也，如此则治其经焉"的发病机制和治疗原则，并提出了相应的缪刺方法。"因视其皮部有血络者尽取之，此缪刺之数也"，缪刺法的基本特点是选择相应皮部当中的血络，并对其进行刺络放血，《素问·缪刺论》将与皮部相关的血脉被称为血络。

"愿闻其奇邪而不在经者。岐伯曰：血络是也。黄帝曰：刺血络而仆者，何也？血出而射者，何也？血少黑而浊者，何也？血出清而半为汁者，何也？发针而肿者，何也？血出若多若少而面色苍苍者，何也？发针而面色不变而烦悗者，何也？多出血而不动摇者，何也？"从《灵枢·血络论》对血络的描述分析，血络完全符合表浅静脉的特征。

"阳明之阳，名曰害蜚，上下同法。视其部中有浮络者，皆阳明之络也。其色多青则痛，多黑则痹，黄赤则热，多白则寒，五色皆见，则寒热也。络盛则入客于经，阳主外，阴主内。少阳之阳，名曰枢持，上下同法。视其部中有浮络者，皆少阳之络也，络盛则入客于经，故在阳者主内，在阴者主出，以渗于内，诸经皆然。太阳之阳，名曰关枢，上下同法。视其部中有浮络者，皆太阳之络也。络盛则入客于经。少阴之阴，名曰枢儒，上下同法。视其部中有浮络者，皆少阴之络也。络盛则入客于经，其入经也，从阳部注于经；其出者，从阴内注于骨。心主之阴，名曰害肩，上下同法。视其部中有浮络者，皆心主之络也。络盛则入客于经。太阴之阴，名曰关蛰，上下同法。视其部中有浮络者，皆太阴之络也。络盛则入客于经。凡十二经络脉者，皮之部也。"《素问·皮部论》对皮部与络脉之间的关系进行了系统的描述，并归纳了以下的特点：

第一，"视其部中有浮络者。"《素问·皮部论》在每一段有关皮部的描述中都强调了出现在皮部当中的"浮络"，说明表浅静脉在皮部的划分中起着重要的作用，《黄帝内经》将与皮部相关的血脉分别称为络脉、血络和浮络，络脉泛指视之可见的静脉血管，浮络突出表浅静脉浮于体表的特性，血络则突出其刺络放血的治疗作用。《灵枢·卫气失常》的"皮之部，输于四末"认为，按照表浅静脉划分皮部的方法仅仅适用于手足等四肢的远端。

第二，"络盛则入客于经。"《黄帝内经》在每一段有关皮部的描述中都强调了浮络"客于经"的过程，说明出现在手足皮部的表浅静脉首先汇入粗大的浅表静脉，最终汇入深静脉。粗大的浅表静脉在注入深静脉时遵循"其入经也，从阳部注于经；其出者，从阴内注于骨"和"故在阳者主内，在阴者主出，以渗于内，诸经皆然"的规律。

第三，"阳主外，阴主内。"皮部的分布方式与经筋和经脉的分布方式一致，分布在掌侧的皮部属阴，分布在背侧的皮部属阳。但是《黄帝内经》对手足部的皮部采取统一的命名方式，即手之三阴三阳的皮部和足之三阴三阳的皮部使用同一名称，因而被称为"上下同法"。

一、"视其部中有浮络者"

分布在掌背的表浅静脉是头静脉和贵要静脉的分支，头静脉和贵要静脉的分支融合成手背静脉弓，然后向指端发出掌背侧静脉和指背静脉，其中向拇指和示指分布的指背静脉被命名为头静脉到拇指的分支，是头静脉的终支；向小指分布的指背静脉被命名为小指内侧侧副静脉，是贵要静脉的终支。当副头静脉作为头静脉在前臂的一个独立分支时，分布在 2~4 指的指背静脉汇入手背静脉弓，可以通过副头静脉在肘关节以上汇入头静脉。

分布在掌侧的表浅静脉是前臂正中静脉的分支，前臂正中静脉起源于肘窝，向上分别通过头正中静脉汇入肘外侧的头静脉，通过贵要正中静脉汇入肘内侧的贵要静脉，此时头正中静脉、贵要正中静脉和前臂正中静脉的分布状态呈 Y 型或者 M 型。前臂正中静脉向下分为尺侧支和桡侧支，而且前臂正中静脉的 2 条分支在腕部再次汇合形成掌浅静脉弓，分别向大鱼际的表面、小鱼际的表面和掌心的表面发出静脉分支。

分布在足背的表浅静脉是大隐静脉和小隐静脉的分支，从大隐静脉发出的足内侧缘静脉、和从小隐静脉发出的足外侧缘静脉形成足背静脉弓，然后向足趾发出跖背静脉和趾背静脉。

分布在足底的表浅静脉被称为足底皮下静脉，是小隐静脉在足底的分支，由于足底的皮肤和皮下脂肪较厚，足底皮下静脉并没有显露在皮下，足底皮下静脉在外踝下汇入小隐静脉。

1. "阳明之阳，名曰害蜚，上下同法。视其部中有浮络者，皆阳明之络也。……络盛则入客于经。"

第一，手阳明的皮部被命名为手之害蜚。

裸露在手背部第 1 和第 2 掌骨之间的表浅静脉是头静脉到拇指的分支，头静脉到拇指的分支向前分布到拇指和食指背面，向上在伸肌支持带的表面汇入头静脉，并沿头静脉向前臂桡侧的背面延伸，在前臂的前、中 1/3 段，头静脉开始向到前臂桡侧的屈面移行。头静脉到拇指的分支所分布的拇指、食指背面的皮肤和第 1、第 2 掌骨背面的皮部被划定为手阳明的皮部，并被命名为手之害蜚；头静脉到拇指的分支是手之害蜚的核心结构。

第二，足阳明的皮部被命名为足之害蜚

裸露在足背表面中央的浅表静脉是大隐静脉的足背前弓支，大隐静脉的足背前弓支在内踝的上方、胫骨的内侧面从大隐静脉分出后，在伸肌支持带的表面跨过胫骨，分布在楔骨和第 2、3 趾的表面。大隐静脉的足背前弓支覆盖的足弓部皮肤和第 2、3 趾趾背的皮肤被划定为足阳明的皮部，并被命名为足之害蜚；大隐静脉的足背前弓支是足之害蜚的核心结构。

2."太阳之阳，名曰关枢，上下同法。视其部中有浮络者，皆太阳之络也。络盛则入客于经。"

第一，手太阳的皮部被命名为手之关枢

裸露在小指背部的静脉血管是小指的指背静脉，小指的指背静脉汇入小指内侧侧副静脉，继续向上汇入贵要静脉。小指指背静脉和小指内侧侧副静脉分布的小指背侧和手背尺侧的皮肤被划定为手太阳的皮部，并被命名为手之关枢，小指指背静脉和小指内侧侧副静脉是手之关枢的核心结构。

第二，足太阳的皮部被命名为足之关枢

裸露在足背外侧的浅表静脉是足背外侧缘静脉，小趾趾背的趾背静脉汇入足背外侧缘静脉，在外踝的下方汇入小隐静脉。足背外侧缘静脉和小趾趾背静脉分布的小趾趾背和足背外侧缘的皮肤被划定为足太阳的皮部，并被命名为足之关枢，小趾趾背和足背外侧缘静脉是足之关枢的核心结构。

3."少阳之阳，名曰枢持，上下同法。视其部中有浮络者，皆少阳之络也，络盛则入客于经。"

第一，手少阳的皮部被命名为手之枢持

裸露在手背中央的静脉血管是手背静脉弓，手背静脉弓向前分布于第 2~4 指的指背静脉，向上在伸肌支持带的表面汇入副头静脉。从前臂的中段开始，副头静脉移行到前臂的桡侧，在肘关节的上方汇入头静脉。指背静脉弓和掌背侧静脉分布在手背中央区域的皮肤，以及第 2~4 指指背的皮肤被划定为手少阳的皮部，并被命名为手之枢持，掌背静脉弓和掌背侧静脉是手之枢持的核心结构。

第二，足少阳的皮部被命名为足之枢持

裸露在足背偏外侧、第 4 和第 5 跖骨表面的浅表静脉是大隐静脉的外踝前弓支，大隐静脉的外踝前弓支从小腿中下 1/3 处分出，跨越胫骨的前面分布在外踝前和足背的外侧，并向前延续到第 3、4 趾的背面。大隐静脉的外踝前弓支所覆盖的足背外侧的皮肤、第 3 和第 4 趾趾背的皮肤被划定为足少阳的皮部，并被命名为足之枢持，大隐静脉的外踝前弓支是足少阳皮部的核心结构。

4."少阴之阴，名曰枢儒，上下同法。视其部中有浮络者，皆少阴之络也。络盛则入客于经。"

第一，手少阴的皮部被命名为手之枢儒

裸露在小鱼际表面的浅表静脉是前臂正中静脉的分支，分布在小鱼际表面的浅表静脉向前延伸到小指掌侧的表面，向上汇入前臂正中静脉的尺侧支和前臂正中静脉。小鱼际表面的表浅静脉分布的区域被划定为手少阴的皮部，并被命名为手之枢儒，小鱼际表面的静脉血管是手之枢儒的核心结构。

第二，足少阴的皮部被命名为足之枢儒

足底皮下静脉网归属于足少阴和足太阴的皮部，足少阴的皮部位于足底的外侧，足底皮下静脉在外踝下直接汇入小隐静脉。足底的外侧皮肤被划定为足少阴的皮部，并被命名为足之枢儒，分布在足底外侧的足底皮下静脉是足之枢儒的核心结构。

5."太阴之阴，名曰关蛰，上下同法。视其部中有浮络者，皆太阴之络也。络盛则入客于经。"

第一，手太阴的皮部被命名为手之关蛰

裸露在大鱼际的浅表静脉也是前臂正中静脉的分支，分布在大鱼际表面的浅表静脉向前延伸到拇指和食指的掌面，向上在屈肌支持带的表面汇入前臂正中静脉的桡侧分支，并在前臂的中、上 1/3 处汇入前臂正中静脉。大鱼际表面表浅静脉分布的区域被划定为手少阴的皮部，并被命名为手之关蛰，正中静脉的桡侧分支是手之关蛰的核心结构。

第二，足太阴的皮部被命名为足之关蛰

足底内侧的皮肤被划定为足太阴的皮部，并被命名为足之关蛰，分布在足底内侧的足底皮下静脉支是足之关蛰的核心结构。分布于足底内侧表面的浅表静脉是小隐静脉的内踝分支，足底内侧的表浅静脉经内踝下进入小腿的后部，并在小腿中线处汇入小隐静脉。

6."心主之阴，名曰害肩，上下同法。视其部中有浮络者，皆心主之络也。络盛则入客于经。"

第一，手厥阴的皮部被命名为手之害肩

裸露在手掌中央的浅表静脉同样也是前臂正中静脉的分支，分布在手掌中部表面的浅表静脉可以同时通过前臂正中静脉的尺、桡侧分支汇入前臂正中静脉。手掌中央的表浅静脉分布的区域被划定了为手厥阴的皮部，并被命名为手之害肩，分布在手掌中央的表浅静脉是手之害肩的核心结构。

第二，足厥阴的皮部被命名为足之害肩

裸露在足背内侧的表浅静脉是足背内侧缘静脉，足背内侧缘静脉分布在第一跖骨的表面，向前分布于踇趾的指背，向后在内踝前汇入大隐静脉。足背内侧缘静脉和分布在踇趾的趾背静脉标定了足厥阴皮部所属的区域，足背内侧缘静脉和分布在踇趾的趾背静脉在足背内侧分布的区域被命名为足之害肩，足背内侧缘静脉和分布在踇趾的趾背静脉是足之害肩的核心结构。

二、"络盛则入客于经"

与动脉系统的分布特征不同，静脉系统尤其是分布在四肢远端的静脉有表浅静脉和深静脉的区别，表浅静脉可以被肉眼辨识，深静脉则与动脉伴行。以上皮部所属的络脉与手足部表浅静脉之间的对比已经证实：四肢远端的表浅静脉可以按照三阴三阳的分区方法分类，"视其部中有浮络者"完全可以作为皮部在手足部分区的标准。但是手足部的表浅静脉在跨越腕踝关节之后必须汇入表浅静脉的主干血管，《黄帝内经》将不同皮部所属的表浅静脉汇入表浅静脉主干血管的过程描述为"络盛则入客于经"，分布在前臂的表浅静脉的主干血管包括头静脉、贵要静脉、副头静脉和前臂正中静脉等，分布在下肢的表浅静脉包括大隐静脉和小隐静脉及其主要分支。

手少阴皮部所属的小鱼际区域的表浅静脉在前臂汇入前臂正中静脉的尺侧支；手太阴皮部所属的大鱼际区域的表浅静脉在前臂汇入前臂正中静脉的桡侧支；手厥阴皮部所属的手掌中央部的表浅静脉可以同时汇入前臂正中静脉的尺、桡侧支。手之三阴皮部的"络盛则入客于经"表达了手之三阴皮部中的浅表静脉在前臂都汇入前臂正中静脉的过程。

手阳明皮部所属的头静脉到拇指的分支汇入头静脉；手太阳皮部所属的小指指背静脉、小指内侧侧副静脉汇入贵要静脉；手少阳皮部所属的掌背侧静脉汇入副头静脉后，继续汇入头静脉。"络盛则入客于经"表达了隶属于手之三阳皮部所属的浅表静脉在前臂都汇入头静脉、贵要静脉和副

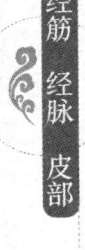

头静脉的过程。《灵枢·经脉》的"六经络手阳明少阳之大络，起于五指间，上合肘中"，以手少阳皮部所属的掌背侧静脉沿副头静脉上行，在肘关节以上汇入头静脉的过程为例，说明手之六经所属皮部当中的表浅静脉都在近心端汇入头静脉和贵要静脉等静脉的主干血管。

足少阴皮部所属的足底皮下静脉内侧支、足太阴皮部所属的足底皮下静脉外侧支、和足太阳所属的足背外侧缘静脉都汇入小隐静脉，"络盛则入客于经"描述了向小隐静脉汇集的足之皮部所属的表浅静脉。

足阳明皮部所属的大隐静脉足背前弓支、足少阳皮部所属的大隐静脉外踝前弓支、和足厥阴皮部所属的足背内侧缘静脉都汇入大隐静脉。"络盛则入客于经"表达了向大隐静脉汇集的足之皮部所属的表浅静脉。

三、在"络盛则入客于经"的过程中，皮部所属的络脉按照以下的规律汇入深静脉

1. "其入经也，从阳部注于经；其出者，从阴内注于骨。"

手之皮部所属的表浅静脉具有明显的阴阳分类规律。手之三阳皮部所属的表浅静脉首先汇入到头静脉和贵要静脉当中，并沿头静脉和贵要静脉循行在上肢的皮下组织中；同时足之三阳和足之三阴皮部所属的表浅静脉均汇入大隐静脉和小隐静脉当中，大隐静脉和小隐静脉都是下肢浅表静脉的主干血管；《黄帝内经》将手之三阳皮部和足之三阳皮部所属的表浅静脉注入浅表静脉主干血管的过程描述为"其入经也，从阳部注于经"。

手之三阴皮部当中的浅表静脉汇入到前臂正中静脉当中，前臂正中静脉在汇入头静脉和贵要静脉的同时可以通过穿支直接汇入正中静脉，正中静脉是前臂的深静脉，《黄帝内经》将手之三阴皮部所属的浅表静脉汇入上肢深静脉的过程描述为"其出者，从阴内注于骨"。

2. "夫邪客大络者，左注右，右注左，上下左右，与经相干，而布于四末，其气无常处，不入于经俞，命曰缪刺。"《素问·缪刺论》通过外邪进入体内的路径解释了表浅静脉主干血管的分布特点。头静脉起自腕背静脉弓的桡侧，沿腕部和前臂后面的桡侧上行，在前臂的中段转至前臂前面的桡侧并上行至肘前区；贵要静脉起自手背静脉弓的尺侧，经腕部和前臂后面的尺侧上行，在肘部转至前臂的前面，并进入肘前区；小隐静脉起自足背静脉弓的外侧端，经外踝后方上行至小腿后面，并沿正中线上行至腘窝下角；小隐静脉的内踝支起自足底皮下静脉的内侧支，绕过内踝后，在小腿后面的中线处汇入小隐静脉，并沿小隐静脉至腘窝下角；而大隐静脉的足背前弓支和外踝前弓支都是从足背的中、外侧上行，跨越胫骨前缘，在胫骨的内侧面汇入大隐静脉。因此，皮部所属的络脉都"布于四末"，起始于手足部的浅表静脉网，与《灵枢·卫气失常》"皮之部，输于四末"的描述完全一致；手足部的浅表静脉汇入四肢的浅表静脉主干血管的上行过程都遵守"左注右，右注左"的规律；而且表浅静脉的主干血管最终注入深静脉血管，连接到经脉的血管上，实现"上下左右，与经相干"。

3."故在阳者主内，在阴者主出，以渗于内，诸经皆然。"

浅表静脉是人体静脉回流的主要血管，同时浅表静脉与深静脉之间存在着广泛的交通支，"在阳者主内，在阴者主出"表达了十二皮部所属的浅表静脉与深静脉之间的丰富连接，其中"在阳者主内"是指表浅静脉当中的静脉血可以被深静脉血管回纳；"在阴者主出"是指深静脉当中的静脉血可以被输送到表浅静脉当中。《黄帝内经》以"以渗于内"表达了浅表静脉最终汇入到深静脉的过程。"诸经皆然"是指十二皮部当中的表浅静脉都具有与深静脉交通支，能够汇入深静脉与动脉主干血管伴行，并且最终进入体内的分布规律。

第二节

皮部与经脉

　　"欲知皮部以经脉为纪者，诸经皆然。"《素问·皮部论》同时明确地指出了按照经脉划分皮部区域的方法，弥补了按照"浮络"划分皮部的方法只适用于手足部的不足，在没有血络规律性出现的部位，皮部的分区是十二经脉在体表的投影。

　　一、手之三阴的皮部

　　手太阴皮部在手掌分布在拇指的掌侧和大鱼际的表面，在前臂分布在桡骨桡侧缘至肱桡肌尺侧缘之间的皮肤，从肘中到肩峰分布在肱二头肌桡侧缘和肱二头肌尺侧缘之间的皮肤，占据了肱二头肌的表面，在躯体分布在胸大肌表面的皮肤。

　　手少阴皮部在手掌分布在小指的掌侧和小鱼际的表面，在前臂分布在尺骨尺侧缘至尺侧腕屈肌的桡侧缘之间的皮肤，从肘中到肩前分布在肱二头肌尺侧缘和肱三头肌尺侧缘之间的皮肤，在躯体分布在腋窝顶和胸大肌表面的皮肤。

　　手厥阴皮部在手掌分布在第2~4指的掌面和大鱼际与小鱼际之间，在前臂分布在肱桡肌的尺侧缘和尺侧腕屈肌的桡侧缘之间的皮肤，其间是掌长肌腱和桡侧腕屈肌腱的表面，从肘中到肩前分布在肱二头肌尺侧缘和肱三头肌尺侧缘之间的皮肤，在躯体分布在腋窝和胸大肌表面的皮肤。手厥阴皮部和手少阴皮部在上臂的分布区域重叠，手太阴皮部、手厥阴皮部和手少阴皮部在胸前的分布区域重叠。

　　二、手之三阳的皮部

　　手阳明皮部在手背分布在食指、拇指背面和第1、2掌骨之间背面的皮肤，在前臂分布在桡骨桡侧缘与桡侧腕长伸肌尺侧缘之间的皮肤，在上臂分布在肱二头肌桡侧缘与肱三头肌桡侧缘之间的皮肤，在躯体分布在三角肌、斜方肌中上部肌束和颈阔肌表面的皮肤。

手太阳皮部在手背分布在小指和第五指骨背面的皮肤，在前臂分布在尺骨尺侧缘与尺侧腕伸肌桡侧缘之间的皮肤，在上臂分布在肱三头肌长头的表面、从肱三头肌内侧头的尺侧缘到肱三头肌长头的桡侧缘之间的皮肤，在躯体部分布在肩胛骨和肩胛提肌的表面。

手少阳皮部在手背分布在三指和四指背面的皮肤，在前臂部分布在尺侧腕伸肌桡侧缘和桡侧腕伸肌尺侧缘之间的皮部，在上臂分布在肱三头肌长头桡侧缘和肱三头肌外侧头桡侧缘之间的皮部，在躯体部分布在肩胛骨的边缘和肩胛提肌的表面。

三、足之三阴的皮部

足厥阴皮部分布在姆趾的背面，赤白肉线与第1、2跖骨之间背部的皮肤，经内踝前分布到胫骨内侧面的皮肤。在大腿部，分布在股薄肌的表面，位于大腿内侧的中央。在躯体部，足厥阴皮部分布在阴阜表面，并向下腹部扩散。

足太阴皮部分布在姆趾的掌面，在足底分布在内侧赤白肉际与掌足底腱膜内侧缘之间的皮肤，沿姆长屈肌腱鞘的表面绕过内踝。在小腿部，分布在胫骨后缘与趾长屈肌内侧缘之间的皮肤。在大腿部，分布在缝匠肌的表面，从膝关节的内侧转移到髂前上棘。在躯体部，足太阴皮部从髂前上棘与髂后上棘之间，分布到外斜肌后缘和竖脊肌之间的皮肤。

足少阴皮部分布在2~5趾的掌面，从足外侧赤白肉际到掌足底腱膜内侧缘之间的皮肤，在内踝的后部分布在趾长屈肌腱鞘的表面，趾长屈肌腱鞘位于姆长屈肌腱鞘的前面。在小腿部足少阴皮部分布到趾长屈肌内侧缘和腓肠肌内侧缘之间的皮肤，在大腿部，足少阴皮部分布在缝匠肌后缘与股薄肌之间的皮肤，位于大收肌、长收肌的表面；在躯体部、足少阴皮部分布在两侧竖脊肌内侧缘之间的皮肤，位于棘上韧带的表面。

四、足之三阳的皮部

足阳明皮部分布在第2、3趾和第2、3跖骨背面的皮肤，经两踝的背部，分布到胫骨前缘到腓骨长肌前缘之间的皮肤，在大腿部分布在股四头肌内侧头的内侧缘与髂胫束前缘之间，占据了股四头肌的表面，在躯体部、足阳明皮部分布在腹直肌外侧缘与腹白线之间，占据了腹直肌的表面。

足少阳皮部分布在第4趾和第4跖骨背部的皮肤，沿腓骨长肌腱鞘和腓骨短肌腱鞘分布在外踝的表面，在小腿部分布在腓骨长短肌前、后缘之间的皮肤，在大腿部分布在髂胫束前、后缘之间的皮部，并覆盖腹股沟韧带和阔筋膜张肌的表面。在躯体部，足少阳皮部分布在腹外斜肌外侧缘与腹直肌之间的皮部，在腋下覆盖在前锯肌的表面。

足太阳皮部分布在小趾和第 5 跖骨背面的皮肤，经外踝和足跟连接跟腱表面的皮肤，并扩展到腓肠肌和比目鱼肌的表面，在大腿的后面分布在髂胫束后缘与股薄肌后缘之间的皮肤，位于股二头肌和半筋肌、半膜肌的表面。在躯体部，足太阳皮部分布在臀大肌、竖脊肌和背阔肌的表面。

在颈部：足阳明皮部分布在胸锁乳突肌表面，足少阳皮部分布在前斜角肌和中斜角肌的表面，手阳明皮部分布于斜方肌和颈阔肌的表面，手太阳皮部和手少阳皮部分布在肩胛提肌的表面，足少阴皮部分布在头半棘肌的表面，足太阳皮部分布在肩胛舌骨肌的表面。

在头面部：足太阳皮部分布在枕额肌的表面，足阳明皮部分布在咬肌和鼻周的表面，手阳明皮部分布在口轮匝肌的表面，足少阳和手少阳皮部分布在颞肌和颊脂体的表面。

确定皮部在体表的分区对经脉在体表的投影和经脉腧穴的定位有着至关重要的作用。

第三节

皮部与经络

学界对皮部的属性有着不同的认识，许多学者认为皮部隶属于经脉，是十二经脉的附属结构，如皮部"是十二经脉外行路线的部位，其功能也是十二经脉功能的一部分[1]"；也有学者认为皮部是经络的组成部分，"皮部是指体表按经络系统的分部[2]"，"也是经络系统最外表的部分[3]"，田氏以"皮部是经络系统的重要组成部分，在《内经》中指出它是十二经脉的体表分区，又是络脉脉气散布所在[4]"对皮部进行了最为精确的定义。

一、皮部具有经脉的特征

"卫气行于皮部[5]"的观点在《素问·痹论》的"卫者，水谷之悍气也，其气剽疾滑利，不能入于脉也，故循皮肤之中，分肉之间"当中有过明确表述，同时表浅静脉是界定皮部的重要解剖结构，因此，典型的皮部解剖既有运行卫气的结构，又有循行营血的结构，皮部能够运行气血，具有经脉的基本特点；但是皮部当中的表浅静脉只在手足部集中出现，在手足之外的区域内表浅静脉的分布并不具有规律性，因此，皮部不能被完全视为经脉运行气血功能在皮部的延伸，更不能作为经脉的附属结构。

二、皮部是经络系统的重要组成部分

皮部的主体是皮肤，是对皮肤的分区。在表浅静脉规律性分布的区域，皮部以表浅静脉的分布形式划分皮部的分区；在没有表浅静脉规律分布的区域，"十二皮部是十二经脉在人体表面皮肤上相应的投影区域，它的分

［1］陈文光. 浅论《内经》对人体体表区域的划分 [J]. 上海中医药杂志.1988, 5: 47-49.

［2］张翠红. 针灸理论中的三分法 [J]. 中国中医基础理论杂志. 2009, 15(9): 690-695.

［3］龚憬. 经络皮部理论对针灸临床的指导意义 [J]. 湖南中医药导报. 1998, 4(4): 006.

［4］田岳凤.《内经》皮部理论浅析 [J]. 针灸临床杂志. 1995, 11(7): 13-14.

［5］罗玲等. 灸法卫气与皮部 [J]. 辽宁中医杂志. 2010, 37(5): 831-832.

布范围是以十二经脉在人体的循行路线为依据的[1]"，因此皮部是独立于经络系统当中的解剖结构，而且是组成经络系统的重要组成部分。

"凡十二经络脉者，皮之部也"定义了皮部是经络当中的独立系统，十二经脉在躯体表面的投影和十二经脉区域之内的表浅血管是划分皮部的关键。

[1] 李志敏 . 浅谈十二皮部的整体作用 [J]. 吉林中医药 . 1992, (5): 1-2.

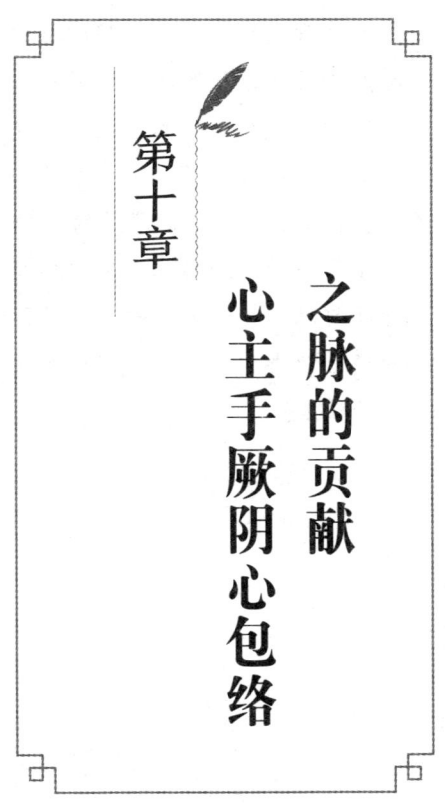

第十章

心主手厥阴心包络
之脉的贡献

　　《黄帝内经》对手厥阴所属结构有完整的描述：心包从心脏分离、肱动脉血管神经束从肱动脉分离是《黄帝内经》命名手厥阴所属结构的关键点，《黄帝内经》中的手厥阴心包经、手厥阴之筋、手厥阴之别和手厥阴之正等结构都冠以"心主"的称呼，说明手厥阴所属的结构都与心有直接关系，都附属于手少阴所属的结构。

　　手厥阴心包经的建立不仅解决了位于前臂前骨筋膜鞘当中的正中动脉和骨间前动脉的归属问题，而且弥补了位于足少阴肾经和手少阳三焦经之间的通道缺失，使得十二经脉成为一个回环，真正建立了气血的十二经脉循环的模型。

第一节

从解剖还原的角度认识"十一脉灸经"

汉马王堆出土的《十一脉灸经》是公认的《灵枢》经络学的祖本,《十一脉灸经》包括《足臂十一脉灸经》和《阴阳十一脉灸经》,《十一脉灸经》是后人根据其学术内容赋予的书名,《十一脉灸经》的成书年代不详,但是文物年代比较确定,大概在公元前200年,比《黄帝内经》的成书年代早大概400年,《十一脉灸经》的学术内容远没有像《黄帝内经》一样形成系统,《十一脉灸经》与《灵枢》的最大区别在于:《十一脉灸经》当中只有十一条经脉,《黄帝内经》中出现的手厥阴之筋和手厥阴心包经从解剖的角度不仅完整地认识到经筋和经脉的区别,而且成功地为经脉的循环理论建立了结构基础。

本章节将从解剖结构的角度论证《黄帝内经》对手厥阴之筋和手厥阴心包经的认识,和对经脉循环理论的贡献。鉴于学术资源的限制,本文中有关《十一脉灸经》的经文均以欧阳八四[1]发表在中医药信息上的论文为基础。

一、《阴阳十一脉灸经》是《黄帝内经》经脉篇的原型

1.《阴阳十一脉灸经》对十一脉的描述

《阴阳十一脉灸经》有2个版本,源自同时出土的2本不同的医著当中,《阴阳十一脉灸经》的2个版本所载内容几乎完全一致,只是对肩脉在手背部的描述略有出入,但是内容及逻辑一致。本文采用的《阴阳十一脉灸经》原文是[2]:

足巨阳脉:潼(踵)外踝(窦)中,出却(郄)中,上穿○(臀),

---

[1] 欧阳八四.《足臂十一脉灸经》与《阴阳十一脉灸经》经脉循行比较研究 [J]. 中医药信息. 2016（33）5: 98-101.

[2] 现存的《十一脉灸经》原文是在破损绢帛上的拼图,其中有明显的漏字的空格以及与《黄帝内经》不同的部分,论文的作者使用了各种符号加以标注。

出厌中，夹脊，出于项，□头角，下颜，夹鬜（颊），系目内廉。

[少]阳脉：系于外踝之前廉，上出鱼股之[外，出]□上，[出目前]。

[足]阳明脉：系于骭骨外廉，循骭而上，穿膑，出鱼股□□□□，穿[乳]，穿颊，[出目外]廉，环[颜]□。

少阴脉：系于内踝外廉，穿腨，出却[中]央，上穿脊，之□廉，系于肾，夹舌。

大（太）阴脉：是胃脉也。彼（被）胃，出鱼股阴下廉，腨上廉，出[内]踝之上廉。（……上当走心）

厥阴脉：系于足大指丛[毛]之上，乘足[跗上]廉，去内踝一寸，上[踝]五寸，而[出大（太）阴之后]，上出鱼股内廉，触少腹，大眦旁。

肩脉：起于耳后，下肩，出臑外[廉]，出□□□□，乘手背。

耳脉：起于手背，出臂外两骨之间，[上骨]下廉，出[肘中]，入耳中。

齿脉：起于次指与大指，上出臂上廉，入肘中，乘臑，[穿]颊，入齿中，夹鼻。

臂钜（太）阴脉：在手掌中，出内阴两骨之间，上骨下廉，筋之上，出臂[内阴，入心中]。

臂少阴脉：起于臂两骨之间，之下骨上廉，筋之下，[出]臑内阴，（入心中）。

总结《黄帝内经》中经脉结构的特点发现：第一，经脉是连接人体的解剖间隙和空间形成的一个完整的管道系统，第二，每一条经脉都有其所属的脏腑，经脉与所属脏腑之间都有实质性的连接，第三，经脉之间首尾相连形成一个循环系统。经脉的这些特点在《阴阳十一脉灸经》当中都有明确地体现。

2.《阴阳十一脉灸经》中十一经与脏腑的关系

《阴阳十一脉灸经》在4条经脉当中涉及4个脏腑，如"大（太）阴脉……被胃……上当走心""少阴脉……系于肾""臂少阴脉……入心中"和"臂钜阴脉……入心中"等。

第一，《阴阳十一脉灸经》中的大（太）阴脉被描述为"被胃，下出鱼股阴下廉，腨上廉，出内踝之上廉。……上当走心"，《黄帝内经》中的足太阴脾经被描述为"起于大指之端，循指内侧白肉际，过核骨后，上内踝前廉，上踹内，循胫骨后，交出厥阴之前，上膝股内前廉，入腹属脾络胃，上膈，挟咽，连舌本，散舌下；其支者，复从胃，别上膈，注心中"。大（太）阴脉"被胃"在《灵枢·经脉》中被描述为"入腹属脾络胃"，"上当入心"被描述为"注心中"，大（太）阴脉具备足太阴脾经与相应脏腑关系的基本特征。

第二，《阴阳十一脉灸经》：少阴脉"系于内踝外廉，穿腨，出郄中央，上穿脊之内廉，系于肾，夹舌本。"在《黄帝内经》中被描述为足少阴肾经"起于小指之下，邪走足心，出于然谷之下，循内踝之后，别入跟中，以上踹内，出腘内廉，上股内后廉，贯脊属肾络膀胱；其直者，从肾上贯肝膈，入肺中，循喉咙，挟舌本；其支者，从肺出络心，注胸中"。少阴脉"系于肾"在《灵枢·经脉》中被描述为"属肾络膀胱"，"夹舌"被描述为"挟舌本"，少阴脉具备足少阴经与相应脏腑关系的基本特征。另外，《足臂十一脉灸经》当中的"足少阴脉……出肝"应该是对"上贯肝膈"的补充。

第三，《阴阳十一脉灸经》："臂少阴脉：起于臂两骨之间，之下骨上廉，筋之下，［出］臑内阴，（入心中）"，在《黄帝内经》中被描述为"心手少阴之脉，起于心中，出属心系，下膈络小肠：其支者，从心系上挟咽，系目系；其直者，复从心系却上肺，下出腋下，下循臑内后廉，行太阴心主之后，下肘内，循臂内后廉，抵掌后锐骨之端，入掌内后廉，循小指之内出其端"。臂少阴脉的"入心中"在《灵枢·经脉》中被描述为"起于心中"，［出］臑内阴被描述为"下循臑内后廉"，臂少阴脉具备手少阴心经与相应脏腑关系的基本特征。

第四，《阴阳十一脉灸经》："臂钜（太）阴脉：在手掌中，出内阴两骨之间，上骨下廉，筋之上，出臂［内阴，入心中］。"在《黄帝内经》中被描述为"肺手太阴之脉，起于中焦，下络大肠，还循胃口，上膈属肺，从肺系横出腋下，下循臑内，行少阴心主之前，下肘中，循臂内上骨下廉，入寸口，上鱼，循鱼际，出大指之端；其支者，从腕后直出次指内廉，出其端"。《黄帝内经》当中的肺系可以被还原为肺根和肺门等，是手太阴肺经在胸腔当中的重要结构，手太阴肺经沿闭锁的胸腹膜管从食管裂孔到达纵隔当中，一方面沿脏层胸膜和其中的肺动脉入肺，一方面沿壁层胸膜到达肺尖并转移到锁骨下静脉所在的筋膜鞘当中，实现手太阴肺经"上膈属肺，从肺系横出腋下"；《黄帝内经》没有描述手太阴肺经必须经过右心室和右心房完成从肺动脉向上腔静脉转移的过程，但是《阴阳十一脉灸经》的"臂钜阴脉……入心中"则清晰地描述了手太阴肺经在到达肺门之后，通过肺动脉连接右心室，然后通过右心房进入上腔静脉和头臂经脉，并移行到锁骨下静脉的过程，弥补了《黄帝内经》有关手太阴肺经的循行路径中缺失心的不足。

3.耳脉、齿脉和肩脉是手之三阳的经脉雏形

《阴阳十一脉灸经》中没有手阳明大肠经、手少阳三焦经和手太阳小肠经的称谓，对手之三阳的认识尚停留在耳脉、齿脉和肩脉的水平上。"齿脉：起于次指与大指，上出臂上廉，入肘中，乘臑，[穿]颊，入齿中，夹鼻"，其中的"起于次指与大指"具有明确的手阳明大肠经的特征；"耳脉：起于手背，出臂外两骨之间，[上骨]下廉，出[肘中]，入耳中"，其中的"出臂外两骨之间"具有明确的手少阳三焦经的特点，"肩脉：起于耳后，下肩，出臑外[廉]，出□□□□，乘手背"成为手少阳小肠经的唯一选择。

耳脉、齿脉和肩脉等作为解剖概念被《黄帝内经》纳入了人体的三部系统当中，而且继续保留了耳脉、齿脉和肩脉等所代表的手之三阳的特征，"上部天，两额之动脉；上部地，两颊之动脉；上部人，耳前之动脉"表现"天以候头角之气，地以候口齿之气，人以候耳目之气"。耳脉、齿脉和肩脉的分布与手三阳脉在面部的分布区域基本相符，齿脉即"上部地，两颊之动脉"，是指手阳明大肠经循行在下颌部的面动脉；耳脉即"上部人，耳前之动脉"，是指手少阳三焦经循行在耳前的颞浅动脉；肩脉即"上部天，两额之动脉"，是指分布在颞下窝当中的上颌动脉。

4.《阴阳十一脉灸经》中经脉之间的连接

《阴阳十一脉灸经》当中有2处描述显示出有关经脉之间存在着连接的可能，成为经脉之间相互连接的雏形。

第一，《黄帝内经》描述的足阳明胃经是"胃足阳明之脉，……其支者，别跗上，入大指间，出其端"，足太阴脾经是"脾足太阴之脉，起于大指之端"，说明足阳明胃经在到达踇趾之后与足太阴脾经交接。《阴阳十一脉灸经》则以"大（太）阴脉：是胃脉（也）"的形式表达了足太阴脾经和足阳明

胃经之间的密切关系，和足太阴脾经连接在足阳明胃经之后的解剖顺序。

第二，"肩脉：起于耳后"，《阴阳十一脉灸经》当中的肩脉具有显著的特点：是唯一的一条不以四肢远端作为起点的经筋结构，应该是向四肢远端分布的经脉雏形。虽然从耳后下肩至手背并不符合手太阳小肠经的循行特点，但是说明《阴阳十一脉灸经》中已经出现了经脉具有向心和离心循行的基础。

"起于耳后"在《黄帝内经》的十二经系统当中得到了充分的认可，尤其是在"足阳明之别，名曰丰隆，去踝八寸，别走太阴；其别者，循胫骨外廉，上络头项，合诸经之气，下络喉嗌"中，耳后被称为"合诸经之气"，是经筋和经脉在头颈的汇集点，手阳明、手太阳、手少阳、足少阳、足太阳和足阳明等所有阳性经络结构、甚至手厥阴之正都汇集于耳后乳突周围。

因此，《阴阳十一脉灸经》中描述的十一脉具备经脉系统的基本要素，可以作为《灵枢·经脉》的雏形。

二、《足臂十一脉灸经》是《黄帝内经》经筋篇的原型

《灵枢·经筋》描述的经筋系统有以下几个特点：第一，经筋的结构基础是肌肉、血管和神经等组织，第二，经筋是包裹肌肉、血管和神经的筋膜组织，筋膜将呈阶段性的肌肉、血管和神经等结构连接成链状的经筋；第三，经筋通过结将肌肉、血管和神经等不同的组织连接为一体，经筋通过结在不同的组织结构当中转换；第四，经筋循行于躯干和四肢，能够在浅层找到其结构的踪迹。

1.《足臂十一脉灸经》对十一脉的描述[1]

足泰（太）阳脉：出外踝窦中，上贯膊（腨），出于却；枝之下胕；其直者贯□，夹脊，□□，上于豆（头）；枝颜下，之耳；其直者，贯目内眦，之鼻。

足少阳脉：出于踝前，枝于骨间，上贯膝外廉，出于股外廉，出胁；枝之肩薄（膊）；其直者，贯腋，出于项、耳，出（枕），出目外眦。

足阳明脉：循胕中，上贯膝中，出股，夹少腹，上出乳内廉，出嗌，夹口以上，之鼻。

---

[1]现存的《十一脉灸经》原文是在破损绢帛上的拼图，其中有明显的漏字的空格以及与《黄帝内经》不同的部分，论文的作者使用了各种符号加以标注。

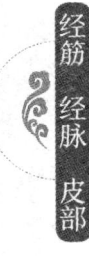

足少阴脉：出内踝窦中，上贯腨（腨），入却，出股，入腹，循脊内□廉，出肝，入胠，系舌□。

足泰（太）阴脉：出大指内廉骨际，出内踝上廉，循胻内［廉］，□膝内廉，出股内廉。

足厥阴脉：循大指间，以上出胻内廉，上［踝］八寸，交泰（太）阴脉，□股内，上入脞间。

臂泰（太）阳脉：出小指，循骨下廉，出臑下廉，出肩外廉，出项□□□［目］外眦。

臂少阳脉：出中指，循臂上骨下廉，奏（凑）耳。

臂阳明脉：出中指间，循骨上廉，出□□上，奏（凑）○（枕），之口。

臂泰（太）阴脉：循筋上廉，以奏（凑）臑内，出腋内廉，之心。

臂少阴脉：循筋下廉，出臑内下廉，出腋，奏（凑）胁。

2.《足臂十一脉灸经》的命名规律

《足臂十一脉灸经》当中十一脉的命名方式是"以阴阳理论为指导的，均为先足脉、后臂脉、先阳脉、后阴脉的顺序。而阳脉间，首太阳，次少阳，后阳明；阴脉中，先太阴，继少阴，末厥阴[1]"，唯独没有手心主之筋的记载。《灵枢·经筋》中对经筋的命名和排列顺序都采用了相同的模式。

3.《足臂十一脉灸经》中十一脉的循行规律

《足臂十一脉灸经》都是"从四肢末端开始，止于躯干头面[2]"，这种向心性分布与《灵枢·经筋》当中所有经筋结构的循行特点完全一致。

4.《足臂十一脉灸经》与脏腑的连接

《足臂十一脉灸经》当中有 2 处与脏腑有关的描述，即"足少阴……出肝"和"臂泰（太）阴……之心"。《黄帝内经》将经筋系统分成经筋、经别和正别等 3 个部分，其中经筋是分布在四肢和躯体的主体结构，经别是连接在阴阳对应的经筋之间的分支结构，正别是进入体腔并连接脏腑的分支结构。

第一，"足少阴……出肝"可能是"足少阴之别……其别者，并经上

［1］常存库.中国医学史［M］.北京：中国中医药出版社.2007，36.

［2］沈国权.经筋－经络的初始状态——从马王堆帛书探讨经络学说的形成［J］.上海针灸杂志.2014(33)1：72-74.

走于心包，下外贯腰脊"的雏形。足少阴之别从髂腰肌筋膜沿腹内筋膜经膈下筋膜到达横膈，在穿过横膈的肌间裂隙的同时，与附着在横膈上的肝脏连接，"足少阴……出肝"是足少阴之别"上走于心包"过程当中的一个重要环节，而且是足少阴肾经实现"从肾上贯肝膈，入肺中"的解剖基础。

第二，"臂泰（太）阴……之心"可能是"手太阴之正，别入渊腋少阴之前，入走肺，散之太阳，上出缺盆，循喉咙"的雏形。手太阴之正从肱二头肌筋膜转移到贵要静脉壁之后，沿贵要静脉、腋静脉进入体腔，手太阴之别在胸腔内一方面沿锁骨下动脉筋膜鞘、胸内筋膜、胸膜上膜和纵隔胸膜分布，一方面通过锁骨下静脉、上腔静脉到达心脏。《黄帝内经》强调了手太阴之别沿筋膜循行的过程，《足臂十一脉灸经》强调了手太阴之正沿锁骨下静脉和上腔静脉的管壁到达心脏的过程。《足臂十一脉灸经》的"臂泰（太）阴……之心"是《阴阳十一脉灸经》的"臂钜（太）阴脉……入心中"的结构基础。《灵枢·营卫生会》中营气"上注于肺脉，乃化而为血"过程当中肺脉就是从静脉角到达右心房的上腔静脉，证实手太阴肺经在胸腔当中不仅沿筋膜，而且沿血管分布。

因此，《足臂十一脉灸经》所描述的十一脉符合经筋结构的基本特点，《足臂十一脉灸经》中经筋与脏腑之间的联系建立了《黄帝内经》正别系统的解剖基础，因此，《足臂十一脉灸经》是《灵枢·经筋》的雏形。

第二节

心主手厥阴经络结构的贡献

　　《十一脉灸经》中经脉的数量是"上足（脉）六、手（脉）五"，说明十一条经脉的设计是基于天六地五的理念，但是其下肢的 6 条经脉又具三阴三阳的雏形。《黄帝内经》在《十一脉灸经》的基础上增加了一个"心主"系统，包括了手心主之筋、手心主之别、手心主之正和心主手厥阴心包络之脉等 4 个结构，在手厥阴所属经络结构的命名中完全使用"心主"的定义，只有在"心主手厥阴心包络之脉"中才使用了厥阴的概念，说明手厥阴所属的经络结构是附属于手少阴心的结构。《黄帝内经》中心主手厥阴经络系统的设立即满足了天六地五的数术特征，也形成了经络系统三阴三阳的模式。

　　心主手厥阴心包络之脉的设立实现了从十一脉向十二经脉的转变。

一、手少阴所属结构的解剖重述

　　1. 手少阴之筋　　手少阴之筋的解剖还原是从小指屈肌腱沿小指短屈肌、尺侧腕屈肌上行，在上臂循行在肱动脉上，然后从腋动脉转向胸小肌，沿胸小肌、锁胸筋膜和锁骨下肌最后附着在肩胛喙突。由于肱动脉是既能进入腋鞘，又能连接胸前壁深筋膜的唯一结构，因此，手少阴之筋在上臂以肱动脉为载体，循行在肱动脉的外膜上。

　　2. 手少阴之别　　手少阴之筋在通里处发出了 2 条经别，其中向心性经别从尺侧腕屈肌腱转移到尺动脉的外膜上，沿尺动脉、肱动脉、腋动脉、锁骨下动脉"入于心中"，同时在主动脉弓返折，手少阴之别沿颈总动脉、颈外动脉的舌动脉分支"系舌本"和面动脉分支经内眦动脉"属目系"。因此，手少阴之别的向心性分支循行在尺动脉、肱动脉、腋动脉、锁骨下动脉的外膜上。

　　3. 手少阴之正　　手少阴之正是手少阴之筋进入体腔的分支，手少阴之正跟随手太阳之正沿静脉血管进入体腔。手少阴之正"别入于渊腋两筋之间，属于心"，沿腋静脉、锁骨下静脉、上腔静脉到达心脏。手少阴之正在体内与手太阳之正的"别于肩解，入腋走心"路径重叠。

4. 手少阴心经　手少阴心经"起于心中""出属心系"，并且从心系发出了头面、上肢和腹腔等三个分支，尤其是向上肢分布的分支沿锁骨下动脉经腋鞘进入前臂，循肱动脉、尺动脉和小指尺掌侧动脉及其周围的组织间隙到达小指的指端。因此，手少阴心经以手少阴之别的结构为基础，尤其是尺动脉及其周围的组织间隙是手少阴心经在前臂的标志性结构。

二、手厥阴所属结构的解剖重述

1. 手厥阴之筋　手厥阴之筋在腕部没有结，沿指浅屈肌腱和掌长肌直接到达肘部；在上臂沿肱动脉血管神经束上行并转移到腋筋膜上，在腋窝中手厥阴之筋通过腋筋膜向前移行为胸大肌筋膜、胸小肌筋膜、锁胸筋膜和锁骨下肌筋膜等，向后移行为冈上肌、冈下肌、小圆肌、大圆肌、背阔肌、和肩胛下肌的筋膜，向内覆盖前锯肌和肋间肌，因此，包裹肱动脉的血管神经束成为手厥阴之筋在上臂的解剖特征。

2. 手厥阴之别　手厥阴之别与心的关系是"系于心，包络心系"，说明手厥阴之别在出入心脏的主要血管处连接心脏。手厥阴之别在前臂"出于两筋之间"，并被命名为内关，因此，将手厥阴之别在前臂定位于正中动脉的血管神经束上，并沿锁骨下动脉筋膜鞘和椎前筋膜进入纵隔，在大血管的出入处连接心包膜；共享肱动脉血管神经束是手厥阴之别与手厥阴之筋的重要解剖特征。

3. 手厥阴之正　手厥阴之正是跟随手少阳之正进入体腔的手厥阴之筋的分支，"别下渊腋三寸，入胸中"说明手厥阴之正从腋筋膜开始沿腋鞘进入体内，通过包裹锁骨下动脉的椎前筋膜鞘进入纵隔，在横膈上经食管裂隙连接腹膜，经腰肋三角连接腹内筋膜，从而"别属三焦"。因此，共享腋筋膜、锁骨下动脉的筋膜鞘和纵隔胸膜是手厥阴之正和手厥阴之别的重要解剖特征，而且手厥阴之正和手厥阴之别在体腔内形成的组织空间和间隙是手厥阴心包经在体内循行通道的基础。

4. 手厥阴心包经　手厥阴心包经起于纵隔，向 2 个方向延伸：向下经横膈的食管裂孔处进入腹膜腔，并经横膈的腰肋三角进入腹膜后隙；向上经腋鞘进入肱动脉血管神经束，在前臂从前骨间动脉的血管神经束进入腕管。手厥阴心包经在前臂循行在前骨间动脉血管神经束当中，与沿正中血管神经束循行的手厥阴之正占据不同的解剖结构。

三、手厥阴心包经的"心主"属性

心包既不属于五脏六腑，也不属于奇恒之腑，唯独在《素问·灵兰秘典论》当中被列为人体的"十二官"之一，是"十二脏之相使"，以辅助五脏六腑履行生理功能。在《黄帝内经》的解剖体系中，心包只是膻中的一个组成部分，"膻中者，臣使之官，喜乐出焉，可刺心包络所流"，膻中的解剖实质是纵隔，是上焦体腔的结构中心；心包的解剖实质是纤维心包，心包的外侧部与纵隔胸膜相贴，同时纤维心包在心脏的大血管出入处与膻中相连。

1. 肱动脉血管神经束和心包的解剖独立是手厥阴参与经络系统的前提

手厥阴之筋、手厥阴之别都使用肱动脉血管神经束作为结构主干，心包膜的脏层与心脏相连，壁层与纵隔胸膜相贴，手厥阴之别和手厥阴之正都是通过纵隔胸膜连接心包膜。心包膜作为一个独立的解剖结构与心脏分离，肱动脉血管神经束作为一个独立的解剖结构从肱动脉分离，使手厥阴之筋、手厥阴之别和手厥阴之正具有了独自的解剖结构。肱动脉血管神经束、锁骨下动脉筋膜鞘和心包膜都是肱动脉、锁骨下动脉和心脏的附属结构，因此，手厥阴之筋、手厥阴之别和手厥阴之正都被冠以"心主"的特征。

2. 肱动脉血管神经束和心包是手厥阴心包经"心主"属性的基础

手厥阴心包经在肘关节以上穿行在肱动脉血管神经束、腋鞘、锁骨下动脉筋膜鞘界定的经脉空间当中，同时手少阴心经穿行在以肱动脉、腋动脉、锁骨下动脉为中心的经脉空间当中；在胸中，手厥阴心包经的经脉空间是纵隔，并通过纵隔连接心包腔，同时手少阴心经以主动脉为中心穿行在纵隔当中，并通过主动脉进入心脏。因此，手少阴心经和手厥阴心包经在肘关节以上实际上使用了同一解剖空间，共同组成了一个双膜套管的典型结构，手少阴心经使用动脉血管和心脏标记经脉的核心结构，手厥阴心包经以血管神经束、筋膜鞘和纵隔标记经脉空间的外界。按照"营在脉中，卫在脉外"的经脉模型，手少阴心经强调了经脉当中运行营血的血脉空间，手厥阴心包经强调了经脉当中运行卫气的经水空间，手厥阴心包经在肘关节以上共享了手少阴心经的结构，因此被冠以"心主"的特征。

从治疗的角度，手厥阴心包经同样作为"心主"辅助手少阴心经，治疗手少阴心经的病变，如《灵枢·五乱》描述的"气在于心者，取之手少阴、心主之输"。

四、手厥阴心包经对经脉体系的贡献

手厥阴心包经的发现不仅解决了前臂前骨筋膜鞘中 2 个位于中央的血管神经束的属性难题，完善了三阴三阳的经脉系统，而且使十二经脉系统成为一个具有内循行条件的经脉体系，从而完善了气血在经脉系统当中循环的中医理论体系。

1. 手厥阴心包经以骨间前动脉血管神经束作为其前臂的经脉通道。骨间动脉是最早发育的前臂动脉血管，上肢动脉血管以锁骨下动脉为轴动脉开始发育，锁骨下动脉"延续为腋动脉、肱动脉和骨间动脉，远端仍为毛细血管网，其后在肱动脉的远端分出正中动脉，与骨间动脉平行，并与手部毛细血管网相连，后来相继出现尺动脉和肱浅动脉，肱浅动脉又演化为桡动脉，尺动脉和桡动脉在手部形成掌深浅弓[1]"。骨间前动脉是前臂的主要供血血管，骨间前动脉比正中动脉粗大许多，而且骨间前动脉参与腕掌网的形成，与尺动脉和桡动脉一起形成掌深、浅弓，成为向手部供血的主要血管，骨间前动脉血管神经束成为手厥阴心包经主体结构的首先选择。

2. 手厥阴心包经的内关络脉以正中动脉血管神经束作为络脉主干。手厥阴心包经的内关络脉以手厥阴之别为结构基础，手厥阴之别被描述为"出于两筋之间"，而手厥阴心包经则"行两筋之间"，说明手厥阴之别比手厥阴心包经的位置浅，并且可以通过内关从体表进行刺激手厥阴之别。由于正中动脉直接起源于肱动脉，手厥阴之别从前臂无法穿过肌间隔和骨间膜进入到前臂后骨筋膜鞘当中，手厥阴之别只能通过肱动脉和腋动脉进入体腔与胰腺三焦相连，以手厥阴之别为基础的手厥阴心包经的内关络脉也在纵隔当中与手少阳三焦经汇合。

由于正中动脉经过腕管后分散到手掌部的毛细血管网中，没有参与手掌部血管网的形成，不能作为手厥阴心包经的终支结构，因此正中动脉及其血管神经束不能作为手厥阴心包，经在前臂部的经脉主干。

---

［1］丁自海，王增涛. 手外科解剖学图鉴 [M]. 济南：山东科学技术出版社. 2013, 10.

3. 手厥阴心包经的发现填补了足少阴肾经与手少阳三焦经之间的结构空白。足少阴肾经通过肺根连接肺，同时沿肺韧带终止于纵隔当中；手少阳三焦经起始于四指指背、指伸肌腱周围的组织间隙当中；手厥阴心包经起始于纵隔，穿行在锁骨下动脉筋膜鞘、腋鞘、肱动脉血管神经束、骨间前动脉血管神经束当中，经腕掌网入掌深弓进入腕管，并沿分布在四指的指掌侧固有动脉到达四指指端。手厥阴心包经填补了足少阴肾经和手少阳三焦经之间经脉节段的空缺，使经脉系统从十一脉成为十二经脉的闭环系统，为营卫气血在十二经脉中循环奠定了结构基础。

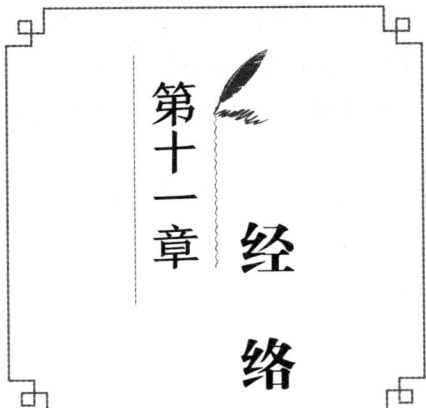

第十一章　经络

　　经络一词在《素问》当中出现过 22 次，在《灵枢》当中出现过 20 次，《素问》中有"经络论"的篇名，但是没有进行实际地讨论。《黄帝内经》中的经络不仅是构成人体的结构总成，也是组成人体的物质总成。

第一节

经络与五体

"人有精气津液，四支、九窍、五藏十六部、三百六十五节，乃生百病，百病之生，皆有虚实。今夫子乃言有余有五，不足亦有五，何以生之乎？岐伯曰：皆生于五藏也。夫心藏神，肺藏气，肝藏血，脾藏肉，肾藏志，而此成形。志意通，内连骨髓，而成身形五藏。"《素问·调经论》对人体的组织结构进行了分类，认为人体是由五脏六腑、四肢百节、五官九窍和气血精津等结构组成，其中五脏是人体的核心结构，五脏外连五官五体，而且产生意志精神，成为人体生命活动的中心。

《黄帝内经》将人体的组织结构划分为脏腑、五官和躯体 3 个部分，脏腑包括了五脏六腑和奇恒之府，五官七窍是脏腑所属的体腔外感官器官，躯体则是脏腑和器官之外的所有人体组织结构，《灵枢·经脉》以"人始生，先成精，精成而脑髓生，骨为干，脉为营，筋为刚，肉为墙，皮肤坚而毛发长，谷入于胃，脉道以通，血气乃行"描述了：皮、肉、筋、骨、脉是人体躯体结构的核心，气血循行于脏腑与躯体之间，是维持脏腑和躯体正常生理功能的基础。《黄帝内经》将皮、肉、筋、骨、脉等组成躯体的基本物质归纳为五体。

一、五体

"逆顺五体者，言人骨节之小大，肉之坚脆，皮之厚薄，……脉之长短。"《灵枢·根结》中定义了五体，而且是《黄帝内经》当中唯一的一次使用五体这一概念。虽然在这段文字中只描述了五体当中的皮肉骨脉，但是在同一章节中以"诸筋者，皆属于节"的形式，突出了筋在五体当中的重要作用。

1. 骨是骨骼

《黄帝内经》以"骨为干"和"骨有属"两种形式表达骨在人体结构当中的特性，首先"骨为干"是指骨是人体的结构主干，"骨有属"是说骨骼通过关节的形式溶于人体结构，形成完整的人体框架结构。《素问·脉要精微论》的"骨者髓之府"指出了骨骼的中空特性，在骨的空腔中藏有骨髓，因此、《黄帝内经》对骨的描述与现代解剖对骨的认识完全吻合。《灵枢·卫气失常》的"骨之属者，骨空之所以受益而益脑髓者也"进一步指出了：关节不仅是连接骨骼的结构，而且是营养骨髓、补益大脑的关键部位。骨是五体中唯一的硬质结构，秦氏[1]甚至将皮肉筋脉等命名为"中医的软组织结构"以与骨区别。

2. 肉是肌肉

《黄帝内经》以"肉有柱"和"肉为墙"两种形式表述肉在人体结构当中的特性，首先；"肉有柱"具体指肌肉的肌腹，肌腹是肌肉纤维聚集的部分；"肉为墙"是指肌肉是五体中体积最大的软组织结构，并以"肉者多血则充形"进一步地说明：肌肉是充填人体外形的主要结构组织。《灵枢·卫气失常》以"肉之柱，在臂胫，诸阳分肉之间，与足少阴分间，血气之输，输于诸络，气血留居，则盛而起"解释了肌肉在经脉结构当中的重要作用、肌肉与气血之间的关系，肌肉在充填形体的同时，像墙体一样在体内间隔形成了组织间隙。《黄帝内经》将位于肌肉之间的组织间隙称为分肉之间，经脉结构多分布于肌肉之间，即使像以动脉血管为中心的足少阴肾经，其经脉空间也是分布在小腿后区的深、浅层肌肉之间和大腿的收肌管当中；经脉穿行于肌肉之间，气血汇聚于肌腹周围，肌肉和气血壅盛的部位形成人体的结构突起，成为重要的人体解剖标志，也是腧穴在经脉当中定位的标志。

3. 脉是血管和淋巴管

在"夫脉者，血之府也"中，脉是指运行血液的血管；在"壅遏营气，令无所避，是谓脉"中，脉是指运行淋巴液的淋巴管；因此，脉泛指运行血液和淋巴液的血管和淋巴管。淋巴管和血管各成系统，但是淋巴管和血管之间相互贯通，构成完整的人体循环系统。"中焦亦并胃中，出上焦之后，此所受气者，泌糟粕，蒸津液，化其精微，上注于肺脉，乃化而为血，以奉生身，莫贵于此，故独得行于经隧，命曰营气"，《灵枢·营卫生会》

---

[1] 秦玉革.《内经》经筋的实质是神经 [J]. 中国针灸 . 2006(26)2: 147−150.

描述的经隧就包括了运行营气的管道和运行血液的管道。因此，脉就是循环系统的管道总成。"脉有经纪"说明血管和淋巴管在体内的分布极具规律性，是体内独立的解剖体系。

虽然《黄帝内经》中的十二经脉也被称之为脉，但是从"经脉者，所以行血气而营阴阳，濡筋骨，利关节者也"的定义说明：经脉是一个运行气血的复合结构，五体当中的皮肉筋骨脉等任何一种结构都不能独立承担"营在脉中，卫在脉外"的双重功能，因此，五体之脉是循环系统当中的血管，或者淋巴管，而不是运行气血的经脉，经脉是在五体结构之间的组织间隙。

4. 筋是具有筋和膜特性的组织结构

《说文解字》以"肉之力也，从力从肉从竹。竹，物之多筋者。凡筋之属皆从筋"指出了筋的多个生理特点。"从竹"，首先筋是一类以纤维为主的结构组织；"从肉"，说明筋与肌肉关系密切；"从力"，说明筋的生理作用与力量有关。筋者"肉之力也"，强调了筋在加强肌肉力量和维持肌力强度等方面的重要作用，"凡筋之属皆从筋"将肌腱和神经等结构组织归属于筋。

"诸筋者，皆属于节"强调了诸筋向骨和关节附着的特点，从而将包裹关节的韧带纳入筋的范围，同时肌肉通过肌腱向关节附着，神经和血管也通过其表面的筋膜向关节附着，从而指出了筋的全部组织结构。因此，诸筋包括了包裹肌肉、神经和血管的筋膜，以及肌腱、韧带等结构。筋在包裹肌肉、神经和血管的同时向骨和关节附着，对人体的各种结构组织实施了固定和保护。筋内连于骨，外连于皮，是连接皮肉骨脉的核心物质，也是形成经络系统的关键结构，同时诸筋将人体的各种组织结构连接成一体，将皮、肉、骨、脉等独立结构融合为完整的形体。

"筋为刚"，诸筋在维持人体结构的整体性和协调性等方面起着至关重要的作用，筋对骨骼肌肉的影响不仅是加强肌肉、肌腱和韧带的强度，而且是协调和维持人体姿势和稳定的重要结构。

5. 皮是皮肤

《黄帝内经》对皮有"皮之柔粗""皮之厚薄"和"皮肤坚而毛发长"等形式的描述，说明皮是人体最外层结构，皮肤上生长有毛发，皮肤有厚薄的不同，有坚韧柔顺的不同，皮肤包裹人体，使人体成为宇宙间独立的

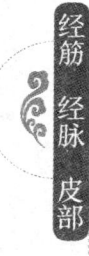

生命个体。

二、经络与五体

1. 经络是五体在相互连接中形成的结构总成

"皮肉筋脉各有所处者，言经络各有所主也。"《灵枢·小针解》从结构的角度对经络进行了定义，经络是人体当中皮、肉、筋、骨、脉的组织结构相互连接形成的结构总成。皮、肉、筋、骨、脉是体内独立的组织结构，各自具有独立的生理功能；但是皮、肉、筋、骨、脉被连接成经络结构之后，不仅将不同性质的组织结构连接成完整形体，而且在相互连接的过程中还形成了新的结构、并产生了新的功能。

"皮肉筋脉各有所处，病各有所宜，各不同形，各以任其所宜。"《灵枢·九针十二原》中没有使用经络，但是从病理的角度说明了五体与经络的关系。经络是皮肉筋骨脉连接而成的人体的整体结构，但是皮肉筋骨脉等都保持着各自的独立性，皮肉筋脉形态不一，生理功能也不同，所产生的疾病也不同，说明皮肉筋脉在经络的整体结构中依然保持着各自的独立性。

"皮有分部，脉有经纪，筋有结络，骨有度量。其所生病各异，别其分部，左右上下，阴阳所在，病之始终。"《素问·皮部论》以"别其分部"指出了皮脉筋骨在经络结构当中形成的系统，包括骨度、经筋、经脉和皮部等，其中的经筋、经脉和皮部是在皮肉筋脉的基础上形成的3个新的系统，经脉是以血脉为主体组成的复合结构，经筋是筋膜为主体组成的复合结构，皮部是以皮肤为主体组成的复合结构。

骨是否参与了经络的组成？《素问·皮部论》在罗列经络的结构组成时涉及骨架，因为骨在韧带的连接下所形成的骨架是人体结构中最重要的结构系统，骨架为皮肉筋脉提供附着，是皮肉筋脉的稳定结构；但是《灵枢·小针解》对经络的定义中没有涉及骨，因为骨和骨架并没有实质性地参与经筋、经脉和皮部等经络系统的组成，而且骨和骨架结构也不承担运行气血的生理功能，而被排除在外。

同时《素问·皮部论》的"别其分部"中没有肉，肉被筋膜包裹，并通过肌腱附着于骨以参与经筋的组成，肌肉只是经筋系统中的一个载体，因此没有被作为一个独立的经络系统。肉是充填形体和间隔经脉的最好的成型物质，同时肉通过经筋结构形成力线。

2. 经筋、经脉和皮部是五体在经络中形成的新的结构系统

第一，经筋是经络结构的基本网络，筋在连接皮、骨、肉、脉的过程当中形成经筋系统，在人体当中承担着连接和分隔的功能，筋膜将分布于不同部位的五体结构连为一体，其中形成链状结构的被称为经筋；更为重要的是经筋将人体组织分隔出有序的组织间隙，形成人体的经脉空间。

第二，经脉是人体运行气血的通道，是一个典型的双膜套管结构，因此从结构的角度可以从 2 个角度定义经脉：一方面经脉是经筋间隔各种结构组织形成的组织间隙，一方面经脉是以血脉为中心的体内空间，因此，经脉是一个由经筋和血管组成的复合结构。

第三，皮部的主体是皮肤，包括皮下的结缔组织，皮肤中穿行的血络是构成皮部的重要解剖基础，也是对皮肤分区的重要解剖依据，在表浅血管不明显的部位，皮部是经脉在皮肤的投影区。

《黄帝内经》将皮、肉、筋、骨、脉等组成躯体的基本物质归纳为五体，五体是组成形体所必需的结构组织，皮肉筋骨脉在体内相互独立，但相互连接；皮肉筋骨脉在相互连接的过程中既构成了稳定的人体结构，又形成了人体新的复合结构，由皮肉筋骨脉形成的复合结构包括经筋、经脉和皮部等。其中经脉是体内的组织间隙，是运行气血的通道，经脉的通道决定经筋的路径，经脉是经络的结构和功能的中心。经筋根据经脉的需要选择所连接的结构，在连接肌肉、神经和血管的过程中形成经筋链，并在经筋链的基础之上间隔组织间隙形成经脉通道，以保证经脉的畅通。经筋是经络的结构基础。皮部的结构基础是皮肤，而皮肤结构的本身具有"营在脉中，卫在脉外"的特点，是经脉功能在皮肤的延伸，因此，经络是人体的各种结构物质相互连接并形成的结构总成，经络的核心作用是构成人体和运行气血，在经络系统中，经脉是经络的功能中心，经筋是经络的结构基础，皮部是经脉在体表的延伸。

第二节

经络的结构和物质属性

"逆顺五体者，言人骨节之小大，肉之坚脆，皮之厚薄，血之清浊，气之滑涩，脉之长短，血之多少，经络之数。"《灵枢·根结》的描述中同时涉及了经络、五体和气血等内容，从字面上看，这种陈述方式的逻辑混乱，因为五体和气血之间似乎没有直接的联系；但是从结构和生理的角度上分析，这段文字实际上是在讨论经络与五体之间的关系，经络与气血之间的关系，以及五体和气血对人体生理功能的影响；同时强调经络由五体组成，五体形成经络的目的是运行气血。

《黄帝内经》中将五体与气血并列的描述有很多，如《灵枢·经脉》的"人始生，先成精，精成而脑髓生，骨为干，脉为营，筋为刚，肉为墙，皮肤坚而毛发长，谷入于胃，脉道以通，血气乃行"，《灵枢·卫气失常》的"然皮有部，肉有柱，血气有输，骨有属。黄帝曰：愿闻其故。伯高曰：皮之部，输于四末。肉之柱，在臂胫，诸阳分肉之间，与足少阴分间。血气之输，输于诸络，气血留居，则盛而起。筋部无阴无阳，无左无右，候病所在。骨之属者，骨空之所以受益而益脑髓者也"，《灵枢·经水》的"若夫八尺之士，皮肉在此，外可度量切循而得之，其死可解剖而视之，其藏之坚脆，府之大小，谷之多少，脉之长短，血之清浊，气之多少，十二经之多血少气，与其少血多气，与其皆多血气，与其皆少血气，皆有大数"等，说明经络是由五体和气血共同组成的人体结构，经络的功能同时包括了五体的功能和气血的功能。

从物质的角度还原五体和气血可以发现，五体和气血所包括的结构组织涵盖了人体组织学分类的所有 4 类基本物质：上皮组织、肌肉组织、神经组织和结缔组织等，说明经络不仅是皮肉筋骨脉等人体结构之间的连接，同时也是组成人体的基本组织，经络是人体的组织和结构的总成。

一、经络的结构属性

经络作为人体的重要结构系统，重点强调了在皮肉筋骨脉连接过程中形成的经筋、经脉和皮部，与五体当中的皮肉筋骨脉等组织分类不同，经筋、经脉和皮部都是五体的复合结构。

1. 经筋是以筋膜为基础的复合结构

《灵枢·经筋》是《黄帝内经》论述经筋的专篇，对经筋结构的分布特点和顺序进行了系统行描述，经筋有以下几个特点：每条经筋都有起点，而且经筋的起点都在手足的末端；每条经筋都有止点，阴性经筋都行止于胸腹，阳性经筋都行止于头面。

第一，筋膜是经筋系统的结构基础

筋是五体之一，筋膜是主体，包括了肌腱、韧带及筋膜增厚形成的结构和神经组织。筋膜是形成经筋的基本结构，《灵枢·邪气藏府病形》的"首面与身形也，属骨连筋"指出了筋膜在连接各种结构形成人体过程中的重要作用。筋膜是以纤维组织为主的膜性结构，能够包裹肌肉、神经和血管等组织结构，同时可以通过增厚形成肌腱和韧带结构；筋膜向内附着于骨和关节，向外连接皮肤，是将皮肉筋骨脉等各种组织结构连接成整体的关键物质。"筋部无阴无阳，无左无右"，《灵枢·卫气失常》描述了筋膜分布广泛的特点，由于筋膜的无处不在、甚至划分阴阳的肌间隔也是由筋膜形成，因此筋膜不具备阴阳、左右等特征；经筋内连五脏六腑，外连皮肉骨脉，而且通过横膈、胸膜和腹膜等筋膜结构将位于不同的体腔、不同的骨筋膜鞘当中的各种结构组织连接在一起。

筋膜在体内呈纵向连接和横向连接2种形式。纵向连接是筋膜将具有节段性特征的肌肉、神经和血管等结构连接成的一个链状系统，被筋膜连接成链的各种组织结构在体内有序分布构成了人体的经筋系统。横向连接是筋膜在包裹肌肉、神经和血管的同时，将筋、脉、肉等"软组织结构"与骨骼和皮部固定，同时在体内间隔形成组织间隙；被经筋分隔形成的组织间隙成为人体的经脉空间，具有更重要的生理意义。《黄帝内经》以筋膜为主体连接肌肉、神经和血管成为一个系统，而没有像现代解剖按照肌肉、神经和血管等分类，其贡献在于突出了人体各种组织结构之间的连接，强调各种组织结构在体内的整体性，突出了贯通在各种组织结构之间的组织间隙。

第二，结是经筋系统中的关键结构

"结"是经筋所属的筋膜、肌腱、韧带等在骨和关节的附着点，结的存在能够使经筋在肌肉、神经和血管等不同载体之间转移，将不同属性的组织结构连接成链状系统，是筋膜形成经筋系统的关键；同时《黄帝内经》以结为单位将血管和神经等系统性结构划分成节段，在经筋链中可以容纳肌肉、神经和血管等不同的组织结构。经筋是经络的基础结构。

第三，经筋的主体和载体

经筋是筋膜在连接肌肉、神经和血管的过程中形成的系统，筋膜是经筋系统的主体，筋膜可以通过增厚的筋膜结构、肌腱和韧带等形式作为经筋的主体出现在经筋系统当中，但是多数情况下筋膜以包裹肌肉、血管和神经等形式出现，肌肉、血管和神经等是经筋的载体。

第四，经筋结构之间的连接以经脉通道为基础

经筋必须在肌肉、神经和血管等不同的组织结构之间连接基于满足贯通的经脉通道的需要，贯通于体内的经脉通道是决定经筋走行和在不同组织结构之间连接的决定因素，经筋在不同的组织结构之间有序连接的作用首先是间隔组织间隙并形成循环的经脉空间，同时固定脏腑器官和五体结构，以形成稳定的人体结构系统。

第五，经筋系统内部的连接

经筋系统以十二经筋为主体划分为 12 个组成部分，经筋之间存在 3 种连接方式：经筋与脏腑之间的连接，阴阳对应的经筋之间的连接和阴阳同名的经筋之间的连接等。

十二经筋按照经筋的起点首先被分为手、足经筋，然后按照经筋分布的部位被分为阴性经筋和阳性经筋。经筋无一例外地向心性地直线分布，从手足末端起始，行止于头面或者胸腹，十二经筋之间通过经别、正别和根结的形式进行连接，但是没有形成循环的形式。

正别是经筋连接所属脏腑的交通支，正别的基本特点是进入体腔、连接脏腑。正别通过筋膜或者血管外膜进入体腔，遵循先主后属的顺序与脏腑连接，只有手太阳之正例外。手太阳之正进入体腔后先连接所属的心，然后连接所主的小肠，说明手太阳之正是沿血管路径进入体腔并连接脏腑

的。正别的第二个特点是阴阳对应的正别使用同一结构进入体腔，而且是
阴性正别跟随对应的阳性正别进入体腔，但是手厥阴之正和手太阴之正例
外。正别的第三个特点是：除手太阳之正"指地"，没有连接头面的分支
之外，其他正别都有分布在头面的分支，尤其是阴性经筋都能通过正别向
头面分布，但是手太阴之正只到达肺尖，手厥阴之正只到达乳突，足太阴
之正和足少阴之正只到达舌，只有手少阴之正和足厥阴之正到达目；虽然
手太阳之正没有到达头面的分支，但是手太阳之筋本身绕耳、广泛地分布
在面部。

经别是连接在阴阳对应的手、足经筋之间的交通支，经别一般都位于
四肢的远端、并呈离心性分布，经别的基本特点是在阴阳对应的经筋之间
发生连接。不同阴阳属性的经筋一般分布在不同的骨筋膜鞘当中，能够穿
过肌间隔是经别结构的重要特点；但是手少阴之别、手厥阴之别和手太阳
之正例外，手少阴之别、手厥阴之别和手太阳之正循行的主干血管段落不
具备穿越肌间隔的条件，只能呈向心性分布，在体内连接阴阳对应的正别。
同时经筋与任脉和督脉之间存在连接，而且有脾之大络连接十二经筋和
十二经脉，因此，经别系统又称十五络。

根结是阴阳同名的经筋之间的连接方式。手足太阳结于目、手足少阳
结于耳、手足阳明结于口角和面颊，手足太阴结于上腹，手足厥阴结于胸，
手足少阴结于颈前。

2. 经脉是以血脉为中心的复合结构

经脉是运行气血的通道，"营在脉中，卫在脉外"说明经脉是一个复
合结构，营气循行在血管和淋巴管当中，卫气循行于血管和淋巴管外，典
型的经脉是一个密闭的双膜套管结构，相关经筋的筋膜构成经脉的外膜，
主干血管的管壁构成的经脉的内膜。血脉或者淋巴管是经脉的内管，经脉
通过血脉和淋巴管运行营血；筋膜内和血管外是经脉的套管，经脉中的套
管结构被称为经水，经脉通过经水运行卫气和津液，因此，经脉是由经筋
间隔形成的组织间隙，是人体运行气血的空间，血脉是经脉的核心。

经脉在闭合式和开放式 2 种结构形式之间转换，闭合式经脉结构具有
完整的经脉外膜，是一个典型的双膜套管式结构；开放式的经脉结构没有
经脉外膜，是一个以血脉或者经筋结构为中心的开放空间，尤其是在没有

主干血管穿行的经脉段落中只能运行卫气，运行卫气成为经脉生理功能的最低表现。

络脉是存在于阴阳对应的经脉之间的交通支，络脉以十二经别为基础，多数循行在肌肉和神经为中心的组织间隙当中，只能在阴阳对应的经脉之间交通卫气和津液；只有以手少阴之别、手厥阴之别、手少阳之别和足厥阴之别为基础的络脉具有交通气血的功能。以正别为中心形成的组织间隙不仅是经脉连接脏腑的路径，而且将没有向头部分布的阴性经脉引向头部，成为十二经筋和十二经脉的终始在头面部汇集的结构基础。

"气合而有形，得藏而有名。"《灵枢·顺气一日分为四时》指出了经脉有脏腑属性，十二经脉沿正别的路径进入体腔，并连接所主和所属的脏腑，因此每一条经脉都具备所主和所属脏腑的生理特性。"经脉流行不止、环周不休"，《素问·举痛论》中明确地指出经脉是一个完整的循环系统，尤其是对手厥阴心包经的发现，奠定了《黄帝内经》以十二经脉为基础的闭合循环系统。

虽然《灵枢·本藏》中描述的"是故血和则经脉流行，营复阴阳，筋骨劲强，关节清利矣"表明血液运行的重要作用，但是《黄帝内经》并没有建立以心为中心的血液循环模式，《黄帝内经》强调以胃为中心的气血循环模式，十二经脉的循环模型是实现气血对人体脏腑、器官和组织结构的循环和灌注的基础。

经脉中气血的循行方式有 2 种：第一种是十二经脉的循环方式，这个循环的起点在手太阴肺经，气血经手阳明大肠经、足阳明胃经、足太阴脾经、手少阴心经、手太阳小肠经、足太阳膀胱经、足少阴肾经、手厥阴心包经、手少阳三焦经、足少阳胆经和足厥阴肝经的顺序回到手太阴肺经的起点，《黄帝内经》将这种循环方式称为"气之大经隧"。第二种是终始的循行方式。气血的终始循行方式以根结为基础，在阴阳同名的经脉当中循环，气血以根溜经入的形式在阴阳同名的经脉中运行。根是阴阳同名经脉的井穴，是气血在经脉的起点。溜是阴阳同名经脉的经穴，是气血汇集成流的部位。经是阴阳同名经脉的经穴，是气血灌注经脉的节段。入分两端，位于离心端的入口位于十二经别的分叉处，气血通过络脉在阴阳对应的经脉之间交换；位于近心端的入口位于阴阳同名经筋的结点。在终始模式中，气血之终的部位与根结之结重叠，手足太阳的气血之终在眼，手足阳明的气血之终在面和口角，手足少阳的气血之终在耳，气血之终在同名的阴性经脉中不仅到达根结之结，而且沿其正别到达头面，如手足太阴的气血之终在纵隔，手足少阴的气血之终在齿，手足厥阴的气血之终在舌与阴器。

《黄帝内经》以标本的形式总结了卫气和津液在经脉当中形成经水的特点，本是经脉当中卫气和津液形成经水的部位，足少阳之本、足阳明之本、手少阳之本在四肢的末端已经形成经水，手阳明之本只有在肘关节以上才形成经水，其他的标本之本都分布在腕踝的周围。标是经水在经脉当中行止的部位，阳性之标行止于五官和头面，阴性之标行止于俞募穴。

3. 皮部是以皮肤为基础的复合结构

皮肤是人体独立于宇宙的屏障，也是人体结构中的独立系统。"凡十二经络脉者，皮之部也"指出：皮部中有络脉，在有表浅血管的部位，皮部按照表浅血管的分支划分；在没有表浅血管的部位，皮部只是经脉在皮肤上的投影。"卫者，水谷之悍气也，其气剽疾滑利，不能入于脉也，故循皮肤之中，分肉之间。"皮部中同时有卫气，皮部中灌注有气血，皮部是经脉结构在皮肤的延伸。

皮肉筋骨脉等五体结构无论是在结构层面，还是在功能层面都是各自独立的系统，但是经络是皮肉筋骨脉之间相互连接后形成的完整人体，而且在五体的基础上产生了经筋、经脉和皮部等复合结构，经络的形成不仅为人类生命提供了结构保证，而且成为生命活动的生理基础和结构基础。

二、经络的物质属性

再议"逆顺五体者，言人骨节之小大，肉之坚脆，皮之厚薄，血之清浊，气之滑涩，脉之长短，血之多少，经络之数"，《灵枢·根结》中同时描述了经络、五体和气血，说明经络不仅包括组成人体的五体，而且包括在经络当中循行的气血。从物质分类的角度分析经络所涉及的物质，五体和气血与人体的4类基本组织完全吻合。

第一，上皮组织是指覆盖于体表和体内各种管、腔及囊的内表面，《黄帝内经》将覆盖于体表的上皮组织归属于五体当中的皮；将覆盖于体腔内表面的上皮组织归属于筋膜，但是没有认识到各种管和囊的内表面的水平。

第二，肌肉组织是以具有收缩能力的肌纤维为特征的组织，包括由骨

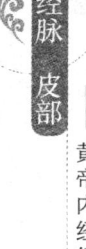

骼肌、心肌和平滑肌等3种形成。《黄帝内经》将骨骼肌归属于五体当中的肉，而心肌和平滑肌分别属于五脏的心，六腑的咽、胃、小肠、大肠和脉的范围。

第三，神经组织由高度分化的神经元组成，分为中枢神经和外周神经。《黄帝内经》以脑海的形式描述位于颅内和脊柱内的中枢神经系统，将外周神经归属为筋的范畴，与外周神经的神经外膜呈白色而且具有致密结缔组织的外表特征有关。

第四，结缔组织是人体4大基本组织当中最为复杂的系统，广义的结缔组织包括液态的血液和淋巴、骨组织（包括软骨组织）、和固有结缔组织等3个组成部分。因此，广义的结缔组织的分类包括了五体当中的骨组织和气血当中的营血等成分。

狭义的结缔组织专指固有结缔组织，固有结缔组织包括疏松结缔组织、致密结缔组织、脂肪组织和网状组织等4种基本成分。其中的致密结缔组织包括规则致密结缔组织、不规则结缔组织和弹性组织。规则致密结缔组织主要构成肌腱、韧带和腱膜；不规则致密结缔组织见于真皮、硬脑膜、巩膜及许多器官的被膜；弹性组织是以弹性纤维为主的致密结缔组织，包括与脊柱运动相关的项韧带和黄韧带，以及动脉的中膜和消化道、呼吸道黏膜的固有层。因此，致密结缔组织所包括的组织都属于筋的范畴，但是《黄帝内经》并没有认识到动脉的中膜和消化道、呼吸道黏膜的固有层等层次。

疏松结缔组织又称蜂窝组织，包括细胞、纤维和基质等。细胞包括成纤维细胞、浆细胞、巨噬细胞、肥大细胞和脂肪细胞；纤维包括胶原纤维、弹性纤维和网状纤维等；基质包括糖胺多糖、蛋白多糖、多黏糖蛋白和组织液等；尤其是疏松结缔组织当中的巨噬细胞和肥大细胞都属于气血当中卫气和津液的范畴。

卫气在气血系统当中是指运行在血管和淋巴管之外的组织液。组织液的主要成分是水和溶于水的电解质、单糖和气体，组织液是 CO_2 代谢的重要场所，组织液以糖胺多糖、蛋白多糖和多黏糖蛋白为基质，是疏松结缔组织的重要组成部分。卫气以组织液为基础，包括了溶解在其中的细胞、纤维和基质等物质。

对比4大基本组织与《黄帝内经》五体和气血所包括的内容，气血是指液态的广义结缔组织和疏松结缔组织；皮是指上皮组织；作为血管的脉起源于内皮细胞，也隶属于上皮组织；肉是肌肉组织；筋包括规则致密结缔组织和神经组织；骨隶属于广义结缔组织。

因此，从结构的角度上看，经络是由皮肉筋骨脉相互连接所形成的人体结构总成。从功能的角度，经络被分为经脉、经筋和皮部等系统，每个系统都是在皮肉筋脉的基础上形成的复合结构，经络所属的各个系统都以运行气血，或以服务于气血运行为目的。从物质的角度上看，组成经络的五体和经络所承载的气血与组成人体的 4 种基本组织完全吻合。因此，《黄帝内经》当中将经络、五体和气血共同描述不是逻辑的混乱，而是以组成人体的基本物质为基础，从物质角度对经络的完整认识。

第三节

《黄帝内经》经络相关结构的双重定义

《黄帝内经》普遍存在着结构名词双重定义的问题，曾推测[1]这种定义不一致的现象可能是由于《黄帝内经》时代对定义要求不严格的结果，也可能是不同作者所为，更客观的可能是《黄帝内经》所定义的结构在解剖结构上密不可分的结果，双重定义各自具有不同的内容。

一、经脉

《黄帝内经》中对经脉这一解剖名词进行了双重定义：

1. 运行气血的经脉

《灵枢·本藏》的"经脉者，所以行血气而营阴阳，濡筋骨，利关节者也"是被学界普遍接受的定义，经脉是运行气血的通道，"营在脉中，卫在脉外"，经脉是一个复合结构，营血运行于血脉当中，卫气运行于血脉之外的经脉空间当中。

2. 运行营血的血脉

《灵枢·经水》的"经脉者，受血而营之"将经脉局限为运行营血的通道。与"夫脉者，血之府也"作为五体之一的表达方式不同，"受血而营之"的经脉是经脉当中的核心结构，营血是影响生命活动和生理功能的最基本的物质。《灵枢·脉度》的"经脉为里，支而横者为络，络之别者为孙"就是对经脉运行营血部分的最佳描述，"经脉为里"说明运行营血的血脉是经脉结构的中心，运行营血的血脉按照络脉和孙脉的等级分布全身。

《黄帝内经》中使用经脉、络脉和孙脉的系统描述血脉的大小等级，如"余闻肠胃受谷，上焦出气，以温分肉，而养骨节，通腠理。中焦出气如露、上注谿谷、而渗孙脉，津液和调，变化而赤为血，血和则孙脉先满溢，乃注于络脉，皆盈，乃注于经脉"，《灵枢·痈疽》从水谷精微转化成营气

---

[1] 马宁.《灵枢经》血脉考 [J]. 中医杂志 . 2011, 52(5): 416–418.

并进入血流的过程中对血脉的管道系统进行了描述；"风雨之伤人也，先客于皮肤，传入于孙脉，孙脉满则传入于络脉，络脉满则输于大经脉"，《素问·调经论》则从外邪进入人体的过程描述了血脉的管道系统，《黄帝内经》认为血脉按照孙脉、络脉和经脉的顺序组成系统，但是没有形成以心脏为中心的血液循环模型。

二、经隧

《黄帝内经》中经隧也出现了双重定义，一方面经隧被描述为五脏六腑获得气血、并向所属的经脉输送气血的通道，一方面经隧被描述为经脉结构的总称。

1. 经隧是五脏六腑获得气血的通道

《灵枢·玉版》的"胃之所出气血者，经隧也。经隧者，五藏六府之大络也"明确了胃是消化水谷、产生气血的器官，从胃产生的气血通过经隧输送到五脏六腑。《素问·调经论》的"五藏之道，皆出于经隧，以行血气，血气不和，百病乃变化而生，是故守经隧焉"则具体地将从胃向心肝脾肺肾等输送营气、血液和卫气的通道命名为经隧，突出了五脏主导气血分布和运行的作用。

《灵枢·营气》的"营气之道，内谷为宝。谷入于胃，乃传之肺，流溢于中，布散于外，精专者行于经隧，常营无已，终而复始"和《灵枢·营卫生会》的"中焦亦并胃中，出上焦之后，此所受气者，泌糟粕，蒸津液，化其精微，上注于肺脉，乃化而为血，以奉生身，莫贵于此，故独得行于经隧，命曰营气"同时描述了经隧和营气之间的密切关系，认为营气在胃中产生，是胃对水谷津液消化分离后产生的精微物质，营气在胃中直接进入淋巴系统，并按照淋巴系统分布于全身。循行在淋巴系统当中的营气通过胸导管和右淋巴管在左、右静脉角分别注入头臂静脉，以汇入血流。进入血脉系统的营气成为血液的重要组成部分，然后沿人体的血脉系统灌注全身。从解剖意义上讲，经隧既包括了分布全身的淋巴循环系统，也包括了分布全身的血液循环系统，因此，中医理论中常营血共称。

2. 经隧是十二经脉和奇经的总成

"愿闻脉度。岐伯答曰：手之六阳，从手至头，长五尺，五六三丈。手之六阴，从手至胸中，三尺五寸，三六一丈八尺，五六三尺，合二丈一尺。

足之六阳，从足上至头，八尺，六八四丈八尺。足之六阴从足至胸中，六尺五寸，六六三丈六尺，五六三尺，合三丈九尺。跷脉从足至目，七尺五寸，二七一丈四尺，二五一尺，合一丈五尺。督脉任脉各四尺五寸，二四八尺，二五一尺，合九尺。凡都合一十六丈二尺，此气之大经隧也。"《灵枢·脉度》将包括十二经脉和任脉、督脉、跷脉等奇经在内的经脉统称为"气之大经隧"，但是所标记的经脉长度仅局限于循行于四肢和躯干的部分，而没有在体腔内连接脏腑的部分。

因此，《黄帝内经》的经隧包括 3 个层次的结构，第一，经隧是胃向五脏六腑提供气血的通道；第二，经隧是五脏六腑向所属经脉提供气血的体腔内段落；第三，包括十二经脉和奇经在内的经脉通道统称为经隧。

三、络脉

络脉同样被《黄帝内经》双重定义，络脉既有血脉的属性，也有经脉的属性。

1. 作为血脉分支的络脉

络脉作为血脉的分支在《黄帝内经》中具有双重意义，络脉是表浅血管，同时也是血管的主要分支。

《灵枢·经脉》以"经脉者常不可见也，其虚实也以气口知之，脉之见者皆络脉也"和"经脉十二者，伏行分肉之间，深而不见；其常见者，足太阴过于外踝之上，无所隐故也。诸脉之浮而常见者，皆络脉也"将人体的血脉分为经脉和络脉 2 种血管，其中"伏行分肉之间，深而不见"的深部血管被称为经脉；"浮而常见"的表浅血管被称为络脉。深部血管浮现在体表的部位被称为气口，出现在气口的动脉搏动能够反映深部血管的生理状态。"脉之见者皆络脉也"，络脉是指分布在体表的表浅血管，出现在体表的络脉不具备血管的搏动，而且络脉的分布形式与皮部的关系密切。作为表浅静脉的络脉在皮部当中也被称为血络或者浮络。

络脉同时是人体血脉系统当中的二级血管。"余闻肠胃受谷，上焦出气，以温分肉，而养骨节，通腠理。中焦出气如露、上注谿谷，而渗孙脉，津液和调，变化而赤为血，血和则孙脉先满溢，乃注于络脉，皆盈，乃注于经脉。"《灵枢·痈疽》按照血管的直径将血管分为孙脉、络脉和经脉三个等级；明确地表达了血流从细小的孙脉通过络脉向主干血管的经脉汇集，

"经脉为里，支而横者为络，络之别者为孙"，《灵枢·脉度》同时以"支而横"表述了络脉是主干血管的横向分支。

络脉在《黄帝内经》中也被与孙脉混用。如《灵枢·邪气藏府病形》称"十二经脉，三百六十五络"，而《素问·徵四失论》称"夫经脉十二，络脉三百六十五"；而且《灵枢·小针解》的"节之交三百六十五会者，络脉之渗灌诸节者也"与《素问·气穴论》的"孙络三百六十五穴会，亦以应一岁"中络脉与孙脉混合使用，但是《素问·气穴论》中的"孙络之脉别经者，其血盛而当写者，亦三百六十五脉，并注于络，传注十二络脉"确定了孙脉与络脉之间的关系。

2. 作为经脉分支的络脉

《灵枢·经脉》当中以十二经别和任脉之别、督脉之别、脾之大络为基础组成十五络脉，络脉是连接在阴阳对应的经脉之间的通道，《灵枢·本输》的"凡刺之道，必通十二经络之所终始，络脉之所别处"中的络脉就是指阴阳对应经脉之间的交通支。络脉的起点被包括在气血的根溜注入系统当中，灌注在经脉当中的气血在阴阳同名经筋的结点处汇集，同时沿络脉向阴阳对应的经脉中灌注，阴阳同名经筋的结点在头面和胸腹部，连接在阴阳对应经脉之间的络脉多分布在四肢的远端。

四、经水

经水在《黄帝内经》中具备双重定义，经水既是沿经脉循行的卫气和津液，又是卫气和津液在经脉当中运行的通道。首先，《灵枢·海论》的"经水者，皆注于海"说明经水是体内的液态物质，最终汇集于四海；"地有十二经水，人有十二经脉；地有泉脉，人有卫气"说明经水是与卫气有关体液，在体内按照经脉的路径循行。

《灵枢·经水》的"夫经水者，受水而行之"则将经水定义为运行体液的通道，"夫经水之应经脉也，其远近浅深，水血之多少各不同"说明经水的分布状况与每条经脉的解剖条件有关，经水的特点由所主的经脉决定。"营在脉中，卫在脉外"具体地描述了经脉的结构特点，血脉或者经隧是运行营血的通道，经水是运行卫气和体液的通道，而且以"卫气之在身也，常然并脉循分肉，行有逆顺，阴阳相随，乃得天和，五藏更始，四时循序，五谷乃化"明确了卫气在经脉当中伴随血管和淋巴管循行，说明经水就是经脉当中运行卫气和津液的解剖空间，经水位于血脉之外，《黄帝内经》以标本的形式总结了经水在经脉当中的存在形式。

"经脉十二者，外合于十二经水，而内属于五藏六府"和"凡此五藏六府十二经水者，外有源泉而内有所禀，此皆内外相贯，如环无端"说明，经水作为经脉的结构沿经脉的路径内属五脏六腑、外连四肢百骸，与循行在血脉和经隧当中的营血一样灌注和濡养人体的各部，成为生命活动和生理功能的重要基础物质。

五、四海

《黄帝内经》对四海进行了三重定义。首先，"人有髓海，有血海，有气海，有水谷之海"，《黄帝内经》将神经、循环、呼吸和消化等功能中心命名为四海，并以"胃者水谷之海，其输上在气街，下至三里。冲脉者为十二经之海，其输上在于大杼，下出于巨虚之上下廉。膻中者为气之海，其输上在于柱骨之上下，前在于人迎。脑为髓之海，其输上在于其盖，下在风府"标定了与人类生命活动密切相关的四个生命中枢在体内的位置。

"人亦有四海、十二经水。经水者，皆注于海。"《灵枢·海论》中的四海是指经脉在体腔外汇合的结构，"夫十二经脉者，内属于府藏，外络于肢节，夫子乃合之于四海乎"，像地表水汇入大海一样，四海是十二经脉当中经水在四肢远端聚集的空间。

作为结构：四海既是包括神经、循环、呼吸和消化在内的人类生命活动的功能中心，又是十二经脉在四肢汇集的结构。作为物质，四海代表来自神经、循环、呼吸和消化等生理中心的体液，循行在十二经脉当中的经水有 4 个来源，分别来自神经、循环、呼吸和消化等生命中枢当中形成的体液。来自神经、循环、呼吸和消化的体液参与形成经水，沿经脉循环于经水的通道内，并汇集在四肢的远端，来自循环、神经、呼吸和消化等系统的体液形成的经水在肢体远端的汇集处也被称为四海。

因此，四海在《黄帝内经》当中包括了神经、循环、呼吸和消化等四个生理活动中心，从神经、循环、呼吸和消化等生理中心产生的体液，和来自神经、循环、呼吸和消化等生理中心的体液在四肢远端的汇合部位等三重意义。

六、经络

经络是《黄帝内经》中覆盖面最广的概念，同样从结构层面和物质层面被双重定义，在结构层面，经络是皮肉筋骨脉之间的相互连接形成的人体的结构总成，而且是皮肉筋脉在相互连接过程中形成的经筋、经脉和皮部等新系统结构的总称。经络的形成不仅将不同结构组织连接成整体，而且在组合形成的系统结构中产生了新的生理功能。

在经络系统中，经筋是以筋膜为中心的复合结构，是经络的结构基础；经脉是以血脉为中心的复合结构，是由经筋分隔形成的结构空间，是经络的生理中枢；皮部是以皮肤为中心的复合结构，是人体独立于宇宙的屏障，是经脉在皮肤中的延伸。

从物质的层面，经络不仅包括了形成经络的五体，而且包括了循行于其中的气血，五体和气血所涵盖的物质与上皮组织、肌肉组织、神经组织和结缔组织等人类 4 种基本物质完全相符，因此经络也是组成人体的基础物质，包括了五体和气血等内容。